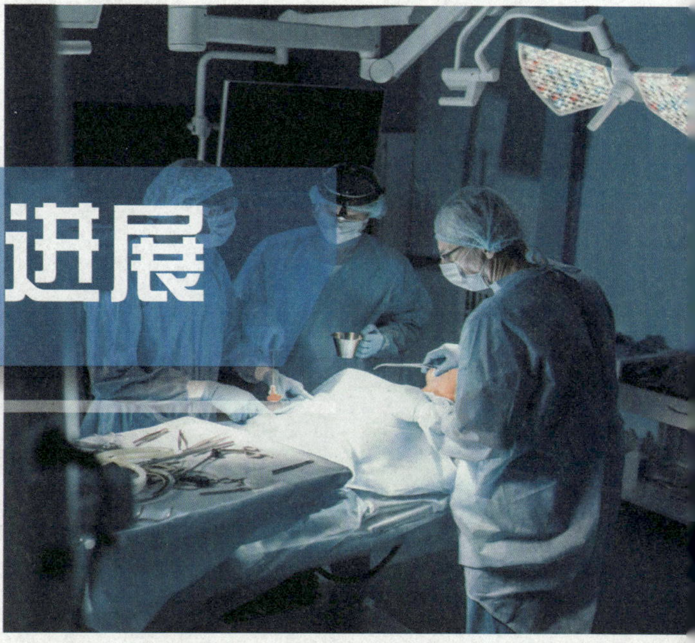

现代外科进展

医学知识编委会 编

中医古籍出版社
Publishing House of Ancient Chinese Medical Books

图书在版编目（CIP）数据

现代外科进展 / 医学知识编委会编 .-- 北京：中医古籍出版社 , 2022.9

ISBN 978-7-5152-2521-0

Ⅰ . ①现… Ⅱ . ①医… Ⅲ . ①外科学Ⅳ . ① R6

中国版本图书馆 CIP 数据核字 (2022) 第 116717 号

现代外科进展

医学知识编委会 编

策划编辑　姚　强
责任编辑　吴　迪
出版发行　中医古籍出版社
社　　址　北京市东城区东直门内南小街 16 号（100700）
电　　话　010-64089446（总编室）010-64002949（发行部）
网　　址　www.zhongyiguji.com.cn
印　　刷　廊坊市博林印务有限公司
开　　本　710mm × 1000mm　1/16
印　　张　24.75
字　　数　313 千字
版　　次　2022 年 9 月第 1 版　2022 年 9 月第 1 次印刷
书　　号　ISBN 978-7-5152-2521-0
定　　价　158.00 元

编 委 会

内 容 简 介

外科学是临床医学中与各科联系最密切的一个学科，涉及面广，医学整体知识性强，是临床各科的基础。随着医学科学和医学教育事业的发展，有关外科学方面的诊治方法和手术水平有了很大提高，新概念、新理论、新观点、新药物、新技术不断涌现，治疗方法不断推陈出新，传统治疗模式更加完善，外科疾病的诊疗效果也明显改善。同时，随着人们生活水平的提高和生活方式的改变，一些原来不被重视或未被发现的疾病进入人类的生活，影响着人类的健康。为了适应我国医学的快速发展、满足广大从事外科临床工作的医护人员的要求、进一步提高临床外科医师的诊治技能和水平，特编写了此书。

本书重点介绍了急性胰腺炎、缺血性心脏病、前列腺外科、肾脏外科、胃癌、烟雾病、中耳胆脂瘤等常见外科疾病的外科治疗方法及护理等内容，具体包括疾病的生理病理、病因、发病机制、临床表现，辅助检查方法、诊断标准、鉴别诊断方法、手术适应证与禁忌证、手术治疗的方法与技巧、手术并发症的防治、预后以及并发症的处理与预防等。内容重点放在介绍疾病的诊断方法与手术治疗方法和技巧上，旨在强调本书的临床实用价值，为临床外科医务人员提供参考，达到共同提高临床外科疾病治疗效果的目的。全书紧扣临床，简明实用，资料新颖，具有很强的指导性、科学性、实用性，对于外科医务工作者处理相关问题具有一定的参考价值，也可作为各基层医生和医务工作者学习之用。

前　言

随着医学科学技术的发展，国内医学领域新理论、新技术、新方法不断涌现，各科疾病的基础理论研究、临床诊断和治疗均取得了巨大进展。为了便于广大临床医师，尤其是基层医疗单位的医务工作者在较短时间内，系统、全面地了解掌握各科疾病的基础理论、临床诊断与治疗，我们特组织有丰富临床经验的医学专家编写这本《现代外科进展》。

本书是有丰富临床实践经验的专家和长期从事一线工作的具有中高级职称的临床医师，在总结各自临床经验并参考大量国内外文献的基础上，通力合作精心编著而成，是集体智慧的结晶。全书内容涵盖面广、系统全面、资料新颖，具有较高的科学性、先进性和实用性。书中涉及的内容绝大多数是公认的或是已有定论的，也是需要临床医师着重掌握的，对于有争论和尚无定论的内容尽量减少了收录，希望能对各级临床医师起到一定的帮助。本书编写体例格式规范，条目清晰，诊疗具体，通俗易懂，准确、规范，便于读者学习和掌握。本书不仅对从事临床工作的医生具有参考借鉴作用，而且对在校医学生也有一定的指导作用。

虽然本书的内容不尽完善，但也充分显示了编者们作为一线临床工作者努力提升自己、不断进取、帮助患者减轻病痛的责任心。希望本书的知识性和实用性能得到广大同行的认可。

目录

第一章　急性胰腺炎

第一节　急性胰腺炎诊断及治疗现状

急性胰腺炎是由多种病因引起胰酶激活，以胰腺局部炎症反应为主要特征，临床主要表现为急性上腹部疼痛，血清淀粉酶或脂肪酶活性明显升高，伴或不伴有其他脏器功能改变的一种临床常见急腹症。按照新亚特兰大分类标准，急性胰腺炎根据其严重程度可分为轻症急性膜腺炎（MAP）、中症急性胰腺炎（MSAP）及重症急性胰腺炎（SAP）。由于急性胰腺炎起病急，发病机制尚未完全阐明，临床表现复杂多样，治疗策略多年来反复徘徊，虽然疗效有了一定改善，但仍在诊断及治疗上存在诸多困难及争议。

一、诊断

急性胰腺炎的诊断需满足以下三条特征中的两条及以上：

（1）急性发作的腹痛及以上腹部为主的肌紧张。

（2）血清或尿中胰腺酶学水平明显升高。

（3）符合急性胰腺炎特征的胰腺形态学改变。

现有各种指南对急性胰腺炎的诊断均遵循以上原则，仅在个别细节上略有差异。

90%以上急性胰腺炎患者临床表现为急性发作的腹痛及以上

腹部为主的肌紧张，仅有少数患者可不伴有腹痛表现。此外，急性胰腺炎患者还常伴有背部放射痛、发热、恶心、呕吐、肠鸣音减弱等表现。同时，还应注意与其他可引起腹痛的疾病进行鉴别诊断，如消化道穿孔、肠梗阻、肠系膜血栓形成、胆囊炎等。

血清酶检测是明确急性胰腺炎诊断的重要依据，可供检测的酶包括脂肪酶、淀粉酶、淀粉酶同工酶、胰蛋白酶、胰蛋白酶原-2、弹性蛋白酶等。其中，以脂肪酶及淀粉酶应用最广。1929 年，Elman 等首先使用血清淀粉酶作为胰腺疾病的标志物，现在血清淀粉酶活性检测已经成为诊断胰腺相关疾病应用最广泛的实验室检测手段。

值得注意的是，通过血清淀粉酶水平检测诊断急性胰腺炎的标准尚未统一。2012 年新亚特兰大标准以及我国的急性胰腺炎指南均以升高超过正常上限 3 倍为诊断标准，而日本胰腺疑难病学会（RCIDP）则没有给出具体的诊断标准。原理上诊断标准设立得越高则特异性越强，但敏感性越差。Kiriyama 等列举了从 1985—2007 年关于淀粉酶诊断急性胰腺炎的 10 项研究，当诊断标准设为正常水平上限时，对急性胰腺炎诊断的敏感性和特异性分别可达到 91.7% ~ 100% 和 71.6% ~ 97.6%；而当把标准提高到 1000IU/L 时，特异性可达 100%，而敏感性则降至 60.9%。由于淀粉酶半衰期较短，且在急性胰腺炎发作时即可分泌进入血液循环，早期达到峰值，3 ~ 4 天后降低，因此需要特别关注急性胰腺炎发作到入院时的时间间隔。英国胃肠病学会（BSG）制定的指南为此专门指出：不应刻板地要求淀粉酶水平一定要达到正常上限的 3 ~ 4 倍，而应关注发病时的情况。此外，还需注意排除其他可以引起淀粉酶升高的疾病，如急性胃肠炎、肠穿孔、异位妊娠、肾功能不全等。

对胰腺型淀粉酶（淀粉酶同工酶）的检测在急性胰腺炎诊断中的价值尚不能确定，有研究报道胰腺型淀粉酶检测对非胰腺疾病相关的高淀粉酶血症的鉴别诊断率可达80%，也有研究认为其检测对急性胰腺炎的诊断特异性和敏感性与其他胰腺酶学检测比较并无改善。

与淀粉酶相比较，脂肪酶由于在体内胰腺是其唯一产生来源，且其分解的半衰期较长，其水平升高持续的时间更长，因此对于急性胰腺炎的诊断敏感性、特异性及准确率都明显高于淀粉酶。大量研究证明，血清脂肪酶检测对于急性胰腺炎的诊断价值优于淀粉酶检测，特别对于淀粉酶正常的患者具有更好的诊断作用。美国亚特兰大、日本及英国的指南均将脂肪酶作为急性胰腺炎诊断的首选检测手段。在国内，有条件的医院已经开始重视脂肪酶的诊断作用，但受条件所限，仍有很多医院尚未开展相关检测，淀粉酶的检测仍将在较长时间内在急性胰腺炎的诊断中发挥重要作用。

当患者的临床表现及实验室检查不足以明确急性胰腺炎诊断时，相关的影像学检查往往能为诊断提供重要依据。腹部平片对于急性胰腺炎的诊断帮助不大，但有助于排除其他一些容易引起血淀粉酶升高的疾病，如消化道穿孔、肠梗阻等。腹部B超在急性胰腺炎患者的检查中，能够发现胰腺肿大、胰周积液或假性囊肿形成等相关征象，但由于受胃肠道麻痹扩张积气等影响，仅有50%左右患者能在B超下清晰显示胰腺，相当一部分患者无法探及胰腺。B超对急性胰腺炎诊断更重要的作用在于对于相当数量的胆源性胰腺炎患者，B超能够有效发现胆囊、胆管结石或胆管扩张等辅助诊断依据，以及对引起腹痛的其他疾病，如腹主动脉瘤等的鉴别诊断。比较而言，增强CT则具有明显的优势，不受胃肠道麻痹积气以及腹壁脂肪的影响，可提供胰腺、胰周、腹腔及腹膜后清晰的影像学资料。在急性胰腺炎患者中，CT常可见胰腺及胰周组织水肿或坏死、腹腔积液、假性囊肿形成、肾前筋膜及肠系膜水肿增厚。如出现气体影时，多合并消化道瘘或产气菌感染。

二、治疗

急性胰腺炎的治疗理念曾经在保守治疗与手术治疗之间反复徘徊，针对急性胰腺炎特别是重症急性胰腺炎的手术治疗也曾经历了早期手术、针对坏死感染组织进行手术以及个体化治疗等多个阶段的发展。随着对急性胰腺炎发生发展机制的进一步研究与理解以及外科技术手段特别是微创技术、影像、监护、重症医学的飞速发展，对于急性胰腺炎的治疗已进入一个全新的阶段，针对疾病发生发展过程中不同的阶段和特点进行多学科联合序贯治疗已被广泛接受并取得了良好的效果。

临床上大部分急性胰腺炎患者属于轻症急性胰腺炎，对于这部分患者，重点在于解除致病因素，如解决胆源性胰腺炎的胆道梗阻，纠正酒精性或高血脂性胰腺炎的内环境及代谢紊乱等，在此基础上进行有效的液体治疗，病情往往能很快缓解。目前治疗的难点及争议，主要集中在中症及重症胰腺炎的临床治疗策略。

（一）有效的液体复苏

目前大多数研究都强烈支持早期有效的液体复苏，纠正有效循环容量不足，改善胰腺灌注。急性胰腺炎早期由于全身炎症反应综合征引起全身毛细血管渗漏综合征，可导致体液在第三间隙积聚，造成有效循环容量不足，胰腺微循环灌注障碍，需要补充足够的液体维持有效循环，但大量液体输入有可能加重内脏组织水肿，加之腹腔及腹膜后大量渗出及胃肠道运动麻痹，可能导致腹腔内压力升高，严重者可进展为腹腔间室综合征（ACS）。因此有效的液体复苏应以维持大循环稳定、改善微循环灌注、不发生容量超负荷为目标。遗憾的是，目前对于液体复苏过程中血流动力学的监测、液体类型的选择、液体复苏的最佳时间及容量以及与液体复苏相关的并发症均缺乏前瞻性随机对照研究，因此无法确定最佳的液体复苏方案。液体复苏过程中，应当以主要生命体征、尿量、血液浓缩情况、血流动力学指标为指导，尽量控制平均动脉压＞65mmHg，尿量＞40mL/h，中心静脉压（CVP）8 ~ 12cmH_2O，红细胞比容30% ~ 35%。近期研究还表明，对于评价心脏前负荷，监测胸腔内血容量指数（ITBI）优于CVP及肺毛细血管楔压（PCWP）。因为ITBI与心脏指数（CI）显著相关且不受机械通气影响，因此可作为容量管理的金标准。对于合并明确的全身炎症反应综合征（SIRS）、腹腔间室综合征[腹腔内压力（IAP）＞20mmHg]以及经过48小时ICU强化治疗仍持续存在多器官功能障碍综合征（MODS or MODF）的患者，应及时采用持续肾替代治疗（CRRT）。

（二）营养支持

对于考虑为重症或估计数周内无法正常饮食的急性胰腺炎患者进行营养支持是必要的。普遍认为经肠道内营养优于全胃肠外营养，因为肠道内营养有助于保持肠道黏膜屏障完整性，减少肠源性感染发生，有利于强化血糖控制，并且更加经济。但对于开始肠内营养的时机，目前尚无统一意见。通常认为在急性胰腺炎早期，机体处于应激状态，由于全身炎症反应导致分解代谢占优势，且胃肠道消化吸收功能很差，过早给予肠内营养会加重代谢紊乱，早期应以肠外营养为主；待炎症反应减轻，患者胃肠道功能恢复后尽早给予肠内营养联合肠外营养，逐渐过渡到全肠内营养。但近期的研究及多项荟萃分析均表明，重症急性胰腺炎患者住院48小时内即应早期给予肠内营养，能够减缓机体的免疫应激，降低感染性并发症及多器官功能衰竭（MOF）的发生率，从而明显改善患者预后。

（三）抗生素的使用

重症急性胰腺炎后期发生继发感染是导致患者预后不良的重要原因，研究表明胰腺炎可通过多种途径发生感染，其中 Beger 等提出的肠道菌群移位学说得到广泛接受。对于合并继发感染的重症胰腺炎患者采用抗生素治疗没有争议，抗生素应根据细菌培养及药敏结果选用穿透能力强的广谱抗生素。常用抗生素包括碳青霉烯类、喹诺酮类以及三代以上头孢菌素等。治疗的关键在于判断感染的发生，临床出现脓毒血症表现、穿刺培养细菌学阳性、增强 CT 坏死组织内可见气体，均为抗生素治疗的明确指征。但应注意，使用抗生素治疗超过 4 周可明显增加真菌感染的发生率。

预防性使用抗生素治疗仍存在很大争议。对英国和爱尔兰医师的调查显示，88%的医师倾向于预防性抗生素治疗，24%的医师对所有患者都采用抗生素治疗；国内的比例可能更高。动物实验及部分临床研究支持预防性抗生素治疗。Stefan Fritz 等的研究表明，采用坏死性胰腺炎的 Wistar 大鼠模型，预防性使用抗生素治疗与延期按需使用抗生素治疗都能够降低感染的发生，但预防性使用抗生素治疗组菌血症的发生率及病死率均显著低于延期抗生素治疗组。1993 年，Pederzoli 等报道了第 1 个关于预防性使用抗生素治疗重症急性胰腺炎的临床随机研究，表明抗生素治疗可以减少感染的发生，但不能降低病死率。1995 年，Sainio 在《柳叶刀》（*The Lancet*）发表的研究结果表明，抗生素治疗能够降低需要手术干预的比率以及病死率。这也是目前为数不多的证明抗生素治疗能够降低急性胰腺炎病死率的研究。其后的大量研究则表明，预防性抗生素治疗对急性胰腺炎并无明确作用。2004 年，Isenmann 等报道了包含 114 例患者的高质量的前瞻性随机双盲安慰剂对照研究（RCT），证明使用抗生素治疗不能降低胰腺感染比率以及病死率。这一研究结果随后又被其他一些研究团队陆续证实，这些研究多采用了更为合理的前瞻性随机对照研究，排除了混杂因素，得出的结论可信度更高。在大量临床研究资料发表后进行的荟萃分析显示，尽管有部分结果认为抗生素治疗能够缩短住院时间，但没有能够证明抗生素治疗有利于降低手术干预的比率及病死率。基于这些研究成果，现有的大部分指南及专家意见均不支持对急性胰腺炎患者采取预防性抗生素治疗，但对具有潜在高危感染风险的急性胰腺炎患者可以采取预防性抗生素治疗，如经过 48 小时强化重症监护病房（ICU）治疗仍存在器官功能衰竭、有明确 SIRS 证据或胰腺坏死面积＞ 50%的患者，因为有证据显示当坏死范围＜ 50%时，发生感染的风险约 20%；而当坏死面积＞ 50%时，感染风险可上升至 70%。

（四）外科干预的时机及手段

急性胰腺炎的外科干预经历了早期手术、非手术、针对感染的合理化手术以及个体化治疗等多个阶段的演变，目前在多个方面仍存在较大争议。针对胆源性胰腺炎通过手术解决胆道梗阻，以及对合并 ACS 的患者通过开腹减压引流及临时性关腹改善器官功能，已被较为广泛地接受。目前的争议仍主要存在于对于积液、坏死、感染等局部并发症的干预手段及时机等方面。

按照 2012 新亚特兰大标准，急性胰腺炎的局部并发症被分为以下四类：

（1）急性胰周积液（APFC）。

（2）胰腺假性囊肿。

（3）急性坏死性积液（ANC）。

（4）囊性坏死（WON）。胰腺坏死又根据是否合并感染分为无菌性坏死及感染性坏死两类。

APFC 多见于间质水肿型胰腺炎早期，密度较均匀，无明显边界，APFC 很少合并感染，多项指南及国际会议均推荐保守治疗，不需外科干预。Walser 等的研究也表明，对急性胰腺炎无菌性积液经皮置管引流会明显增加感染率，行单纯穿刺抽吸感染率为 20%，而置管引流组感染率显著升高至 59%。

胰腺假性囊肿多为间质水肿型胰腺炎后期（＞4 周）并发症，边界清晰，囊内不含坏死组织，有时可见囊液淀粉酶活性明显升高，可能与胰管或其分支破裂形成持续性胰漏有关。胰腺假性囊肿若持续增大造成压迫症状，常需进行外科干预，部分假性囊肿可通过穿刺置管外引流治愈，若假性囊肿与较大胰管分支相交通，则需经内镜或手术行内引流方能妥善处理。

急性胰腺炎发病 4 周内，若发现内含有坏死组织的积液，无明显边界，则称为 ANC，以区别于 APFC；坏死可波及胰腺实质和（或）胰周组织。

WON 多见于坏死性胰腺炎后期，坏死组织及积液被周围组织炎症反应形成的成熟厚壁包裹。合并 ANC 与 WON 者，如胰腺或胰周大面积坏死较易发生感染，一旦合并感染，则病死率明显升高。若患者临床出现脓毒症症状，应注意检查是否合并感染。目前较为普遍接受的观点是合并感染的胰腺或胰周坏死是外科干预的绝对适应证。CT 或 B 超引导下细针穿刺抽吸（FNA），行革兰染色或细菌培养阳性，或增强 CT 发现 ANC 或 WON 内出现气泡征，即可明确感染。其中 FNA 准确、安全、可靠，仔细选择合适的穿刺路径可以避免穿刺造成的肠道损伤等并发症，其准确率可达 89.4% ~ 100%。

关于外科干预的时机，在早期的临床工作中，对于重症急性胰腺炎患者，特别是合并器官功能衰竭的患者，都采用早期手术的方式，但其治疗效果令人失望，病死率可高达 65%。随后的研究表明，延期手术的重症胰腺炎患者病死率为 12%，显著低于早期手术的 39%。唯一一项关于早期手术（胰腺炎发病 72 小时内）和后期手术（胰腺炎发病至少 11 天后）的 RCT 研究资料表明，两组病死率分别为 56% 和 27%，并且因为早期手术组病死率过高而被迫终止了研究。目前较为普遍接受的观点是手术的时机应当尽可能推迟，发病后 3 ~ 4 周，坏死组织与正常组织的界限逐渐清晰，可以尽可能减小手术创伤，避免对胰腺组织不必要的过度清除，减少术中出血及可能需要反复多次手术的情况。Besselink 等甚至强烈建议即使合并 MODF，也应尽量避免发病 2 周内早期手术，应在发病 4 周后再进行坏死组织清除。

关于手术的方式，过去几十年来发生了巨大的变化，胰周引流、开腹清创加填塞、计划性分阶段再手术清创、开放引流、持续灌洗以及全胰腺切除等一系列开腹手术方式都曾经应用于重症急性胰腺炎的治疗。随着对急性胰腺炎特别是重症急性胰腺炎发生发展机制的深入研究与理解，ICU 强化治疗的发展，发病早期的 SIRS 与 MODF 已不再是胰腺炎患者死亡的主要原因，而后期胰腺及胰周组织的感染性坏死以及脓毒症相关的 MODF 成为患者最主要的死亡原因，因此对坏死组织的清除以及对局部感染的控制成为了改善预后、降低病死率的关键。目前，通过各种途径进行的坏死组织清除术是最常用的手术方式，也是到现在为止最有效的方式。其目的在于尽量彻底地清除坏死感染组织，引流积液，阻断炎性介质释放以控制炎症反应，同时尽量保留正常胰腺组织，防止出现胰腺内外分泌功能不足。基于这样的理论，伴随着损伤控制等理念以及近20年来影像学及微创技术的创新发展，近年来大量的微创外科技术被应用于治疗重症急性胰腺炎，进一步降低了感染性并发症的发生率和病死率，成为最具前景的发展方向。

第二节　急性胰腺炎急性反应期的微创外科治疗

一、胆源性胰腺炎的内镜胆管减压治疗

胰腺炎根据病程分为急性胰腺炎和慢性胰腺炎，根据病因可分为胆道疾病、酗酒和高脂血症性胰腺炎。急性胰腺炎中，胆道疾病胰腺炎通常称为胆源性胰腺炎，是急性胰腺炎的主要病因，占我国急性胰腺炎的 50%，在欧洲国家的前瞻性研究中，超过 80% 的胰腺炎是因为胆道疾病和酗酒。近年来，高脂血症诱发的胰腺炎有上升趋势。

（一）胆道疾病的致病机制

先要了解胆胰管汇合部的解剖结构。人胚胎在发育至第 4 周时，从前肠的背腹两侧各伸出一个芽窦，称之为背胰和腹胰。第 7 周时，腹胰和背胰合二为一，随十二指肠转位至背侧，腹胰形成胰头的大部分，而背胰形成胰头细小部分及胰体尾部，腹胰管和背胰管汇合形成主胰管并与胆管开口于十二指肠主乳头，胆总管的开口最初在十二指肠的腹侧壁，后随十二指肠的转位而逐渐转至其背内侧壁并与胰管汇合，形成胆胰结合部。胆胰管汇合后再向下形成共同管道开口于十二指肠。这种共同管道的解剖结构决定了今后胰腺炎的发生可能性。

1901 年，Dpie 首次提出共同通道学说，即胰管与胆管汇合部至十二指肠开口的通道，共同通道＞ 1.5cm 者，发生胰腺炎的可能性明显增高。胆总管末段、胰管开口和共同通道周围分布有括

约肌，称为 Oddi 括约肌，受副交感神经支配，括约肌的舒张活动决定胆汁和胰液的排泄，所以共同通道括约肌痉挛会导致胆汁引流受阻或不畅。众所周知，胆汁中的磷脂酰胆碱和胆盐能损坏胰管的黏膜屏障并能激活胰酶造成胰腺细胞的坏死。当结石嵌顿在壶腹部时，甚至有可能使胆汁和十二指肠液同时流入胰管，发生细菌感染，胰管内高压使胰腺炎症加剧，病情恶化。

多数学者认为，非常小的结石甚至泥沙可能诱发急性胰腺炎，而较大的结石不易发生嵌顿，反而不易诱发胰腺炎。1990 年，Paricio 等在一项关于胆固醇沉积症的研究中，对 3800 例患者的胆囊进行了组织学研究，发现在细小的胆固醇性息肉引起的胰腺炎中，胆固醇沉积症本身是起决定作用的。研究中，共报道了 434 例胆固醇沉积症患者，其中 125 例（29%）发生了急性胰腺炎。

（二）胆源性胰腺炎的诊断

急性胰腺炎的诊断依据病史、实验室检查和影像学的检查并不困难，主要是确定发病的诱因，是否与胆道疾病有关。超声和磁共振对胆道疾病的诊断有很大价值，因为检查方便，无创伤性，被认为是胆源性胰腺炎诊断的首选方法，而经内镜逆行胆胰管成像（ERCP）随着影像技术的发展，已从过去的检查手段转为以治疗为主的手段。

胆源性胰腺炎的显著特征是胆管末端共同通道的梗阻。这给内镜技术治疗胆源性胰腺炎提供了得天独厚的条件。过去需要手术引流，而内镜技术则通过人体自然腔隙到达共同通道部位，采取 Oddi 乳头括约肌切开术、气囊扩张法或鼻胆管减压等方法使共同通道重新畅通，解除胆道和胰管梗阻而达到治疗胆源性胰腺炎的目的。

（三）胆源性胰腺炎内镜减压操作

（1）术前准备：根据超声和磁共振确诊为胆源性胰腺炎的患者，术前需做血常规、出凝血时间、肝肾功能、甲肝、乙肝两对半、艾滋病、梅毒、丙肝、心电图、心肺功能检查。

（2）术中心电监护：对高龄或病情较重的患者可进行心电监护。

（3）咽喉部局麻后，患者俯卧位，头侧向右侧，双上肢平放于身体两侧。

（4）内镜一般采用十二指肠侧视镜，要求具有高绝缘性。

（5）内镜下找到十二指肠主乳头，插入导管造影，显示肝内外胆管和胰管情况，明确结石部位和数量。根据十二指肠主乳头情况选择采用针刀、弓形刀或气囊扩张方法，在 10 ~ 11 点方向切开乳头 0.5 ~ 1.0cm，再插入取石网，自上而下将结石取出。取石完毕后再造影确定无结石残留。自肝门后下拖拉气囊，以清除胆道内细小结石或碎片，检查乳头部有无出血，有出血处电凝止血或夹止血夹。再插入鼻导管至肝内引流，另一端自鼻孔引出，固定。

（6）禁食、水 24 ~ 48 小时，观察胆汁引流量和颜色，使用抗生素和胰腺炎的相关治疗。

（四）内镜胆管减压的优点和并发症

优点：

（1）有利于胆汁引流和结石排出。

（2）有利于胰液的引流，降低胰管压力。

（3）解除共同通道梗阻，对阻止急性胰腺炎重型化病情发展有积极作用。

（4）预防结石复发和发生胆道感染。

并发症发生率在10%左右，包括十二指肠乳头部位的出血、十二指肠后壁穿孔、十二指肠瘘、十二指肠梗阻。Oddi括约肌切开后破坏解剖结构，增加胆道感染的机会，后期有引起十二指肠乳头括约肌狭窄和功能障碍的可能。故近年来有研究开始使用气囊扩张十二指肠乳头处Oddi括约肌，获得较好效果。

（五）禁忌证

（1）已行Billroth Ⅱ式胃空肠吻合术者。

（2）有严重出血倾向和凝血功能障碍者。

（3）乳头区及附近有十二指肠憩室者为相对禁忌证。

二、超声引导下经皮穿刺引流

在急性胰腺炎的早期，通常为1～2周，患者主要表现为SIRS。在治疗上主要采取保守治疗，包括病情监测、液体复苏、维持器官功能等。在此期间，多数患者均存在着不同程度的腹腔积液。大量腹腔积液的产生，一方面是形成ACS的主要原因之一，另一方面，胰腺炎相关性腹腔积液（PAAF）富含胰酶以及大量炎性介质，不但可以刺激腹内脏器，加重脏器的功能障碍，同时炎症介质还能够被重新吸收入血，引起全身多脏器功能改变。大量腹腔积液还是造成腹腔内感染的重要因素。尽管目前对是否在急性炎症期进行腹腔穿刺引流还存在争议，但有研究表明，在急性炎性反应期进行腹腔穿刺引流，去除富含促炎因子的聚集液体，不但可以减轻炎性因子造成的器官功能损害，同时还能够降低腹压，缓解ACS所造成的病理改变，改善患者的预后。

（一）经皮腹腔穿刺引流适应证

目前对急性胰腺炎早期进行腹腔穿刺引流的适应证并无明确

的界定，综合文献以及临床经验，可概括为以下几点：

（1）腹腔积液＞500mL。

（2）患者腹压＞10mmHg且腹腔积液＞100mL。

（3）腹腔积液伴感染。

（二）禁忌证

（1）严重凝血功能障碍。

（2）无安全进针路径，有可能损伤肠道等重要器官者。

（三）操作方法

1. 器材及患者准备

（1）器材准备：①选用高分辨率实时超声诊断仪，选用普通扇阵或线阵探头，也可选用专用穿刺探头，根据情况可选择穿刺适配器；②细针：20G或22G，用做诊断性抽吸；③粗针：14～18G，选用不同外径穿刺针进行穿刺抽吸或置管；④导丝：直径0.9mm或1.2mm，前端柔软，用于引导导管置入；⑤导管：直径8～16F、前端带侧孔的直形或猪尾导管。

（2）患者术前准备：①血常规、凝血功能、血糖检查；②心电图检查；③签署知情同意书。

2. 操作方法

（1）导管针法：皮肤消毒、铺巾、局麻后，切开皮肤0.3～0.5cm，超声定位后或者是在超声引导下，以带针芯的8～16F导管针穿刺进入腹腔积液区后，固定针芯，继续推送导管，然后拔出针芯。缝线固定导管并接引流袋。

（2）Seldinger法：皮肤准备同前，先用14G穿刺针沿超声引导的方向刺入腹腔，拔出针芯见腹腔积液流出或抽到腹腔积液后，经穿刺针将导丝置入腹腔，然后拔出穿刺针，顺引导丝插入扩张导管，取出扩张导管后，将引流管顺引导丝置入腹腔。缝线固定导管并接引流袋。

（3）引流管管理：置管期间，需保护好引流管，切勿意外拔出；同时保持引流管通畅，记录引流量。

（四）并发症

超声引导下经皮腹腔穿刺引流的并发症主要有感染、出血以及腹腔脏器损伤。其中最为人们所关注的就是感染。不主张进行早期穿刺引流的学者认为对无菌性腹腔积液进行穿刺引流可以增加腹腔感染的机会，然而也有研究表明对无菌性腹腔积液进行穿刺后虽然细菌感染率有所增加，但患者的整体疗效却得到了改善。

（五）注意事项

（1）引流管应尽量置入下腹部或者是盆腔，以实现低位引流。

（2）对大量腹腔积液或分区域的腹腔积液，应进行多管引流。

（3）引流期间应定期进行引流物细菌培养及药敏试验，以指导临床抗生素的应用。

（4）置管应该在超声定位后并尽可能在超声引导下进行。只有在实时影像引导下才可以将引流管放置于腹腔内最利于引流的位置，而超声是最为便捷的方式。

（5）置管期间需每日更换敷料，以减少腹腔感染的发生。

（6）每日观察引流物的量以及性质，对管道堵塞者应采取适当措施恢复其通畅。

（六）临床意义

在急性胰腺炎，尤其是重症急性胰腺炎早期，患者往往会出现腹腔液体的集聚，这些富含胰酶以及炎性因子的液体，不但可以直接作用于腹腔脏器，导致胰腺、肝脏等脏器的损伤；同时，炎性因子能够再吸收入血，加重机体的炎性反应。此外，堆积于腹腔以及腹膜后的液体，与腹腔内组织水肿、坏死组织堆积以及肠道麻痹等因素一道，共同参与了腹腔高压乃至腹腔间室综合征的形成，在急性胰腺炎多脏器功能不全的发生发展过程中有着重要的作用。去除这些富含炎性因子的积液是否对急性胰腺炎的愈后有着好的作用？目前，对此尚存在争议。人们普遍认为对伴有感染者应当进行引流；而对不伴有感染者，有作者并不主张进行早期的穿刺置管引流，其理由主要是该方法容易导致感染，可能会损伤腹腔脏器，并且存在着引流管容易堵塞、引流不彻底等情况。然而，也有一些研究表明，即使是针对无菌性的腹腔积液，早期的穿刺引流有益于患者愈后。其中，在一项临床随机对照研究中，Zerem 等对伴有无菌性腹腔积液的急性胰腺炎患者进行了穿刺引流以及保守治疗并对其疗效进行分析，发现：当腹腔积液小于 30mL 时，保守治疗能获得良好疗效；但当积液大于 100mL 时，保守治疗并不能获得好的疗效。尽管穿刺引流组较保守治疗组有着更高的细菌感染率，但患者的整体临床疗效却优于保守治疗组，其原因可能在于一方面保持了腹腔积液的通畅引流，另一方面则是能够及时根据细菌培养及药敏结果调整抗生素的使用。对腹腔穿刺引流治疗急性胰腺炎的作用机制，人们也进行了研究，综合文献研究主要有以下两个方面：

1. 腹腔穿刺引流对急性胰腺炎全身炎症反应的影响

当急性胰腺炎发生后，尤其是对重症急性胰腺炎患者，往往会出现不同程度的腹腔以及胰周积液，这些富含致炎因子的 PAAF 能够对全身多脏器功能造成损害。有研究表明，PAAF 中弹性蛋白酶以及由腹腔巨噬细胞产生的炎性因子，如肿瘤坏死因子

α（TNF-α）、白介素-6（IL-6）、白介素-8（IL-8）等，对肺、肾、肝以及肠道等重要脏器形成损伤。Fujita 等以 PAAF 对大鼠进行腹腔注入，发现大鼠生存率与注入量成反比，肺组织的病理学检查提示血管结构破坏，肺间质增厚，同时存在炎性细胞浸润。进一步的分子生物学研究表明，肺组织中 NF-κB 活化增加，TNF-α 以及 IL-1mRNA 表达增强。该研究提示，PAAF 所造成的肺损伤与 NF-κB 活化以及 TNF-α 和 IL-1 表达增强有关。另一项针对血管内皮细胞损伤的研究证明，PAAF 可以促进胰腺及肺组织的细胞间黏附分子-1（ICAM-1）表达，因为 PAAF 中存在的一些可溶性分子能够促使内皮细胞黏附分子的表达，其中 ICAM-1 的过度表达在胰腺炎肺损伤的发生过程中有着重要的作用。有研究认为，PAAF 诱导肝细胞酸中毒、钠超负荷、磷酸化势能储备损害和 ATP 的消耗增加，与 ANP 所致的肝损害有关。Ueda 等认为 PAAF 中的血红蛋白是导致肝细胞损害的主要物质之一。还有研究表明，弹性蛋白酶可能是 PAAF 中激活 p38-MAPK 导致肝细胞损害和凋亡的主要因子，腹腔积液中的弹性蛋白酶可能经腹膜吸收导致肝脏库普弗细胞内 NF-κB 的激活，从而介导肿瘤坏死因子及其他细胞因子的产生，参与肝细胞的损害。对急性胰腺炎患者进行腹腔穿刺引流，能够改善炎性因子造成的器官损伤，促进患者康复。

2. 腹腔引流对腹腔高压以及腹腔间室综合征的影响

腹腔内压力主要是由腹腔内脏器的静水压产生，当腹腔内压力等于或大于 10mmHg 时，即出现腹腔高压（IAH）。腹腔间室综合征则是由于腹腔内高压引起的包括脑、心、肺、肾、胃、肠等多器官、多系统的病理生理改变所形成的一种临床综合征。

（1）急性胰腺炎腹腔间室综合征的形成及其病理改变：急

性胰腺炎发生后，可出现大量胰酶的外溢以及大量炎性因子的产生，这些因素作用于机体各个器官及组织，可导致毛细血管通透性增加。就腹腔脏器而言，可导致腹腔及腹膜后间隙大量渗液，肠道麻痹以及肠壁水肿，从而引起腹内高压。当IAH发生后，就可导致一系列的病理生理改变。①肺功能障碍：最常见的表现是呼吸系统顺应性降低和吸气峰值压力升高；②肾脏功能障碍：ACS导致的肾功能障碍主要临床表现为少尿、无尿以及氮质血症；③胃肠道功能障碍：当腹内压为15mmHg时，肠黏膜即可发生缺血，随着其升高，腹腔动脉、肠系膜上动脉及小肠黏膜的血流量会进一步降低，随着胃肠血流灌注量减少、组织缺血，可导致肠黏膜屏障受损，进而发生细菌易位；④肝脏功能障碍：在腹内高压情况下，可出现门静脉、肝动脉血流量下降，肝细胞线粒体能量合成障碍，乳酸清除降低，导致肝功能损害；⑤对颅脑的影响：IAH导致脑损害的主要原因是心排血量降低引起的脑灌注压下降和颅压升高；⑥血流动力学改变：当腹内压大于20mmHg时可引起心排血量减少，其主要原因是静脉回流量减少、外周血管阻力增加和胸腔内压增加。IAH一方面直接压迫下腔静脉和门静脉，导致静脉回流减少，同时还能使膈肌上抬而增加胸腔压力，导致中心静脉压、心室充盈压及肺动脉压上升，心室顺应性下降和心室舒张末期容积减少，可导致每搏心排血量的减少。

（2）腹腔穿刺引流对急性胰腺炎患者IAH以及腹腔间室综合征的治疗作用：研究显示，由于组织水肿、胰周液体积聚、腹腔积液形成、麻痹性肠梗阻等因素，约60%～80%的急性胰腺炎患者会出现IAH，27%的患者会出现腹腔间室综合征，而发生腹腔间室综合征的患者病死率可高达50%～75%。研究表明，IAH同急性胰腺炎患者的病情严重程度相关。Walle等发现患者

IAH与APACHE Ⅱ以及RANSON评分相关，发生IAH的急性胰腺炎患者更容易出现呼吸、循环以及肾功能的障碍。在急性胰腺炎早期，即使发生了IAH以及ACS，也往往难以用外科手术的方式来对其进行治疗，尽可能地延期手术是人们普遍所接受的观点。那么在这个时期进行腹腔的穿刺引流是否能够有效降低腹内压，减少ACS的发生，有利于患者的愈后？在一个针对创伤后IAH的研究中，作者认为对出现IAH者实施腹腔穿刺引流，有利于防止患者发展为ACS；而另一个针对烧伤患者IAH的研究也有着相似的结果。对伴IAH的急性胰腺炎患者进行腹腔穿刺引流是否能够获得相似的治疗效果？目前尚缺乏有力证据来说明这一问题。但有临床研究提示腹腔穿刺引流应当作为IAH以及ACS发生后的首选外科干预方式。当ACS发生后，必要时实施开腹手术是传统的重要方法，但由于其有着较高的并发症，目前，包括腹腔镜下的引流、经皮腹腔穿刺引流等微创的方法也逐步在临床中得以应用。Dambrauskas等对一组44例急性胰腺炎患者采取包括超声引导下经皮穿刺引流的微创方法进行治疗，发现对出现ACS的急性胰腺炎患者而言，腹腔穿刺引流能够降低患者腹压，使器官功能衰竭得到改善，同时具有较低的并发症风险，被普遍认为是一种安全有效的治疗方法。Sun等对伴ACS的爆发性急性胰腺炎患者进行研究，对比了置管引流和保守治疗的效果，发现引流量与腹压、APACHE Ⅱ评分以及住院时间呈正相关，腹腔置管引流能够更好改善腹痛等症状，减少住院时间并在一定程度上降低病死率。Leppaniemi等认为经皮腹腔穿刺引流以及持续性的血液滤过能够降低患者腹腔内压，但对一些疗效欠佳的患者还需要进行开腹手术减压。而对一些暂时不能耐受手术的患者，经皮腹腔穿刺引流在一定程度上就成为了非常重要的治疗手段。Reckard等报道1例淋巴细胞性白血病在化疗后出现重症急性胰腺炎的患者，针对其出现的腹腔间室综合征，采取了超声引导下的经皮腹腔穿刺引流，降低了患者腹压，改善了患者的临床状态，为后续的手术治疗创造了条件。

3. 对急性胰腺炎早期腹腔穿刺引流的争论及临床实践

急性胰腺炎早期的腹腔穿刺置管引流，一直是有着争议的话题，由于该操作可能带来继发腹腔感染、腹腔脏器损伤、出血等并发症，同时其临床疗效也缺乏大量的、多中心的临床研究来予以证实。因此，一些学者并不主张在急性胰腺炎的早期进行腹腔的穿刺引流。然而，近年来也不断有临床以及基础的研究证实该方法能够获得良好的临床疗效，有临床随机对照研究表明，尽管存在继发腹腔感染等因素，但早期穿刺引流者的治疗效果明显优于保守治疗者。成都军区总医院全军普通外科近10年来充分利用介入超声，对急性胰腺炎患者开展了早期的穿刺置管引流，总治愈率达到95%，与之相对应的基础研究也证实早期引流对缓解全身炎症反应，改善肾脏、肠道功能等方面有着重要的作用。目前，早期穿刺引流这一观点似乎并不被普遍接受，但已有的临床疗效观察以及基础研究结果已十分令人鼓舞，期待有更多的临床及实验研究来对此进行深入的探索。

典型病例：患者女性，46岁。入院前8天在高脂饮食后出现中上腹疼痛伴恶心呕吐，在院外诊断为急性胰腺炎。在予以相关治疗的同时，因呼吸功能障碍而行有创呼吸机辅助治疗6天，病情未能改善，转入本院普通外科治疗。入院查体：T38.3℃，P131次/分，BP115/77mmHg。急性病容，神志淡漠，腹部膨隆，中上腹压痛明显，腹部张力高，肠鸣音消失，腹内压25cmH_2O。实验室检查：WBC30.8×10^9/L，N0.948，AMS113.4IU/L，

Cr58.8μmol/L，BUN5.3mmol/L，K^+2.89mmol/L，Na^+145.2mmol/L，Cl^-102.2mmol/L，Ca^{2+}1.03mmol/L，CRP270.89mg/L；血气分析：pH7.48，$PaO_2$141mmHg，$PaCO_2$43mmHg，HCO_3^-2mmol/L，BE8.5mmol/L。B 超提示腹腔大量积液，CT 提示急性胰腺炎，腹腔及胸腔积液。入院诊断为重症急性胰腺炎、呼吸功能衰竭。

患者入住 ICU 后即予以下列治疗：

（1）行腹腔穿刺置管引流，共置 10 ~ 16F 猪尾引流管 3 根，引流位置分别为：脾肾间隙、左结肠旁沟以及盆腔。

（2）进行抗感染、抑制胰腺分泌、维持水电解质平衡以及营养支持等治疗。

（3）继续行呼吸机辅助呼吸。腹腔引流管当日引流量为 2560mL，此后 1 周的引流量为 400 ~ 650mL/d，1 周后引流量逐渐减少。血清 CRP 持续下降，由入院时的 270.89mg/L 降至 10 天后的 48.38mg/L。

治疗效果：患者入院治疗 2 天后脱离呼吸机，3 天后症状明显改善，肛门排气、排便，6 天后转出 ICU 进入普通病房治疗。此后患者症状进一步缓解，但出现间歇性发热，体温波动在 36.8 ~ 38.6℃之间，WBC 波动在（8.1 ~ 19.2）$\times 10^9$/L 之间，予以抗感染以及经引流管窦道胆道镜脓腔清创等治疗，患者于治疗 32 天后痊愈出院。

三、急性胰腺炎的血液滤过治疗

血液滤过（HF）治疗是一项自 20 世纪 70 年代逐步发展起来的新型治疗技术。它的治疗原理与血液透析类似，但又有较大的区别。血液滤过治疗是利用机械泵或患者自身的血压，使血液流过半透膜，滤过大量液体和溶质成分（即超滤液）。与此同时，补充与体液（血浆）成分类似的置换液，从而实现体液及离子的大量交换，达到净化血液的目的。

血液滤过治疗最早源于肾脏支持领域，故曾称为肾脏替代治疗（RRT）。经过近半个世纪的不断发展，这项技术日臻成熟，在临床工作中的应用也越来越广泛。自20世纪90年代起，国内外陆续出现了关于血液滤过技术用于急性胰腺炎治疗的文献报道。并且，在这些报道中血液滤过技术用于治疗急性胰腺炎均取得了不同程度的临床疗效。2013版《中国急性胰腺炎诊治指南（草案）》已明确提出血液滤过治疗可用于急性胰腺炎早期脏器功能的维护及全身并发症的处理。

（一）血液滤过治疗的发展历史

在血液滤过治疗发展的早期（20世纪70年代初），血液滤过治疗都是间断性的，因此很难达到平稳有效地净化血液的目的，也限制了其在临床的推广使用。随着技术的不断发展以及经验的逐步积累，Kramer教授于1977年首次利用连续性血液滤过成功救治了1例对利尿剂抵抗、液体超负荷的急性肾衰竭患者。在接下来的工作中，他们逐步完善这项称之为连续性动静脉血液滤过（CAVH）的技术并将其应用于急、慢性液体过度负荷和严重水电解质酸碱失衡等患者的治疗。与血液透析相比，血液滤过治疗对血流动力学的影响相对较小。因此，连续性动静脉血液滤过也可以用于治疗急、慢性肾衰竭并伴有循环不稳定或者因其他并发症而不能耐受血液透析的患者，作为紧急的肾脏替代治疗。1982年，美国食品药品监督管理局（FDA）已批准了连续性动静脉血液滤过在ICU中的应用。

在连续性动静脉血液滤过的基础上，临床医师和研究者们相继开发、衍生出了动脉－静脉缓慢连续性超滤（CAVSCUF）、连续性静脉－静脉血液滤过（CVVH）等一系列相关的血液滤过方法。连续性静脉－静脉血液滤过技术的问世使得连续性血液滤过系统变得更加复杂，并且基本确定了现代血液滤过设备的构成：血液循环系统、血泵驱动系统以及容量平衡控制系统。其后，静脉－静脉缓慢连续性超滤（VVSCUF）、高容量血液滤过（HVHF）等技术方法也相继开发并应用于临床。血液滤过的临床适应证也逐步扩展至严重感染、创伤、烧伤、多器官功能衰竭、严重心力衰竭、急性呼吸窘迫综合征、挤压综合征、全身炎症反应综合征、肝性脑病、药物及毒物中毒等。至 20 世纪 90 年代，国内外相继开始了利用血液滤过技术对急性胰腺炎进行治疗的尝试。Gebhart 等在 1994 年利用连续性静脉－静脉血液滤过技术对 11 例急性胰腺炎患者进行了治疗并认为连续性静脉－静脉血液滤过技术是处理急性胰腺炎无菌性坏死伴多器官功能衰竭的有效措施。Miller 等也于 1994 年利用血液滤过治疗对 7 例重症急性胰腺炎伴多器官功能衰竭的患者在发病 24 小时内进行治疗，研究结果显示利用血液滤过治疗重症急性胰腺炎患者的生存率为 71.4%，较其他治疗方式显著提高，也初步证实了血液滤过治疗在重症急性胰腺炎治疗中的有效性。

（二）血液滤过治疗急性胰腺炎的理论基础

急性胰腺炎（尤其是重症急性胰腺炎）的发病机制目前仍不完全清楚。在传统观点中，胆石症、暴饮暴食、大量饮酒、胰腺分泌受阻、创伤、代谢异常等致病因素均可以导致胆汁、十二指肠液、肠酶、乳化脂肪、溶血卵磷脂等反流回胰管，引起胰蛋白酶的异常异位激活，而激活的胰蛋白酶又可以激活糜蛋白酶、弹力蛋白酶和磷脂酶 A 等一系列胰酶，从而造成胰酶活化级联反应，最终导致胰腺的自身消化，这即是胰腺自身消化学说理论。随着研究的深入，在胰腺自身消化学说理论的基础上，又提出了白细胞过度激活理论。白细胞过度激活理论则认为重症急性胰腺炎的进展不仅仅是由于胰酶的正常隔离机制被破坏，胰酶异常异位的激活所导致的胰酶活化级联反应，重症急性胰腺炎的发生发展还依赖于炎症细胞的激活以及炎症因子的大量释放。因为胰腺的坏死产物可以导致局部氧化应激反应的加重，氧自由基等活性氧簇（ROS）的大量释放，炎性信号通路的激活，促炎细胞因子如白介素-1β（IL-1β）、白介素-6、白介素-8、血小板活化因子（PAF）、肿瘤坏死因子α、磷脂酶A2、花生四烯酸及其代谢产物等的大量生成，进而激活胰腺内以及全身的单核巨噬系统，导致一氧化氮（NO）、血栓素等炎性介质的进一步释放，即发生瀑布样级联放大反应并诱发全身炎症反应综合征。这些炎症介质可以使胰腺及其他组织器官血管通透性增高和微循环障碍，导致胰腺在自身消化的基础上进一步发生损害、坏死并导致多器官功能障碍的发生。多器官功能障碍可以使胰腺炎患者的病情进一步恶化，如肠道屏障功能减弱可以导致细菌易位的发生，继而引起感染，发生脓毒血症，形成第二次细胞因子级联反应，使机体遭受二次打击，并发心、肺、肾等脏器功能不全，继而使病死率显著增高。

抗炎细胞因子在促炎细胞因子升高的同时也相应升高。有学者认为抗炎细胞因子的升高在发挥抑炎作用的同时，也对全身免疫系统形成了抑制，并且由于之前过度激活的炎症反应使得炎性因子过度释放，最终可以导致代偿性抗炎反应综合征（CARS）的出现。目前研究表明，在重症急性胰腺炎发生发展过程中起到重要作用的抗炎细胞因子有白介素-2（IL-2）、白介素-4（IL-4）、白介素-10（IL-10）、白介素-11（IL-11）等。促炎细胞因子和抗炎细胞因子的升高，可使全身炎症反应综合征和代偿性抗炎反应综合征同时或者先后出现，既对机体自身造成损伤，也降低了机体抵抗外界打击的能力。

血液滤过治疗可以减轻胰腺炎的全身炎症反应和远处病灶器官的损伤。初步研究结果提示血液滤过治疗有以下作用：

（1）有利于阻断胰腺坏死进程，表现在血液滤过组BalthazarCT评分降低并显著低于对照组，且能减轻局部体征（如血液滤过组腹痛消失和腹胀缓解时间明显缩短）。

（2）有利于阻断全身炎症反应，改善器官功能，从而使病情严重程度减轻，表现在血液滤过停止时心率及呼吸恢复正常，血液滤过组外周血白细胞计数和感染发生率均较对照组明显降低，其肝、肾和肺功能改善显著，APACHE Ⅱ评分显著降低等。

（3）有利于改善预后（血液滤过组中转为手术治疗的患者比例低于对照组，治愈率高于对照组）。

（4）有利于缩短病程，减少治疗费用（血液滤过组平均住院日和住院费用均显著低于对照组）。

（三）血液滤过治疗的装置

目前主流的血液滤过装置由血液循环系统、血泵驱动系统、血液滤过器以及容量平衡控制系统组成。血液滤过装置与血液透析装置相比，因其不使用透析液，所以没有水路，即没有透析液装置。但是，与血液透析装置不同的是血液滤过装置增加了体液平衡控制系统。血液滤过时，置换液通过正压进行输入，超滤液通过负压进行输出，置换液和超滤液的容量平衡一般是通过重量平衡装置控制。近年来，在临床上开始使用一种由电脑控制的血液滤过机，它可以自动控制容量平衡系统，简化操作步骤并可实现碳酸氢盐的血液滤过。

1. 血液滤过器

理想的血液滤过膜是非对称的空心纤维素膜，既有一定的机械稳定性，又有良好的通透性。血液滤过膜必须具有以下特点：

（1）良好的生物相容性。

（2）高溶质滤过率和高水分通透性。

（3）截留分子量小于 60000，以保证水和代谢产物的顺利通过。

（4）理化性质稳定。

2. 置换液

血液滤过时由于大量的水及小分子物质被滤除，故必须补充一定量无菌、无致热源的置换液，其成分可因人因地而异。常用的置换液渗透压维持在 286 ~ 300mOsm/L。血液滤过清除小分子的效果较血液透析差，故需滤除相当的液量才能达到治疗目的。临床研究表明，置换液量为体重的 45% ~ 50% 是合适的。补充置换液的方法有两种：在血液滤过器前输入，称为前稀释法；在血液滤过器后输入，称为后稀释法。前稀释法的优点是血流阻力小，滤过率稳定，溶质转运率高，残余血量少以及不易在滤过膜表面形成蛋白覆盖层，置换液量不受患者血液流速的影响，且没有血液过度浓缩的问题。但是其清除率较低，所需的置换液量大（50 ~ 70L/ 次）。前稀释法目前已较少使用。后稀释法所需的置换液量较少，为 20 ~ 30L/ 次，且与前稀释法相比增加了血液滤过的清除率。但因血液未被稀释很容易凝血，肝素的使用量增大。后稀释法治疗主要受血液流速和血液滤过器内血液浓缩问题的限制。在患者刚接上机器而血液流速缓慢增加至目标流速的过程中，因血流速较低，容易引起严重的空心纤维内血液浓缩而导致凝血，故建议患者刚接上血液滤过器进行后稀释血液滤过时，先不开动置换泵，等患者血液流速达到目标值（如250mL/min），才启动置换液泵，这样可以改善滤器滤膜过早凝血而需要减少置换液量的问题，也可以改善滤器的复用。后稀释法是目前常用的方法。

3. 常用的置换液量计算方法

对于急性胰腺炎患者，置换液量采用标准固定量法或尿素动力学计算法进行计算：

（1）标准固定量法：每周3次，每次20L。

（2）尿素动力学计算法公式为：每周置换量＝蛋白摄入量（g/d）×0.12×7÷0.7（g/d），此法适用于残余肾功能、蛋白质摄入量及体重每次均不相同的患者，可使清除率在每次治疗前维持理想水平。

（3）体重计算法公式为：每周置换量＝0.47×体重（kg）-3.03，此法可把尿素氮浓度降低一半。

（四）常见并发症处理

1. 置换液污染

由于置换液输入量大，污染机会多，故有可能发生败血症。有报道称，每800人次进行血液滤过治疗就可能有1例患者因置换液污染继发败血症而死亡。因此在血液滤过治疗过程需注意：

（1）定期检测反渗水、透析液及置换液的细菌和内毒素。

（2）定期更换内毒素过滤器。

（3）置换液配制过程无菌操作。

（4）使用前必须严格检查置换液、血滤器及管道的包装与有效使用日期，检查置换液的颜色与透明度。

（5）出现发热者，应同时做血液和置换液细菌培养及置换液内毒素检测。

2. 丢失综合征

血液滤过治疗可导致机体氨基酸及蛋白质的大量丢失。研究表明每次血液滤过治疗平均可丢失 4 ~ 6g 的氨基酸。蛋白质的丢失量虽然报道不一，但也均大于 4g。除氨基酸和蛋白质外，其他生物活性物质在血液滤过治疗过程中也可发生丢失，如在滤液中可发现有胃泌素、胰岛素、生长激素刺激素 B 和甲状旁腺素。因此，进行血液滤过治疗的患者需适当补充蛋白质摄入。

综上所述，血液滤过治疗在急性胰腺炎治疗中的作用已经得到了肯定，尤其是对重症急性胰腺炎合并发生急性肾功能损害的患者，血液滤过治疗是其首选治疗方式。血液滤过治疗的原理与其清除炎性介质，改善炎症反应过程，减少肺间质水肿，改善微循环及实质细胞摄氧率，调整水电解质酸碱平衡，清除代谢产物并排出过多的水分密切相关。

第三节 急性胰腺炎坏死感染期的微创外科治疗

一、分段小切口引流及坏死组织清除术

SAP 患者进入坏死感染期之后，胰腺及胰周坏死并继发感染是很常见且致命的并发症，是导致患者病情迁延反复、久治不愈、消耗衰竭、病情恶化甚至死亡的重要原因。研究证实，全身感染是 SAP 患者最主要的致死原因，其中由胰腺及其周围坏死感染引起的占 90%以上。目前大家公认的一点是，只要胰周脓肿的诊断得以确立，应立即进行外科干预。干预方法首选微创治疗，如 B 超或 CT 引导的经皮穿刺引流、经超声内镜引导的经胃后壁内引流等。微创治疗行引流术后，大部分脓肿得以良好引流、患者症状缓解；如果治疗效果不佳则需要进一步处理，手术治疗几乎不可避免。由于胰周脓肿大多范围广而不规则、部分区域位置深且为血管和内脏包绕，往往需要很大的手术切口才能获得理想的引流效果。从过往的经验来看，由于 SAP 患者频繁的恶心呕吐、过高的腹压以及术后伴发的切口感染等原因，过大的手术切口常常导致手术结束时无法关腹、术后发生切口裂开、内脏外露，以至于少数患者需再次手术进行植皮治疗。因此传统的大切口手术的弊端显而易见，为避免在后期治疗中陷于被动，分段小切口引流可以作为 SAP 患者手术方式的一种选择。分段小切口引流及坏死组织清除术的含义包括：多个小切口（长度约 5.0 ~ 7.0cm），切口散开不连续，要达成清除坏死组织建立良好引流的目的。

（一）分段小切口引流的优点

由于重症急性胰腺炎的胰周坏死和脓肿的形态多不规则，分布范围广泛，上可至膈下，左右可达双侧结肠旁沟，下可至盆腔甚至进入阴囊。剖腹引流的手术方式十分繁杂，诸如坏死组织清除引流术、碟形引流术、经后腰切口引流术等，依据患者的不同情况进行选择。临床实践证明，分段小切口引流的手术方式至少包括下列优点：

（1）可依据胰腺及周围脓肿及坏死的范围灵活选择切口的部位及长度，巨大而广泛的脓肿可得到良好的引流效果。

（2）创伤小，对患者的损伤相对较小。

（3）易操作，引流效果佳，便于术后清创和更换引流管。

（4）对缓解腹腔高压效果确切。

（5）明显减少关腹困难、术后切口裂开的发生。

（二）分段小切口引流的适应证

（1）胰腺及周围脓肿和（或）感染明确，全身中毒症状明显，经穿刺引流效果不佳。

（2）胰腺及周围脓肿和（或）感染明确，全身中毒症状明显，不具备穿刺引流的技术或硬件设备条件。

（3）胰腺及周围脓肿已形成，但脓肿周边有重要空腔脏器，无法进行穿刺引流或无法建立满意的引流通道。

（4）胰腺及周围脓肿内出血，需手术进行止血。

（5）胰腺及周围坏死病灶已形成，腹腔压力＞2.45kPa（25cmH_2O）明显增高，形成腹腔间室综合征。

（三）分段小切口引流的禁忌证

（1）重症急性胰腺炎早期，胰腺周围脓肿尚未形成。

（2）胰周脓肿位置过深或周围有重要脏器，小切口无法进入脓腔或发生器官损伤的可能性较大。

（3）脓肿周围有重要血管，行小切口手术发生损伤的风险较大。

（4）凝血异常。

（四）术前准备与评估

对SAP患者的胰腺及周围脓肿患者而言，手术治疗需达成的重要目标包括：

（1）尽量彻底地对坏死组织进行清除。

（2）对脓肿的各部分建立良好的引流，不遗漏较主要的脓腔。

（3）合理放置引流管，既要保证良好的引流效果，又要利于术后清创和更换；同时，还应避免在手术过程中发生出血和重要脏器损伤。困难在于对SAP实施分段小切口手术时，如果胰腺及周围脓肿的空间跨度大、分隔、部位深，很多时候需要选择小切口若干。这么多的切口和相应的引流管需要进行良好的规划，否则可能延长住院时间甚至增加手术次数。这就对手术切口的选择提出了很高的要求。术前准备和评估的内容包括手术时机是否最佳、患者是否耐受手术及麻醉、胰腺及周围脓肿的部位及范围、手术切口如何选择、术中可能的风险与意外、术后可能出现的并发症以及相应的治疗要点等。在此本书重点讨论与胰腺及周围脓肿的部位及范围的确定、手术切口如何选择相关的内容，其余部分按SAP手术的通行原则进行，与其他手术方式的术前准备并无特别的差异，故不再赘述。

1. 明确胰腺及周围脓肿的部位及范围

在手术前对胰腺及周围脓肿的部位及范围进行明确，对于选择手术切口、制定手术预案、避免重要器官和血管的损伤都有重大意义。大致可以通过 B 超、CT 以及两者相结合的方式完成。

（1）术前 B 超：在手术前对 SAP 患者行 B 超检查，可以对胰腺及周围脓肿的部位和范围进行大致的了解，其优势包括：可明确脓肿内组织的液化情况，对脓肿的最浅表部位进行准确定位，提示术中清除坏死组织的大致方向、对避免重要器官的损伤提供指引，床旁 B 超无创便携避免了搬动患者。但 B 超检查也有其明显的局限：SAP 明显的肠胀气导致很多检查的盲区、可能漏掉一些脓肿部位、超声医师的专业水平对检查的质量高低影响很大、超声医师的描述难以让手术医师对胰腺及周围脓肿的部位和范围建立完整而清晰的构象等。尽管有这些局限，术前超声检查对手术的重要性日趋明显。

（2）术前增强 CT 扫描：术前增强 CT 扫描可以对胰腺及周围脓肿进行全面而细致的了解，能很好地弥补腹部 B 超的缺陷。优势包括：可对病变部位进行全面的扫描、影像客观不易遗漏病灶、能准确判断胰腺及周围脓肿与重要血管和脏器的关系、可帮助手术医师清晰地构建胰腺及周围脓肿的影像。然而，进行 CT 扫描需对患者搬动，这对于病情危重需密切监护病情、身体上引流管和连接线较多甚至于生命体征不稳定的 SAP 患者而言，多数时候是很困难的，这也成为其最大的弊端。因此，不能将其作为术前的必查项目，这对该检查的临床使用造成局限。

（3）结合 B 超和 CT 扫描对胰腺及周围脓肿的部位及范围进行明确：如果将 B 超和 CT 扫描结果相结合，对手术医师制定预案的指导性将大大增强。下列情况应考虑将两者相结合：①患者情况平稳，搬动对其造成的不利影响较小；②腹部 B 超难以对胰腺及周围脓肿做出满意判断，影响手术方案的制订，即使搬动困难也应该行腹部 CT 扫描；③仅完成了腹部 CT 扫描，但对胰腺及周围脓肿的液化情况、脓肿的最浅表处的准确部位等需进一步确定的。总体而言，如有近期胰腺及周围脓肿的 CT 扫描结果即可，不必重复进行检查，但可以利用超声反复对病灶的动态变化进行观测。

2. 分段切开的部位选择

实施分段小切口引流及坏死组织清除术，手术切口的选择显得非常重要。由于切口较小（约 5.0 ~ 7.0cm），要通过这些小切口对胰腺及周围脓肿进行清创和建立良好引流，通常要求将切口选择在脓肿相对浅表且安全的部位。选择的总体原则包括：避开重要器官和大血管、位置相对表浅、利于术中清除坏死组织、利于安放引流管并获得良好引流效果、引流不遗留无效腔、便于术后清创。规划切口位置，应术前定位初步确定、术中依据脓肿的具体情况进行调整，灵活机动完成。

一旦决定实施分段小切口引流及坏死组织清除术，术前应根据体检情况、B 超报告、CT 扫描结果、既往穿刺引流情况，分析胰腺及周围脓肿的部位及范围，从而选择适宜的切口并明确术中清除坏死组织和置放引流管是操作的方向，还需对术中可能涉及的重要器官和血管制定规避损伤的措施。切忌不能在没有任何术前规划的情况下，贸然进行盲目的手术。可以将既往的穿刺引流口及近期的 CT 扫描作为指引，利用超声的便利性，在床旁仔细选择合适的切口，做标记便于手术时进行选择。切口的数量依据脓肿的情况而定，少者 2 段小切口即可，多者 3 ~ 6 段小切口甚至更多，以能兼顾各部位脓肿并能充分引流为宜。

（五）术中及术后要点

手术开始时，首选脓肿最大者于其浅表处切开，进行术中清创。依据脓肿清创情况和术中探查到的脓腔分布情况决定下一个切口，可视情况对术前规划的切口进行适当的调整和取舍，切开后继续进行清创。重复上述步骤，直至脓肿得到满意引流为止。还可借助术中B超再次确定切口部位、拟定操作方向以便获得更满意效果。

1. 清除坏死组织的方法

在对胰腺及周围脓肿进行处理时，遵循SAP胰周脓肿清创的常规原则，清除脓液和已脱落的坏死组织，对未脱落的坏死组织严禁暴力撕扯，留待术后清创；对大体健康正常的组织予以保护。清创时可借助卵圆钳、胆道镜、腹腔镜或胃镜来进行，也可采用指捏法进行。

2. 坏死组织清除的原则

（1）不要试图将脓肿内坏死组织彻底清创干净，去除可轻松取出的组织，对未脱落的组织不能撕扯或锐性切除，应待术后其自行脱落予以取出。

（2）取出的坏死组织可立即送细菌培养，以指导术后治疗。

（3）彻底冲洗脓腔，避免脓液积聚。

（4）清创完毕对脓腔内彻底止血，可以缝合结扎，深部可借助胃镜、胆道镜、腹腔镜器械行镜下夹闭，夹闭时避免损伤重要器官和血管。

（5）放置引流管应确保脓肿的各部分都获得良好的引流，不留明显死角和无效腔。

（6）手术结束时应逐层缝合各小切口，引流管从小切口旁另戳孔引出。

3. 引流管的选择

引流管可选用血浆引流管、双套管、双U形管、三套管等。总体来讲，主动引流优于被动引流，因此只要条件许可，建议少用单纯的血浆管被动引流。各种引流管的特点如下：

（1）血浆引流管：将一根血浆管前端剪侧孔即成，制作简单，易安置、易拔除、易更换，但只能被动引流，易阻塞，引流效果差。

（2）双套管：可将血浆管内置入一根细的进气管、血浆管前端剪侧孔即制成双套管，同样易安置、易拔除、易更换，可以进行主动引流，但易阻塞，引流效果经常令人不满意。

（3）三套管：一根血浆管前端剪侧孔、将一根细的进气管其最前端剪的侧孔对合缝合使两者并行，外套一剪有细孔的橡皮条即可，主动引流非常顺畅，对脓液的引流效果好，不易被阻塞。进气的细管还可作为冲洗管使用。

（4）双 U 形管：两根长血浆管的中心点各剪一小孔，对口缝合使两者相通，从缝合孔分别向两侧各增开 3 ～ 5 个侧孔即可。放置时两管并行从脓肿的一端进入、经过脓腔从另一端引出成为双 U 形管。它行程长，引流范围广，主动引流效果好，不易被阻塞，且很利于术后对脓肿进行清创，但放置时间过久后有可能在拔除时出现困难，因此应定时更换。

（六）术后清创及引流管更换

与普通的脓肿不同，胰腺及周围脓肿内的坏死组织与正常组织的分界不清晰，坏死组织的液化程度也不同步，经过术中清创并不能一劳永逸地解决问题，往往需要术后反复多次地进行再清创。这也是在传统手术中，相当多的患者需反复多次剖腹手术行脓肿清创的原因所在。

1. 术后脓腔引流、灌洗及引流管疏通

术后由于脓腔内的坏死组织不断地液化、脱落，每日产生的脓液量并不少，其中含有大量的毒性产物、细胞因子、内毒素和各种炎性介质，如不能及时引出，对患者的危害是极大的。因此，

术后必须保证引流管持续通畅。如脓液浑浊黏稠，应通过引流管用生理盐水 + 甲硝唑冲洗脓腔。如脓肿内坏死组织较多，则应对脓肿再次进行清创。当引流管因为阻塞或其他原因不能良好引流时，应拔出后清理通畅重新放入，如不能再次使用则应及时予以更换。

2. 术后再清创时机选择

（1）患者出现发热、心率加快、腹胀加剧、血象增高等症状。

（2）引流管阻塞，不能有效引流脓腔，经冲洗和更换引流管后改善不明显。

（3）B 超等辅助检查提示脓腔内坏死组织和脓液积聚。

（4）如无上述情况，则应每周例行脓肿清创。

3. 术后再清创的方法和步骤

开始胰腺及周围脓肿的术后再清创，先拔除引流管，可选用胆道镜、腹腔镜或胃镜等作为清创工具，顺着窦道轻柔进入脓腔；也可在拔除引流管前，放入 1 根细管以生理盐水 + 甲硝唑先冲洗脓腔，然后再开始清创。在内镜的直视下，先将已脱落的大块的坏死组织取出，可借用取石网篮、活检钳、止血钳、卵圆钳等作为取物工具，边取边冲洗；取净一处后从第 2 处引流窦道进入依同法进行清创，直至所有脓腔获得良好清创。清创完毕对脓腔内的出血点进行处理，可进行柔和电凝，也可借助胆道镜、胃镜、腹腔镜器械行镜下夹闭。用生理盐水 + 甲硝唑冲洗干净所有脓腔，各窦道放入引流管并确保处于满意位置。

4. 术后引流管更换及其方法

实施分段小切口引流及坏死组织清除术后，常常出现需要更换引流管的情况。下列情况应更换引流管：

（1）引流管阻塞、扭曲导致引流不佳，管腔内坏死组织过多无法清洗干净。

（2）引流管放置时间过长或引流管老化。

（3）引流管对周围器官造成压迫。

（4）引流管造成剧烈疼痛。

对血浆引流管和双套管进行更换一般不会出现困难，先准备好管径相当的新引流管、表面可涂抹液状石蜡，将引导丝从旧导管放入至引流管前端，拔除旧引流管、放入新的即可；双U形管和三套管的更换稍显困难，拔除双U形管后可利用胆道镜从其胆道的一端进入，经脓腔后从另一端穿出将新的双U形管引入；三套管的更换可按更换血浆引流管和双套管的方法进行，如无法完成则可更换为血浆引流管或双套管。

（七）切口的后期处理及愈合

由于SAP患者的胰腺及周围脓肿内的脓液具有很强的消化腐蚀性，又常常伴发严重感染，因此实施分段小切口引流及坏死组织清除术后切口往往不能一期愈合。由于术后切口处出现的渗液和脓液，感染、肉芽生长不良、裂开等情况时常有见，需要经常换药并视不同情况予以冲洗、放置引流条、切口清创或缝合等处理。在任何情况下均应尽量避免切口全层裂开、腹腔内脏器膨出的情况发生，以免增加后期再次手术缝合切口及出现切口疝的比率。一般来说，由于引流管为单独戳孔引出，切口经处理后都不会出现过于棘手的情况，最终可顺利愈合。

二、超声引导下经皮穿刺引流及窦道扩张治疗技术

（一）概述

超声引导下经皮穿刺置管引流（PCD）是急性胰腺炎坏死感染期的液化性坏死及脓肿的引流治疗中经常采用的方法。大部分

患者仅通过引流就可获得非常满意的疗效。但是对于一些坏死范围较大、脓肿较多的重症病例，单纯引流尚无法治愈，因此采用窦道扩张联合胆道镜清创为脓肿的进一步引流创造了良好条件并最终使这部分患者的治愈成为可能。急性胰腺炎坏死感染期窦道扩张技术来源于泌尿外科经皮肾镜治疗肾结石的临床实践。穿刺通道的扩张对于泌尿系结石手术操作的成功具有重要影响。同样，如何将急性胰腺炎早期建立的较细引流通道逐渐增粗，把脓肿引流的“羊肠小道”短期内建成“高速公路”，使脓肿及坏死物快速而彻底地引流至体外则是急性胰腺炎后期感染性坏死治疗的关键。经皮肾镜治疗肾结石常用的扩张器包括金属扩张器、连续筋膜扩张器和球囊扩张器。而急性胰腺炎坏死感染期窦道扩张多采用连续筋膜扩张器。通过连续筋膜扩张器的多次扩张，窦道变粗，为后续的胆道镜清创提供了进一步治疗的机会。

（二）适应证

超声引导下经皮穿刺引流及窦道扩张治疗技术适用于所有有安全穿刺路径的急性胰腺炎坏死感染期的液化性坏死及脓肿，一般腹腔内积液深度≥ 5cm。

（三）禁忌证

（1）严重凝血功能障碍出血倾向者。

（2）无安全进针路径极可能损伤重要脏器者。

（3）胰周坏死无明显液化者。

（4）严重心肺疾病不能耐受手术者。

（四）经皮置管引流及窦道扩张的器材及患者准备

1. 器材准备

（1）高分辨率实时超声诊断仪，探头可选用普通扇阵或线阵探头，可以选择是否应用穿刺适配器，也可以应用专用穿刺探头。

（2）细针：20 或 22G，可用做诊断性抽吸、积液或脓腔造影以及注入药物等。

（3）粗针：14 ~ 18G，根据积液或脓肿的部位、大小选用不同外径穿刺针进行穿刺抽吸或置管。

（4）导丝：直径 0.9 或 1.2 目，前端柔软，用于引导导管置入。

（5）导管：直径 8 ~ 16F、前端带侧孔的直形或猪尾导管，其中 12F 以上直径导管可直接经窦道行胆道镜检查及清创操作。

（6）Cook 筋膜扩张器套件。

2. 患者术前准备

（1）血常规、凝血功能、肝功能检查及心电图检查等常规检查。

（2）所有患者均行腹部 CT 扫描，以明确脓肿位置、大小、有无分隔以及与周围重要器官和大血管的关系，以提前设定需要穿刺引流的区域、穿刺路径以及需要置管的数量。

（3）禁食 12 小时。

（4）签署知情同意书。

（5）超声引导下经皮穿刺，尤其是窦道扩张前可应用强效止痛药物，如盐酸哌替啶等。

（五）操作方法

1. 穿刺法

患者多采用仰卧位、左侧卧位或右侧卧位。常规消毒、铺巾，局部麻醉。良好的仪器及经验丰富的超声科医师是穿刺成功的关键。拟定穿刺路径后，在超声引导下将穿刺针刺入脓肿内，拔出针芯，即可抽吸脓液，备送细菌培养及药物敏感试验等。继而根据所选用的穿刺器材的不同选择相应的置管方法。

2. 置管法

（1）导管针法：皮肤消毒、铺巾、局麻后，切开皮肤 0.3 ~ 0.5cm，在超声引导下，以带针芯的 8 ~ 16F 导管针穿刺进入积液或脓腔后，固定针芯，继续推送导管，然后拔出针芯。缝线固定导管并接引流袋。

（2）Seldinger 法：皮肤准备同前。先用 14G 穿刺针沿超声引导的方向刺入脓腔，拔出针芯见脓液流出或抽到液体后，经穿刺针将导丝置入脓腔，然后拔出穿刺针，顺引导丝插入皮肤扩张导管，取出扩张导管后，将引流管顺引导丝置入脓腔。缝线固定导管并接引流袋。

（3）引流管管理：置管期间，嘱患者保护好引流管，切勿拔出。

3. 窦道扩张法

窦道扩张应在明确无活动性出血和消化道瘘时进行，一般在超声引导下经皮穿刺 7 天后。

（1）患者禁食 12 小时，取平卧位，引流管窦道周围以 1% 利多卡因逐层麻醉，先经原引流管放入导丝，固定导丝，拔除原来的引流管。

（2）使用筋膜扩张器套件（8 ~ 30F），由细到粗经引导丝逐级扩张窦道至 24F（直径 8mm），插入 24F 扩张器外鞘，取出扩张器，将新的 20 ~ 24F 引流管从外鞘腔内置入脓腔。小心拔除外鞘，留置引流管于病灶内，完成窦道扩张成形。

（3）引流管接引流袋，每日用生理盐水 + 甲硝唑冲洗 1 ~ 2 次，保持通畅。

并发症：超声引导下经皮穿刺引流及窦道扩张治疗胰周液化

性坏死及脓肿的并发症较少，主要有出血、血肿形成、菌血症、脓液渗漏、胃肠道瘘等。为避免上述并发症的发生，在穿刺时需要正确选择穿刺路径，必须避开血管与消化管道。

（六）注意事项

（1）超声引导下经皮穿刺应在确保安全路径的前提下进行，超声医师与穿刺医师在穿刺前应共同阅片，充分沟通所要采取的穿刺路径，穿刺时要密切配合。在 B 超引导下难以施行时，可转为 CT 引导，实在无法保证安全时可腹腔镜或开腹行清创引流；若穿刺过程中发生出血，可置管后密切观察引流液的性状和引流量，少量出血可应用止血药物；引流液鲜红并引流液量较大应及时手术止血。

（2）若脓腔有分隔可一次性置入多根引流管或在 B 超监测下打通分隔，不留死腔。对较大的积液区或脓腔可考虑置入两个引流管，以便进行持续灌注冲洗，提高引流效果。灌注时应注意注入和流出液体的量需保持一致，且注入速度要缓慢。

（3）消化道瘘是穿刺置管和扩张窦道换管过程中较易发生的并发症。临床实践发现，穿刺置管和扩张窦道换管过程中发生消化道瘘多可经禁食、充分引流后愈合，不需要手术。但是，少部分病例需要手术治疗时应积极处理。

（七）临床意义

胰腺及胰周积液合并继发性感染是创伤性胰腺炎患者致命的并发症。胰周大量坏死组织及脓肿在体内若不能及时、有效地清除，必将加重机体进一步感染，甚至导致患者死亡。而采用超声引导下经皮穿刺引流及窦道扩张方法最大的特点是微创，不论其穿刺过程或窦道扩张操作均可在床旁不需要麻醉的情况下施行，在完成脓肿的穿刺引流后，受引流管径的限制，对坏死组织较多、脓腔较大的患者往往难以建立持续有效的引流，通过B超监视下的窦道扩张技术更换较粗的引流管可使引流更为彻底。该方法避免了对本身处于危重状态下各器官功能的进一步干扰，不仅临床效果可靠，而且避免了开腹及腹腔镜清创手术的诸多弊端，符合目前损伤控制的外科理念。

三、胆道镜清创技术

（一）概述

重症急性胰腺炎以发病急、并发症多、病死率高为主要特征，其早期死亡与多器官功能衰竭有关，后期则多死于胰腺及其周围继发性感染。胰周感染是重症急性胰腺炎后期胰腺周围组织聚集大量炎症渗出液和大量坏死组织继发细菌感染形成，是重症急性胰腺炎后期的主要并发症，也是重症急性胰腺炎在体液复苏后最主要的致死原因。胰周感染的治疗目前以内科保守及外科手术为主，然而胰周感染是否需要手术及手术时机的把握国内外仍存在争议。随着医学科技的发展，国内外学者尝试采用各种先进的仪器及方法治疗胰周感染，经皮穿刺置管引流、经内镜清创、经后腹膜清创以及目前较为流行的升阶梯等治疗方法及概念逐步应用于胰周感染的治疗中。成都军区总医院全军普通外科中心对急性胰腺炎后期的胰周感染施行了超声引导穿刺置管逐级扩张窦道联合胆道镜清创治疗，取得了很好的临床疗效并在国内多家医院推广应用。

（二）临床表现

感染征象是常见的临床表现，急性胰腺炎患者如出现败血症一样表现，而无其他原因可寻，高度提示胰周感染。胰周感染可呈隐匿性或暴发性的过程。此时患者原先的症状和体征发生改变和加剧，表现为持续性心动过速、呼吸加快、肠麻痹、腹痛加剧，伴腰背部疼痛，患者呈中毒征象、体温逐步上升、偶有胃肠道的症状（如恶心、呕吐及食欲缺乏）。体格检查显示上腹部或全腹压痛，可触及包块。但在少数患者可无发热，仅表现为持续性心动过速、轻度食欲减退、肺不张和轻度的肝功能异常。

（三）临床诊断

除上述胰周感染的典型症状及体征外，胰周感染的诊断多需借用辅助检查来实现。实验室检查可发现外周血白细胞计数明显升高及核左移；而影像学检查，如B超、CT、磁共振成像（MRI）等,是确定诊断的主要手段。CT检查可显示胰周感染的有无、大小、数目和位置，其中增强CT扫描发现积聚液体中存在气体是感染发生的主要标志，也是临床中最常用的诊断方法。细针穿刺（FNA）抽吸积液涂片或培养，细菌或真菌培养阳性是诊断胰周感染的金标准。

（四）鉴别诊断

1. 胰腺假性囊肿

凡急性胰腺炎、复发性胰腺炎或上腹部外伤后数天至数月，上腹部出现逐渐增大的无痛性或钝痛性肿物，肿块边界多清楚，无发热，无脓毒血症，血象多无变化，B超和CT检查为边界清楚的囊性肿块。

2. 慢性胰腺炎肿块

为急性胰腺炎后期或慢性胰腺炎的并发症，上腹部轻微疼痛及低热，无脓毒血症，上腹部可触及边界不清的肿块，B超和CT

检查为实性肿块，经保守治疗可愈。

（五）胰周感染施行超声引导穿刺置管逐级扩张窦道联合胆道镜清创的方法

1. 适应证

（1）胰周感染性积液：胰周聚积富含胰酶的液体，液体中有细菌存在，常发生于SAP早期。对于积液范围逐渐增大，且出现发热、血象增高的患者，可立即行B超引导下穿刺置管引流，其后根据引流效果再决定是否进行后续的胆道镜清创。

（2）胰腺及胰周感染性坏死：由于感染坏死组织内以有形成分为主，液体成分占少数，引流管会反复被堵塞，单纯依靠引流管引流效果很差，因此在B超引导下穿刺置管引流后，应尽早采用胆道镜清创。

（3）胰周脓肿：胰腺或胰周的包裹性积脓，脓腔内常含有程度不等的坏死的胰腺或胰周组织，常发生于发病2周后。对于胰周脓肿应采用胆道镜反复清创，可依据脓肿的大小、脓腔内坏死组织的多少及患者全身情况来决定胆道镜清创的次数或频率。

2. 禁忌证

（1）严重出血倾向者。

（2）无安全进针路径极可能损伤重要脏器者。

（3）严重心肺疾病不能耐受手术者。

3. 患者术前准备

（1）血常规、凝血功能、肝功能检查。

（2）所有患者在治疗前均行腹部彩超、CT平扫或增强扫描，了解胰腺及胰周感染灶的位置、范围和数量。

（3）术前禁食、水12小时，心理疏导。

（4）签署知情同意书。

4. 操作方法

（1）超声引导下穿刺置管引流：①患者仰卧位，B 超扫描再次明确胰腺及胰周感染灶的位置、范围及数量，并确定穿刺点及进针方向。②选择 18G 穿刺针，在超声引导下，经皮肤及皮下各层缓慢刺入病灶；抵达靶目标后，拔除针芯，抽吸可见感染灶内的积液或坏死组织碎片。③由穿刺针针孔放入引导丝，在超声监视下调整导丝至病灶最深处，其后缓慢拔出穿刺针。④顺引导丝插入扩皮针，进行扩皮；其后，拔除扩皮针，立即顺引导丝走向放入 6 ~ 8F 引流管于病灶内。

（2）更换粗引流管：上述 6 ~ 8F 引流管引流胰腺及胰周感染的坏死组织或积液 3 ~ 5 天后，可考虑更换粗引流管。目的在于更好地引流并为后续的胆道镜清创提供入路。具体方法如下：经原引流管放入引导丝至病灶内，拔除引流管，局麻下切开皮肤及皮下约 1cm。采用美国 Cook 公司生产的扩皮器顺引导丝走向由细到粗序贯性扩开引流管窦道，直至窦道可插入 24F 扩皮器。其后，顺 24F 扩皮器插入其外鞘至病灶内，拔除扩皮器，自外鞘腔插入 20 ~ 22F 的粗引流管至病灶内。

（3）胆道镜清创：粗引流管引流病灶 7 天后，引流管周围窦道已基本形成，此时胰腺及胰周感染的坏死组织或积液被纤维结缔组织包裹形成脓腔，遂可在胆道镜下清创。具体步骤如下：①拔除粗引流管，将胆道镜插入窦道内并缓慢进入脓腔内。②直视下，由胆道镜进水孔向脓腔内滴入生理盐水并适时加压注入。待脓腔内积聚一定量的生理盐水后，拔除胆道镜，让脓腔内的冲洗液由窦道溢出体外。如此反复多次，将脓腔内脓液及脱落的坏死组织冲洗至体外，直至溢出体外的冲洗液由浑浊变为清亮。

若发现脓腔壁上有坏死组织附着，可用活检钳或取石网篮予以清除至体外。③用0.5%甲硝唑液冲洗脓腔后，结束胆道镜操作，由原窦道再放置一粗引流管于脓腔内。

5. 术后处理

术后常规禁食、水12小时，每日可以生理盐水冲洗引流管2~3次，保持引流管通畅，同时可将黏稠脓液、坏死组织等及时冲出，记录出入量，可根据药敏结果向脓腔内注入抗生素，同时加强营养。

6. 拔管标准

胆道镜清创治愈拔管标准：达到以下条件者，认为已达到治愈标准，可拔除引流管结束治疗：

（1）胰周坏死感染症状消失。

（2）体温血象持续正常1周以上。

（3）影像学检查（CT、B超）胰周病变吸收消失。

（4）连续5天引流管无引流液引出。

（5）检病灶内无肉眼可见异物，内壁为新鲜肉芽组织生长。

7. 并发症

胰周感染胆道镜清创的最常见并发症：出血、肠瘘、感染扩散、血栓形成。

（1）出血：胰周感染清创最常见和最凶险的并发症是出血，其发生多与过度清创有关。胰周脓肿因其解剖关系，与其他脓肿形态不一样，胆道镜下可见山谷样结构，大量坏死组织存在于胰腺背面或“山谷”中，所以在操作中须轻柔钳取，或使用负压将坏死组织吸出。若坏死组织周围有搏动性血管，切忌钳夹，以冲洗为主或放弃清创，等待自然脱落为佳。胆管镜清创虽是微创治疗方法，但风险极高，应遵循“损伤控制，适可而止，耐心等待，个体化治疗”的清创原则。胆道镜清创后出现出血，可行电凝止血，若出血凶猛，需要考虑采用选择性血管栓塞或直接开腹止血。

（2）肠瘘：重症急性胰腺炎腹腔广泛积液，肠壁炎症水肿较重，肠壁被胰液腐蚀，在胆道镜操作过程中损伤肠壁风险较高。在胆道镜清创过程中需动作轻柔，避免暴力及过多、过度的清创。适可而止，可待其坏死组织逐步液化引流，减少肠瘘风险。若胆道镜清创后出现肠瘘，需禁食，充分引流，加强患者营养，促进肠瘘恢复。

（3）感染扩散：胰周脓肿清创过程中，破坏了原来包裹较完好的纤维组织，大量的脓液可向四周扩散，导致腹腔感染。患者胆道镜清创后出现寒战、发热、腹痛，腹膜炎体征是较常见的临床表现，给予抗感染及对症处理上述症状可自行缓解。

（4）血栓形成：重症急性胰腺炎患者血液呈高凝状态，加之血小板升高，血栓形成风险较高，特别是下肢深静脉血栓形成。在患者血小板升高时可加用抗血小板药物，防止血栓形成。

8. 临床意义

重症急性胰腺炎发病凶猛，病死率高，其致死的主要原因为发病早期出现的重要脏器功能衰竭以及后期胰周感染波及全身造成的脓毒血症。随着重症医学的发展，在重症急性胰腺炎早期，肝、肺、肾等重要器官得到有效的支持，由此造成的病死率将明显下降。然而，胰周感染仍是医学界面临的一大难题，对于胰周感染的治疗目前仍存在争议。

近年来，损伤控制理念逐步被临床医师所接受，国内外学者尝试将各种微创手段应用于重症急性胰腺炎后期胰周感染的治疗中，如经皮穿刺置管引流、经胃镜引流、小切口经后腹膜清创，以及目前荷兰学者提出的升阶梯治疗理念及方法，均取得了较好的疗效。成都军区总医院全军普通外科中心在国内外率先将胆道镜巧妙地应用于胰周感染的治疗中，并积累了相当的经验。运用内镜借助引流的窦道，可轻易进入感染腔，通过胆道镜清创技术取得良好的临床效果，成功率达 96.8%。

四、急性胰腺炎清创后出血并发症的治疗

出血是急性胰腺炎清创后的并发症之一，临床表现为脉搏增快，伴随或不伴随血压下降。一般来说，出血的发生率要低于其他类型的并发症，但由于其致死率高，因此一旦出现，临床医师应引起高度重视。按出血的性质来分，一般把出血分为腹腔出血和消化道出血，现分别叙述如下：

（一）腹腔出血

腹腔出血是急性胰腺炎的严重并发症之一，文献报道其发生率约为10%。一旦发生，处理极为棘手，病死率高达50%。近年来，随着对急性胰腺炎发病及病理生理变化机制的深入研究，国内外专家对该病的诊断和治疗达成共识，形成了基于指南的个体化治疗方案。尽管早期的器官支持（包括呼吸机辅助呼吸、持续床旁血液净化治疗）、肠内营养，后期的微创腹膜后清创引流均对降低急性胰腺炎病死率有所贡献，但作为独立的危险因素，腹腔出血仍是急性胰腺炎后期死亡的重要原因。因此，如何有效防止和处理腹腔出血是进一步降低急性胰腺炎病死率的关键。

1. 急性胰腺炎清创后腹腔出血的原因

无论是否进行过清创引流，腹腔出血都是急性胰腺炎的并发症之一。目前尚无文献探讨清创引流术作为独立因素能增加或降低急性胰腺炎出血的危险度。急性胰腺炎并发腹腔出血原因可归纳为以下几点：

（1）解剖学因素：作为腹膜间位器官，胰腺毗邻血管丰富，其中供应胰腺的动脉有胰十二指肠上前、后动脉，胰十二指肠下动脉、胰背动脉、胰横动脉、脾动脉胰支及胰尾动脉（从脾动脉根部发出）；静脉系统与同名动脉伴行，最后汇入门静脉。另外胃十二指肠动脉、结肠中动脉也与胰腺毗邻，这些血管如同“立交桥”一样包裹并穿梭于胰腺，构成了急性胰腺炎腹腔出血的解剖学基础。

（2）化学性因素：富含胰酶的胰液具有高度的腐蚀性，当急性胰腺炎发展至坏死感染期，胰液可沿坏死部位渗出并侵蚀血管。如果侵蚀小血管则可能发生栓塞，如果侵蚀大血管则因其血管壁强度减弱而形成假性动脉瘤，继而发生破裂出血，尤其合并感染时破裂出血的可能性更大，处于坏死感染期的患者腹腔出血的原因往往是这些腐蚀性或感染性动脉瘤破裂。根据有关文献报道，动脉性出血按来源依次为胃十二指肠动脉、胰十二指肠动脉、脾动脉和结肠中动脉。与动脉性出血相比，静脉性出血则以脾静脉及其属支多见。坏死感染期的急性胰腺炎患者脾静脉炎症损害，脾静脉血管壁增厚、管腔狭窄，加之血液黏滞度升高等因素，故而继发脾静脉血栓形成和回流受阻，胃短静脉和胃网膜静脉压力增高、迂曲，合并胃底静脉曲张而导致胰源性门静脉高压（又称为区域性门静脉高压）。胰液和坏死物中的消化酶腐蚀静脉管壁形成静脉瘤，从而导致腹腔出血。

（3）医源性因素：处于感染坏死期的胰腺炎患者，病程长、病情多变，往往需要反复实施清创，无论采取何种清创方式，皆有因外科操作而导致的医源性出血。有关文献研究显示，因外科操作所导致的出血主要由操作时坏死组织中细小的血管分支损伤所致。

（4）全身因素：在经历了急性全身炎症反应期和坏死感染期两个阶段的打击后，急性胰腺炎患者营养较差，往往合并低蛋白血症，同时伴全身凝血机制异常，因此抵御出血的能力也有所下降。

2. 急性胰腺炎清创后腹腔出血的临床表现和诊断

处于坏死感染期的胰腺炎患者病情相对平稳，为节约医疗资源，这类患者一般留置于普通病房，护理等级为二级，常规的医疗和护理查房对这类患者相对较弱。值得庆幸的是，由于这类患者均放置有引流管，所以一旦出血，较易发现，通常是家属报告给医师或护士，其引流管内出现红色或淡红色的血性液体。住院医师在查看患者时，可对引流管、引流液进行仔细观察，同时需要查看患者全身的病情变化，询问患者有无头晕、心慌、冷汗、乏力、口渴等表现，观察其有无晕厥、四肢冰凉和尿少。

脉搏的改变是预判患者失血程度的重要指标，并发腹腔出血后，患者血容量锐减、最初的机体代偿功能是心率加快，小血管反射性痉挛，使脾脏及外周血窦内的储血进入循环，增加回心血量，调整体内有效循环量，以保证心、肾、脑等重要器官的供血。因此，早期患者的脉搏改变不是非常明显。但如果出血速度快，一旦失血量过大时，其机体代偿功能不足以维持有效血容量，就可能进入休克状态，这时脉搏快而弱，可增至每分钟 100 ~ 120 次以上。血压的变化同脉搏一样，是估计失血量的可靠指标。当急性失血 500mL 以下时，收缩压可正常或稍升高，脉压差缩小。尽管此时血压尚正常，但已进入休克早期，应密切观察血压的动态改变。当失血量达到 1000mL 以上，患者收缩压可降至 70 ~ 80mmHg。当失血量达到 2000mL 以上时，收缩压可降至 50 ~ 70mmHg，更严重的出血，血压可降至零。

动态监测血红蛋白和红细胞比容是判断患者失血程度、速度的重要指标。急性胰腺炎清创后若出现血性引流物，无论临床表现如何，均应立即进行血常规检验，其目的有二：第一，通过与该事件发生前最近一次的血常规测定比较可以对出血情况有预判；第二，可为后续的治疗处理提供重要参考。血常规中红细胞计数、血红蛋白、血细胞比容可以帮助估计失血的程度。需要引起重视的是，在急性失血的初期，由于血浓缩及血液重新分布等代偿机制，上述数值可以暂时无变化，因此对病情变化不能仅依赖上述指标，应该综合判断。如果患者出血前无贫血，血红蛋白在短时间内下降至 7.0g 以下，表示出血速度快、出血量大。

根据以上的临床表现，对急性胰腺炎清创后腹腔出血较容易做出诊断，诊断要点为：

（1）引流管内有血性液体流出。

（2）患者或者合并有头晕、心慌、冷汗、脉细等表现。

（3）血常规检测可见红细胞计数、血红蛋白的下降。

需要考虑的鉴别诊断仅有一种罕见情况，即消化道瘘和消化道出血同时出现，这类患者消化道的出血会经瘘口流入腹腔，然后从引流管流出。因此，有可能将消化道出血误诊为腹腔出血。

3. 急性胰腺炎清创后腹腔出血的保守治疗

当腹腔出血明确后，首诊医师应立即将病情向上级医师和管床医师汇报，同时积极采取内科保守处理措施，其要点如下：

（1）一般性处理：将护理等级上升为一级护理。嘱患者卧床休息，持续低流量吸氧，同时监测血压、脉搏、肢温、出血量和尿量；保持静脉通畅，未进行输液的患者可以建立静脉通道，常规下达 1 组复方平衡盐溶液。若出血速度较快，可行颈内或锁骨下静脉穿刺并迅速扩容，同时监测中心静脉压；可经静脉输注止血药物，给予生长抑素以收缩内脏血管；申请新鲜血浆、纤维蛋白原等血液制品，是否输注红细胞悬液，需根据血常规中血红蛋白的检测结果进行判定。

（2）相关检查及检验：①实验室检查有血常规测定（血红蛋白测定、红细胞计数、血细胞比容可以帮助估计失血的程度）、电解质、肾功能、血糖测定；②输血前相关准备；③行急诊床旁超声检查，重点扫查腹腔内有无积液以及积液的范围。必要时可以行超声引导下穿刺术，以进一步完善诊断，对下一步的治疗也有较好的指导。

（3）引流管相关治疗：对于出血缓慢、一般情况尚可的患者，可以尝试经引流管缓慢灌注促凝药物。需要注意的是要严格记录灌注液体的出入量，同时动态观察疗效，也可以急诊经引流管窦道行内镜检查（胆道镜），在直视下观察出血的部位和出血速度并可尝试在出血部位局部喷洒止血药物。

（4）病情告知：腹腔出血是急性胰腺炎患者坏死感染期最严重的并发症之一，病死率高。首次出现出血的患者，在积极抢救的同时，主管医师需及时将病情向家属进行告知并依据诊疗常规从医嘱上反映为“病重”或“病危”状态，签署相关的知情告知书。

临床上，虽然大多数腹腔出血患者经上述的内科保守治疗不能完全控制出血，但这是后续有创性治疗的基础，尤其是对那些出血速度快、合并休克的患者，积极的内科保守治疗是患者获救的重要环节，作为外科医师切勿轻视该环节。

4. 急性胰腺炎清创后腹腔出血后的介入治疗

急性胰腺炎患者清创后合并腹腔大出血时，其一般状况差，局部炎性渗出及粘连严重，加之胰腺周围血管丰富且解剖复杂，若盲目进行手术治疗，不但不易明确出血部位并控制出血，而且术后并发症多，病死率高。近年来，血管介入治疗在这一领域有所突破，通过选择性动脉造影联合经导管血管栓塞术有望解决该难题。其操作过程可归纳为：首先通过动脉造影以准确定位出血部位，然后经动脉导管超选择性置入出血的分支血管内，在不影响重要脏器血供的情况下，经导管进行栓塞止血。该方法创伤小，即使患者处于休克状态亦可实施，同时能重复进行，故而对再出血同样有效。对于那些已经出现腹腔大出血的患者，经导管动脉栓塞是最及时和最有效的治疗措施，即使对部分案例不能达到永久止血的目的，也可为后续的手术止血创造条件。现将该技术介绍如下。

（1）造影方法：一般采取 Seldinger 技术。始于 1953 年，Seldinger 提出的血管穿刺技术。后分为经典 Seldinger 技术和 Seldinger 改良法。经典 Seldinger 技术方法为：用带针芯的穿刺针穿透血管前后壁，退出针芯，缓慢向外拔针，直至血液从针尾喷出，然后迅速插入导丝，拔出针芯，通过导丝引入导管，将导管放置靶向动脉。Seldinger 改良法由 Driscoll 于 1974 年提出，其方法为：用不带针芯的穿刺针直接经皮穿刺血管，当穿刺针穿破血管前壁进入血管内时，即可见血液从针尾喷出；再引入导丝导管即可。这两种方法的区别是，Seldinger 改良法不用穿透血管后壁，成功率高，并发症少。目前以使用 Seldinger 改良法居多，故将 Seldinger 改良法统称为 Seldinger 技术，不再刻意冠以“改良”二字。术前准备如下：①器械准备：动脉穿刺针、导丝、导管、导管鞘、注射器、手术刀、血管钳、玻璃皿、烧杯等；②签署知情同意书。在静脉通道建立同时将患者送入血管介入室，可给予镇痛治疗缓解患者的紧张情绪。

具体步骤如下：①穿刺部位：一般是选择腹股沟韧带下1～2cm作为穿刺点。如果穿刺部位偏低，会给穿刺带来困难，导丝也容易误入股动脉分支；若穿刺位置过高，则容易形成血肿。值得注意的是，对于那些可能存在解剖变异的患者，最好行超声引导下穿刺。②消毒、铺巾：术者在完成自身手、臂消毒后（尚未穿手术衣和戴手套之前）进行患者局部消毒。患者平卧于导管床，取消毒钳及消毒碗（0.5%碘伏纱布消毒），第1遍消毒由股动脉穿刺点开始，向周围皮肤以画圈方式无遗漏地涂擦消毒液，最后消毒会阴部；更换碘伏纱布以同样方式进行第2遍、第3遍消毒。消毒完成后由术者进行铺巾，其要点如下：术者铺巾时应手持无菌巾两端，避免污染无菌巾；已铺上的无菌巾只能由内向外移动，不可由外向内移动，以防污染手术区；铺第1层无菌单的术者不穿手术衣，不戴手套；术者铺完第1层无菌单后，要再次涂手消毒液；使用无菌手术贴膜时，应保证贴膜黏贴紧密平整；贴手术贴膜和铺大洞巾时，由术者在穿完无菌手术衣、戴好无菌手套后完成。③局部麻醉：取与穿刺时同样的角度，用1%利多卡因对穿刺部位皮下及股动脉周围进行麻醉，注意穿刺针一旦刺入后，切不可立即拔针，需一边注射麻药，一边进针可减轻患者疼痛。麻醉药抵达动脉周边后，应就势改变进针方向，对动脉旁疏松的组织进行充分麻醉，这样能避免动脉痉挛。④切开皮下：穿刺点局麻成功后，用手术刀沿皮纹方向切开穿刺点皮肤约2mm，此时应注意不要伤及股动脉和股神经。切开皮肤后，用止血钳钝性分离皮下组织，以保障导管和导管鞘的顺利插入。⑤动脉穿刺：按45°进针，操作时术者左手食指和中指需先确认股动脉搏动，以便于确认穿刺点正好位于两指之间。若中心确认不清，可移动针尖，使动脉搏动与穿刺针平行，这也是确定穿刺点为动脉中心的方法。需要强调的是：穿刺针针尖的刃面应向上，如果朝下会导致穿刺困难。穿刺时，左手食指和中指要紧紧固定动脉，直接刺向动脉中；穿刺针可直接穿透动脉前后壁（Seldinger 技术），在动脉搏动非常好的情况下，仅穿前壁也可以，但不一定能穿刺成功（Seldinger 改良技术）。导丝有可能进入动脉内膜下，要充分注意。因此，尽可能一次穿刺成功最好。⑥插入导丝：穿刺后拔出针芯，血液就会涌出，此时不要动外套管；进导丝最好在透视下进行；如果动脉血涌出不充分或进导丝有阻力，切不可硬进导丝，否则导丝将进入动脉内膜，造成损伤。⑦插入导管：透视下确认导丝顺利进入腹主动脉后，即可沿导丝方向插入导管，完成相关操作。⑧拔管：造影及相关操作结束后，拔出导管，并对穿刺部位止血，弹力绷带包扎。术后一般要求卧床休息 8 小时。

（2）导管的基本操作：针对拟解决急性胰腺炎清创后出血的问题，导管的操作就是结合腹部血管走形对出血部位进行预判，然后选择合适的导管、导丝、止血药、栓塞剂，进而完成导管下操作，以达到止血的目的，同时减少并发症的发生。

现介绍与止血相关几组血管的相关操作：①腹主动脉造影：通常使用多侧孔直管，流速 25mL/s，导管的前端放在从第 1 腰椎中段至上缘，可使腹腔动脉、膈下动脉也能充分显影。造影剂总量约 50mL，以 20 ~ 25mL/s 的流速造影。使用数字减影时，流速和总量均可减半。②腹腔干：一般使用 shepherdhook 型导管，从弯曲部到最前端的长度相当于肾动脉起始部腹主动脉直径的 1.3 ~ 1.5 倍较为合适，当进导管至第 12 胸椎上缘，弯曲的前端朝向腹主动脉前壁，一面拽、一面插，若有插入的感觉，切不可用力拉，需先注射造影剂确认，如果确认成功插入腹腔干，方可缓慢向腹腔干分支进导管。③肝总动脉：腹腔干显影后，顺导管插入导丝，导丝插至肝总动脉的末梢后，固定导丝，顺导丝继续进导管。④肝固有动脉：肝固有动脉是肝总动脉的延续，拟解决急性胰腺炎出血的问题，一般无须对肝固有动脉进行特殊操作，但可从肝固有动脉的显影明确相关解剖。⑤肠系膜上动脉：操作方法同腹腔干，该动脉的开口是从第1腰椎上缘至中部，离腹腔干开口约1～2cm，必要时可使用血管扩张剂。⑥肠系膜下动脉：操作方法同腹腔干，从第3腰椎上缘至下缘的高度，向左前方寻找。除炎症性疾病外，可使用血管扩张剂。⑦脾动脉：腹腔干显影后，将导丝插至脾动脉深处，顺导丝进导管。⑧胰背动脉：从解剖上讲胰背动脉可发源于腹腔动脉，也可发源于肠系膜上动脉。这两种来源的胰背动脉所使用的导管类型和插管方法是不同的。当胰背动脉起自腹腔动脉时，因为胰背动脉是朝下分支，应使用Cohra型和RDP型导管。应当注意：若腹腔动脉起始部距胰背动脉分支处较短时，则应使用弯曲度更大的导管。这种类型的插管入路为自腹腔动脉的插管法，导管插入腹腔动脉后，边推边进；如果导管的前端越过了分支处，则使用导丝，使导丝深深进入胰背动脉后，然后再更换弯曲度更大的导管。当胰背动脉起自肠系膜上动脉时，通常使用RLG导管，在腹主动脉显影后，将导管插进腹腔动脉，边拽边插进入。

静脉插管法：仍采用Seldinger技术实施插管，其基本操作与动脉插管类似。区别在于静脉无搏动，直接触摸不到，穿刺后不会像动脉那样有搏动，需要负压才能将静脉血抽出以确定穿刺成功。

（3）介入治疗处理的有关问题。①腹腔出血的造影表现：造影剂直接外溢至腹腔，呈团块状、片条状贮留于腹腔，显示率与出血的速度相关；与消化道出血的鉴别是，消化道出血的造影表现为造影剂贮留于空腔脏器内，出血量大时，甚至会显现胃肠壁的轮廓。②经动脉导管栓塞术治疗腹腔出血的操作要点：如本节开头所述，选择性动脉造影联合动脉导管栓塞术可以治疗急性胰腺炎清创后腹腔出血。其关键步骤是：首先选择性动脉造影定位出血部位（主要系大血管区域，前文已述）；其次通过微导丝将动脉微导管超选择性置入出血的分支血管内；最后在不影响重要脏器血供的情况下，经导管进行栓塞止血。经动脉导管栓塞术创伤相对小，即使患者处于休克状态亦可实施并能重复进行。对再出血同样有效，因此尤其适用于急性胰腺炎清创后腹腔出血。在临床上，对于出血速度快、出血量大的患者，就紧急止血而言，该技术是有效的措施，而且操作简便，准备时间短；退而言之，即使部分案例不能达到永久止血的目的，也为不可避免的手术止血创造了有利的条件。栓塞物一般有吸收性明胶海绵微粒、弹簧圈、聚乙烯醇颗粒，通常弹簧圈和吸收性明胶海绵微粒为首选。弹簧圈栓塞的优点为：永久性栓塞、定位准确、能通过较细的导管完成操作、术后在 CR 机平片下长期随访。吸收性明胶海绵微粒具有较好的可压缩性和遇水膨胀性，而且价格低廉，安全可靠。在实际操作中具体应用何种栓塞物则应根据出血的部位和性质，具体问题具体分析。③典型案例介绍：患者男性，44 岁。主因“左上腹部胀痛伴腹胀及呼吸困难 1 天”由外院转来本院。入院查体 R28 次 / 分，P98 次 / 分，BP135/80mmHg，急性痛苦病容。腹部情况：腹膨隆，腹式呼吸存在，未见腹壁静脉曲张，未见胃肠型及蠕动波，未见皮疹、色素沉着、腹纹、瘢痕；脐部外形正常，无脐疝及异常分泌物；无上腹部异常波动。触诊：腹软，未及包块，左上腹压痛，但无反跳痛及肌紧张，无液波震颤，Murphy 征（–），麦氏点无压痛，肝脾及双肾肋下未及肿大，季肋点及上、中输尿管点无压痛。全腹叩诊呈鼓音，叩诊肝浊音区及胃鼓音区存在，肝、脾、肾区均无叩痛，无移动性浊音。肠鸣音弱，肠鸣音1次/分，无振水音，腹部未闻及血管杂音。实验室检查：红细胞计数6.0×10^{12}/L，血红蛋白9.0×10^{12}/L，白细胞计数17.0×10^{9}/L，中性粒细胞比例93%；血清淀粉酶2000U/L。CT检查见胰腺弥漫性增大或局限性增大，密度下降，轮廓模糊，胰管扩张，胰周少量积液。入院后诊断为重症急性胰腺炎。经补液、抗感染、抑酸、抑制胰腺外分泌等治疗后患者病情有所好转并平稳度过全身炎症反应期，但后期出现胰周坏死感染，经超声引导穿刺引流联合胆道镜穿刺清创后病情有所控制。患者于发病后第3次清创后2天（发病后第46天），引流管内出现鲜红色液体，考虑为活动性出血，经保守治疗后出血未停止并逐步出现脉搏增快、出冷汗等早期休克的表现。根据上述表现诊断为腹腔出血，拟行选择性动脉造影及经导管动脉栓塞治疗。患者平车推入血管介入室，顺利完成高选择性胰周血管造影。该患者造影结果提示为脾动脉近脾门处假性动脉瘤形成。根据造影的结果，拟实施该处动脉瘤栓塞术，经导管置入吸收性明胶海绵微粒、弹簧圈，完成动脉瘤栓塞术。完成栓塞术后，再次行高选择性胰周血管造影，以明确栓塞术成功，出血停止。术后患者平稳回病房，经观察明确腹腔出血停止，术后无不良反应，该患者终获救。

（4）介入并发症的处理：①全身并发症：介入治疗后的全身并发症一般指针对血管的迷走神经反射和全身性过敏反应。两者均可引起血压下降，区别是前者皮肤苍白、脉搏变缓；后者为皮肤潮红、脉率加快，这是两者重要的区别点。过敏反应是指已免疫的机体在再次接受相同物质的刺激时所发生的反应。反应的特点是发作迅速、反应强烈、消退较快；一般不会破坏组织细胞，也不会引起组织损伤，有明显的遗传倾向和个体差异。从理论上讲，所有的化学物质都有可能引发过敏反应，在血管介入治疗中，发生过敏反应的主要变应原为造影剂。近年来，由于第二代非离子型单体造影剂的普及应用，过敏反应已经明显减少，但仍有发生。过敏反应的临床表现为：皮肤潮红、流泪、全身瘙痒等症状。严重者出现血压下降、脉搏增快甚至休克症状。预防措施：首先询问患者过敏史情况，选择合适的造影剂种类。对于过敏体质的患者，使用造影剂前，可先建立静脉通路，预防性使用抗过敏药物。关于碘过敏试验，一般来说，第一代离子型造影剂的使用说明书，明确规定使用前必须行碘过敏试验，但该类造影剂目前已基本不使用；而第二代非离子型单体造影剂其说明书不要求做该试验。当然，无论患者是否过敏，均应准备急救车和相应的急救设备。处置措施：对于罕发过敏性休克的患者，其急救措施同其他休克类似。出现心搏骤停的患者，可按美国心肺复苏指南进行操作；对于出现皮疹或荨麻疹等较轻的过敏反应，可使用抗组胺药物，动态观察恢复的情况。②局部并发症：介入治疗后的局部并发症一般是指穿刺部位的并发症，主要包括出血、血肿、假性动脉瘤、血管痉挛、血栓形成、内膜下通道等。

出血、血肿、假性动脉瘤是相互关联的一组并发症，文献报道股动脉穿刺出血的发生率约为0.26%。其发生的原因既有操作因素，也有患者自身因素。操作因素主要与操作不当有关，患者因素与其自身凝血功能障碍、动脉硬化有关。预防出血相关的并发症主要依靠经验和技术提高。需要强调的是：当穿刺较困难时，可以行超声下定位穿刺并尝试使用细导管进行预防；对于需反复更换导管操作的患者，务必使用导管鞘以保护血管。围术期改善患者一般状况的干预也能较好地防止这组并发症，例如血压较高的患者术前可给予降压处理。此外，术后处理对预防出血相关并发症也非常重要，术后用手局部压迫止血要求在5分钟以上，具体可根据导管的粗细和患者的自身条件来确定。压迫结束时，要确认已经止血后，再用弹力绷带固定；术后常规要求患者安静卧床6小时左右并严密观察末梢动脉搏动情况。

血管痉挛常见于年轻女性，其血管相对偏细，且多为暂时性的不良反应，与反复操作有关，预防措施是术前30分钟肌注阿托品和盐酸哌替啶，穿刺部位要充分局麻。血栓形成多与导管过粗、操作时间长、肝素化不够有关。血栓形成一般发生在手术后4小时，患者出现肢体发白、发冷、搏动减弱，通过超声检查可以早期诊断，一经诊断后可采取溶栓治疗。

5. 急性胰腺炎清创后腹腔出血后手术治疗

前面介绍了治疗急性胰腺炎清创后腹腔出血的一般治疗方法，尤其详细介绍了血管介入治疗的方法。但有些案例即使采取了上述的方法仍达不到止血的目的，这时外科手术则是患者获救的唯一手段。在血管造影的基础上先对出血部位有所预判，手术切口的选择可根据预判情况而确定。进入腹部后，同其他腹腔出血的处理方式一样，清除血凝块并根据血凝块进一步明确出血的部位。找到出血部位后，可以采取直视下缝扎止血。具体方法为选用无损伤血管缝合线，远离出血部位，在出血血管近心端缝扎正常的血管壁（未受腐蚀），必要时可以缝扎血管主干起始部。如果患者同时合并凝血功能障碍，出血的局部情况解剖复杂，显露不清，缝扎止血有困难时，可采取局部填塞止血。对于多数严重的腹腔出血，局部填塞止血可以有效地控制危及生命的出血。但这种方法止血并发症较多，如感染等，此外在填塞物取出时易引起再出血，所以不主张常规使用。

因腹腔出血而被迫选择开腹治疗的患者，其治疗理念产生了根本的变化，即从微创转化为常规手术。因此，是否利用本次开腹的机会对出血的根本问题，即感染进行彻底处理，临床上有一定分歧：部分外科医师主张彻底清创，即利用本次清创的机会将腹腔内的坏死物进行清除；而另外的医师则主张清创适可而止。笔者所在的普外中心比较支持后者的观点，理由如下：其一，从损伤控制的理念思考，这种手术的根本目的是止血，抢救患者生命，而不是根治性手术，如果抱着根治的目的去制定手术方案，则增大了手术规模，延长了手术时间，必然会增大围术期的病死率，这不符合损伤控制的理念；其二，从疾病本质分析，胰周脓肿具有病程长、易反复的特点，很难一次彻底清除。基于此，急诊手术一旦达到止血的目的后，可以清除掉大块的坏死感染物，安放好引流管（具体使用何种引流管，详见本节第一部分），术后则应迅速关腹。

（二）消化道出血

根据出血的部位一般将消化道出血分为上消化道出血和下消化道出血。上消化道出血是指Treitz韧带以上的消化道，包括食管、胃、十二指肠、胆道、胰腺等病变引起的出血，其中胃空肠吻合术后的空肠病变出血仍属于这一范畴。上消化道出血的主要表现为呕血或咖啡样物质，黑便，当出血量较大时伴随休克症状。上消化道出血可以是独立的疾病，也可以是消化系统其他疾病或者其他系统疾病的并发症，例如消化性溃疡、食管胃底静脉曲张、急性胃黏膜损害、胃癌等。尽管在急性胰腺炎的所有并发症中上消化道出血发生率相对偏低，但一旦发生则预示病情相当凶险，病死率极高，因而有必要引起临床医师的高度重视。相对上消化道出血而言，下消化道出血则是指Treitz韧带以下肠道的出血，一般见于小肠、结肠、直肠和肛周疾病，因与急性胰腺炎的关系不大，故不做讨论。上消化道大出血是指在数小时内失血量超出1000mL或循环血容量的20%，危及生命，故本节重点讨论急性胰腺炎经微创治疗后合并上消化道大出血的诊断和治疗。

1. 急性胰腺炎清创后上消化道大出血的临床表现和诊断

临床表现可归纳如下：

（1）呕血和（或）黑便是该病的特征性表现，出血部位在幽门以上者常有呕血和黑便，在幽门以下者可仅表现为黑便。但也有例外，幽门以上病变如果出血量少而速度慢，仅见黑便；幽门以下的病变如果出血量大、速度快，血性液体可反流入胃，引起呕血。

（2）周围循环衰竭的表现，当出血量400mL以下可无此症状；出血量中等可引起头晕、软弱无力，患者突然起立可产生晕厥，此外尚有口渴、四肢冰凉等表现；大量出血达全身血量30%～50%时，即可产生失血性休克，表现为烦躁不安、神志不清、面色苍白、四肢厥冷、口唇发绀、脉搏增快、血压下降、脉压缩小。

（3）贫血的表现。白细胞计数可升高，乏力、头晕和皮肤苍白。

（4）发热，无论患者是否存在因急性胰腺炎坏死感染因素导致的发热与否，合并有上消化道大出血的患者，常于24小时内发热，多在38.5℃以下，一般可以持续数日。

2. 实验室检查

（1）血常规检查：出血早期，血红蛋白浓度、红细胞计数及红细胞比容可无明显变化，一般需要经2～3小时以上才出现贫血，为正细胞正色素性贫血；上消化道大出血发生2～5小时，白细胞计数可升高。

（2）氮质血症：一般系肠源性氮质血症，其原因系大量上消化道大出血后，血红蛋白的分解产物被肠道吸收，以致血中氮质升高。因此对于肾功能正常的患者，如果出现氮质血症，应警惕上消化道大出血的可能。根据上述的临床表现，对急性胰腺炎清创后合并上消化道大出血较容易做出定性诊断，但对出血的部位和原因，则需要根据患者的具体情况，选择合理的检查，进一步做出判断。一般来说，纤维胃镜检查是首选，胃镜直视下可按顺序查看食管、胃贲门、胃体、胃幽门、十二指肠球部及降段，这样既可以明确出血的部位、原因和程度，必要时还可以行内镜下血管套扎、局部喷止血药物等治疗。X 线钡餐检查目前已被胃镜检查替代，一般不采用。对于怀疑合并左侧门静脉高压的患者，血管造影是诊断的金标准，目前可以通过多排 CT 造影检查来替代。此外，对于考虑因急性胰腺炎并发症，如胰腺假性囊肿等因素所致的上消化道大出血，也可以通过增强 CT 扫描确诊。

3. 急性胰腺炎清创后上消化道大出血的处理

上消化道大出血病情急、变化快，严重者会危及生命。因此，一旦确诊，需引起临床医师的高度重视，处理要点如下：

（1）常规急救措施：将护理等级上升为一级护理，必要时可以报“病重”或“病危”。嘱患者卧床休息，保持呼吸道通畅，避免误吸，持续低流量吸氧，同时监测血压、脉搏，患者应禁食。

（2）扩容与输血：保持静脉通畅，扩容时注意晶体和胶体的比例，若出血速度较快，可行颈内或锁骨下静脉穿刺，同时监测中心静脉压。动态监测患者血常规、电解质、肾功能。因快速失血易导致酸碱平衡紊乱，故需要监测患者血气，注意纠正代谢性酸中毒甚至更复杂的酸碱平衡紊乱，维持好患者内环境稳定。

在扩容的同时，积极做好配血和输血前准备工作。输血的指征同本节“急性胰腺炎清创后腹腔出血的保守治疗”部分。

（3）止血措施：止血措施是抢救患者的关键，包括药物治疗、压迫止血治疗和内镜下止血治疗。①药物止血治疗：一般包括以下几类药物。抑酸治疗：首选质子泵抑制剂，其抑酸作用强，特异性高，持续时间长久，胃酸分泌的最后步骤是胃壁细胞内质子泵驱动细胞内氢离子与肾小管内钾离子交换，该类药物阻断了胃酸分泌的最后通道。与以往临床应用的抑制胃酸药物组胺 H-2 受体拮抗剂相比较，抑酸作用好、起效快，抑酸作用强且持续时间长。生长抑素：这类药物能抑制生长激素，促甲状腺激素、胰岛素、胰高血糖素的分泌，抑制胃酸分泌，进而显著减少内脏血流，降低门静脉压力，从而达到辅助治疗上消化道大出血的作用。该类药物推荐使用是先缓慢静注负荷量 250 μg，即以 250 μg/h 静滴，止血后应连续给药 48 ~72 小时。奥曲肽是一种人工合成的 8 肽环状化合物，具有与天然内源性生长抑素类似的作用，但作用较强且持久，半衰期较天然抑素长 30 倍，推荐剂量为 0.1mg 皮下注射，每日 3 次。血管加压素：又称之为抗利尿激素，是由下丘脑的视上核和室旁核的神经细胞分泌的 9 肽激素，经下丘脑－垂体束到达神经垂体后释放出来，通过对内脏血管的收缩作用，降低门静脉压力，需要强调的是合并冠心病和高血压的患者应慎用。局部止血药物：包括去甲肾上腺素、凝血酶、孟氏溶液等。②三腔二囊管压迫止血治疗：三腔二囊管压迫止血是处置上消化道大出血的经典方法。该装置包括一个由截面是半圆的腔道和两个截面是 1/4 圆的腔道构成的三腔管以及胃和食管两个气囊，胃气囊和食管气囊附在三腔管的一端，胃导管截面呈半圆形，其外壁与半圆腔道的内壁密封配合，胃导管可在半圆腔道中活动。治疗前的注意事项有：应与患者沟通和交代使用三腔二囊管止血的意义、作用及如何配合插管；检查患者有无鼻息肉、鼻甲肥厚和鼻中隔偏曲，选择鼻腔较大侧插管，清除鼻腔内的结痂及分泌物；准备50mL注射器、止血钳（3把）、治疗盘、无菌纱布、液状石蜡、0.5kg的沙袋、血压表、绷带。操作步骤：检查三腔二囊管气囊有无松脱、漏气，充气后膨胀是否均匀，管道是否通畅，并明确管壁上45cm、60cm、65cm三处的标记及通道的外口；抽尽双囊内气体，将三腔管之前端及气囊表面涂以液状石蜡。将三腔管从患者鼻腔送入，达咽部时嘱患者吞咽，使三腔管顺利送入至65cm标记处，通过能否从胃管腔抽出胃内容物来明确是否抵达幽门；向胃气囊注入空气300mL（囊内压为50mmHg），使胃气囊充气，用血管钳将此管腔钳住，然后将三腔管向外牵拉，感觉有中等强度弹性阻力时，表示胃气囊已压于胃底部，再将沙袋通过滑车持续牵引三腔管，以达到充分压迫之目的，动态观察是否压迫止血；经观察仍未能压迫止血者，再向食管囊内注入空气100mL（即囊内压30mmHg），然后钳住此管腔，以直接压迫食管下段的曲张静脉。操作的注意事项：定时由胃管内抽吸胃内容物，以观察有否继续出血并可自胃管进行鼻饲和有关治疗；每2小时检查气囊内压力1次，若压力不足应及时注气增压；每8小时食管囊放气并放松牵引1次，以防胃底黏膜与气囊粘连或坏死，30分钟后再使气囊充气加压；出血停止24小时后，取下牵引沙袋并将食管气囊和胃气囊放气，继续留置于胃内观察24小时，如未再出血，可缓慢将三腔管拔出。需要强调是：近年来内镜下止血技术得到了较好的发展，因此从减少患者痛苦的角度出发，三腔二囊管压迫止血法已不作为常规，但对于那些内镜下止血不佳的患者，仍需采用该法。③内镜下止血治疗：内镜下止血治疗是处理上消化道出血的重要手段，如前所述，可以在诊断出血时进行，主要采纳的技术有三种：黏膜喷洒药物、内镜下注射治疗、内镜钛夹钳夹止血，下面简单作一介绍。黏膜喷洒药物，包括有去甲肾上腺素、凝血酶等。成都军区总医院全军普通外科中心在近20年的实践探索中使用孟氏溶液配合内镜治疗上消化道大出血，有一定的疗效。孟氏溶液的配置方法为将硫酸5.5mL，蒸馏水80mL置容器内加热至100℃，再加入硝酸7.5mL、硫酸亚铁10.45g，搅拌至无泡沫为止，将硫酸亚铁溶解后再加入硝酸，每次数滴，同时加热至红色烟气消失为止，冷却后再添加蒸馏水至100mL，过滤后即可装瓶备用。孟氏溶液所含有的三价铁盐制剂，具有较强的收敛作用，可促使血液凝固。需要注意的是，用于胃镜下局部喷洒出血部位黏膜时要将溶液稀释10倍。内镜下注射治疗是近10年来发展较为迅速的一种止血方法，是指利用内镜经特殊注射针，将药物注射在出血病灶及其四周，以达止血的方法。该方法可应用于从食管至十二指肠球部的所有出血病灶，可以局部注射血管收缩作用药物，如去甲肾上腺素、硬化剂等。另外，也有文献报道注射高浓度的酒精，以达到组织脱水的目的，进而造成出血局部的组织变性、充血，血管栓塞。当急性胰腺炎患者清创后出现上消化道大出血时，采取内镜下注射治疗时具体使用何种方法，应根据患者的实际情况而定。一般来说，应激性溃疡所致的出血，以注射血管收缩药物为主；如果存在因胰源性门静脉高压所致的静脉曲张时，可注射硬化剂。内镜钛夹钳夹止血法也不失为一种较为有效的止血方法——胃镜检查时，先明确病变出血部位，然后经活检通道插入并伸出钛夹并尽可能垂直对准病灶出血的血管，收紧、离断钛夹，钛夹将整条出血的血管连同其附近组织箍紧，从而达到夹闭止血的目的。操作完毕后，可用2%去甲肾上腺素盐水反复冲洗，保证夹闭部位无明显渗血、钛夹无松动、无活动性出血后方可退镜。该方法止血的优点是：止血准确快速、封闭创口利于创面愈合、对周围组织损伤小、操纵简便。该方法的操作要点是：首先要保证镜下视野清晰，充分暴露出血病灶，显露出血的部位及性质；最理想钳夹位置是与出血血管呈 90° 的夹角；出血血管的两侧应有相对完整的支撑组织，否则容易完全离断血管造成出血；收紧钛夹时应把握合适的力度。

对于由胰腺假性囊肿或胆源性胰腺炎所导致的上消化道大出血，一般先采取上述方法中的一般治疗，三腔二囊管压迫治疗或内镜下治疗均不适合这两类患者。如果出血量大，保守治疗无效，则应在积极抗休克治疗的同时迅速行血管造影和颈动脉导管栓塞术，具体方法详见本节中“急性胰腺炎清创后腹腔出血后的介入治疗”部分。

上消化道大出血经过积极治疗，一般可以停止出血，但由于肠道内积血需要经过数日（约 3 ~ 4 天）方可排尽，因此不能将黑便作为是否继续出血的征象。一般来说，通过以下几点可以判断继续出血：反复呕血或呕吐咖啡样物质、黑便的频率增加、肠鸣音亢进；周围循环衰竭经抗休克和输血治疗后恢复不满意甚至继续恶化；血常规检测中血红蛋白下降，而网织红细胞计数增加。

需要强调的是，急性胰腺炎患者在坏死感染期全身一般状况较差，凝血机制欠满意，因此合并上消化道大出血后病情更为凶险，有些案例即使采取了上述的方法仍达不到止血的目的，外科手术即是患者获救的唯一手段，尤其是对于那些通过内镜、CT 扫描仍不能明确出血性质、部位的患者。进腹后，常规探查腹腔，详细检查胃、十二指肠、小肠的各个部分，必要时可以行术中胃镜检查，在胃镜下仔细观察黏膜的情况，如明确出血因黏膜病变所致（应激性溃疡等），可以采取直视下缝扎止血。由于急性胰腺炎坏死的因素，这类患者腹腔粘连致密，可行联合胰体尾的脾切除术。

第二章　缺血性心脏病的外科治疗

第一节　体外循环下冠状动脉旁路移植术

缺血性心脏病依然是发达国家民众最主要的死亡原因，但是，随着预防策略和药物治疗手段的进步，心血管疾病的病死率在持续下降。冠状动脉旁路移植（CABG）是人类医学史上最伟大的外科成就之一。一份来自美国国家住院患者的取样数据显示：CABG 的手术量已从 2003 年的 337400 例下降到 2012 年的 202900 例，降幅达 40%；冠状动脉介入治疗（经皮冠状动脉腔内成形术，PTCA）量也在下降，从 2004 年开始，每年降幅达 2.5%。CABG 和 PTCA 实施量下降的原因是人们采用了更为积极的风险因素控制举措，包括降低吸烟率及增加他汀类药物和抗血小板药物的使用。虽然手术量在减少，高风险患者也较过去几十年减少，但 CABG 仍然是心脏外科最常规的手术之一。无论是患者本人，还是国家政策制定者、保险公司、医院管理层都在审慎地关注着冠状动脉外科手术的疗效。国家标准留给 CABG 手术的容错空间很小。美国很多州公布了个体外科医师风险校正后的疗效数据，然而这类善意的信息公布却导致外科医师表现出规避风险的心态。

一、发展史

在过去的70年间，人们提出了多种手术方法用于治疗有症状的冠状动脉疾病（CAD）。通过心脏外操作重建心肌血运的举措始于20世纪初，包括心脏去交感神经术。Beck等最初提出通过刮擦心包表面来诱发炎症性粘连，在心外膜与心包膜壁层之间诱导新的血管生成。60多年前，Vineberg发明了将胸廓内动脉（ITA）横断后植入心肌的术式。20世纪50年代后期和60年代初，有几种方法用于尝试直接剥除冠状动脉内膜。关于谁是第一个行CABG的人，学术界争议很大，有人认为第一例CABG是在实施10年后才对外公布的。根据准确的文献记录：1960年，Goetz将右ITA与右冠状动脉用一条金属管连接在一起，完成了第一例CABG。然而，事实上直到60年代末，CABG才真正进入大发展时期，当时有两条路径，即选择ITA或大隐静脉进行旁路手术。早期，每一种方法都有很多倡导者；但到了70年代早期，大隐静脉成为多数医师的主要选择。这主要是因为大隐静脉较粗大，且没有过高的技术要求。大隐静脉可以为任一冠状动脉做血管桥，包括心脏外侧壁和后壁的血管；而ITA则不然，尤其是带蒂ITA，只能为前壁和位置较近的冠状动脉做血管桥。

虽然很多最早期的CABG都是局限于将一条或两条远心端冠状动脉作为靶血管，但后来随着CABG的广泛应用及其肯定的疗效，血管桥变得越来越多。70年代末期，在CABG开始10年后，大多数患者开始接受多条血管的手术，除了左前降支（LAD）和近心端右冠状动脉外，还包括右冠状动脉远心端及旋支系统。而早期的ITA倡导者们依然在LAD的手术中使用带蒂的ITA血管桥。

到了80年代中期，CABG已在全世界普及，而早期手术患者的 10 ~ 15 年随访结果显示了两个非常重要的问题。很多早期手术的患者在术后 5 ~ 10 年因为再次出现心绞痛而就诊，而症状与初次就诊时相似，甚至更为严重。再次的心导管检查发现，很多患者原来的冠状动脉粥样硬化都有了更明显的恶化；而更加令人警觉的是，初次手术所用的静脉桥血管也因为严重的粥样硬化发生了狭窄。另一个始料未及的发现是，之前的 ITA 血管桥发生粥样硬化或狭窄梗阻的情况非常少见；对于同时使用 ITA 和大隐静脉的患者，即便大隐静脉出现了严重的病变或阻塞，而 ITA 依然保持良好的状况。

这些发现导致 80 年代中后期的 CABG 手术思路发生了改变，于是成就了目前的标准化 CABG 方法，即大部分患者接受带蒂的左 ITA（LITA）作为 LAD 的血管桥：如果其他冠状动脉需要行 CABG 术，则选择大隐静脉，并与近心端主动脉进行吻合。这种复合血管桥——LITA 加上 2 条或 2 条以上大隐静脉桥——是目前多血管病变 CABG 的标准方式，也最为常用。随着全动脉血运重建表现出的良好疗效，这种思路也慢慢发生了改变，双侧 ITA、骨骼化 ITA、桡动脉及序贯吻合技术成就了全动脉血运重建手术。但是，双侧 ITA 的使用增加了胸骨感染的风险，尤其是对于糖尿病患者。

冠状动脉血运重建镶嵌手术是通过微创技术来完成 LITA 与 LAD 的吻合，然后经血管内介入途径进行冠状动脉成形或支架，用于治疗右冠状动脉及旋支的病变。该手术可以在镶嵌手术室内一期完成，也可以分期完成。镶嵌治疗的疗效尚有待进一步评估。近期，来自“心胸外科试验网”的数据显示：多血管病变在术后 12 个月的随访中，在严重不良事件发生方面，冠状动脉血运重建镶嵌手术与经皮冠状动脉介入（PCI）无显著性差异。而 LITA-

LAD 通畅性的优势在术后 1 年将会显现，因此，需要进行长期的随访及其他相关研究。

目前，CABG 的治疗关键是：术后应接受药物治疗，减缓自体冠状动脉，尤其是静脉桥血管发生粥样硬化的速度。二级预防包括服用阿司匹林及其他抗血小板药物、降脂药，以及其他一些降低冠状动脉张力、扩张血管、减慢心率、降低血压的药物，同时降低内皮炎性反应易感性。其他重要的二级预防措施包括减轻体重、降低心理压力、控制饮食、合理锻炼、戒烟等。

二、基本原则与理论依据

美国心脏协会（AHA）、美国心脏病学会（ACC）及美国胸外科学会（AATS）、美国胸外科医师协会（STS）于 2014 年共同发布了外科血运重建指南，对于有症状的患者行 CABG 的最常见指征包括：

（1）左主干狭窄＞ 50%。

（2）3 支主要冠状动脉狭窄＞ 70%（尤其当患者合并糖尿病时），或包括 LAD 近心端在内的两支冠状动脉狭窄＞ 70%。

（3）2 支主要冠状动脉狭窄＞ 70%，且在运动负荷试验中可见广泛的心肌缺血。

（4）明显的多支冠状动脉病变（狭窄＞ 70%），合并轻至中度左心室收缩功能不全。

（5）明显的 LAD 近心端狭窄（＞ 70%）合并广泛的心肌缺血。

（6）心脏停搏复苏幸存者，怀疑因单支主要冠状动脉缺血（＞ 70%）导致的室性心律失常。

（7）内科治疗情况下仍存在顽固性严重心绞痛者，伴 1 支或 1 支以上冠状动脉严重狭窄（＞ 70%）。

PCI 治疗失败或因解剖原因不适合行 PCI 者。存在心肌梗死的机械性并发症，如室间隔缺损（VSD）、乳头肌断裂或心脏破裂。

冠状动脉疾病的外科咨询需要深度的讨论，在患者及其家属参与的情况下，就手术指征、风险及与手术相关的典型结局进行说明。为了能全面告知外科手术过程，我们印制了一个标准化的表格，涵盖了各种可能发生的主要风险。根据在线 STS 风险计算表，常规为每名患者计算死亡及并发症的发生风险。

CABG 的禁忌证包括各种已经存在的、可能严重影响寿命的情况，如恶性肿瘤、严重的慢性阻塞性肺疾病（COPD）、严重失代偿性肝病等。高龄、体弱、肥胖症、终末期肾病及脑血管疾病会增加手术风险，但并不是绝对禁忌证。根据这些共存疾病，一部分患者最好选择针对高风险患者的 PCI 治疗。

总之，在一般情况下，30 天围手术期病死率较低，约为 2%。对于年龄＜ 65 岁、左心室功能正常的择期手术患者，死亡风险低于 1%。虽然病死率较低，但发生非致命性并发症的情况却较多见，最常见的术后并发症包括：围手术期心肌梗死、技术原因导致的早期桥血管栓塞（5% ~ 10%）、低心排出量综合征、房颤（15% ~ 40%）、脑卒中（1.5%）、认知功能障碍、出血（2% ~ 5% 需要再开胸止血）、胸骨深部感染（1%）、急性肾衰竭（3% ~ 5%）、主动脉夹层（＜ 0.05%）、肺炎、长时间机械辅助呼吸，以及消化系统并发症（出血、肠梗阻）。

三、术前评估及准备

所有执行 CABG 的患者，术前均应行冠状动脉造影；同时，还经常需要完成一些其他项目检查。可以通过灌注试验或 2D 超声心动图计算射血分数，评估左心室整体功能及局部心室功能。

对于某一分支冠状动脉完全闭塞，或通过冠状动脉造影无法清晰显影的患者，应做心室壁节段功能评估，如果这些节段尚存收缩功能，或心肌呈现有活力的迹象，应尽快确认靶血管及桥血管。在手术前，外科医师应仔细复习各种检查结果，并与患者讨论手术计划。心脏病专家或其他内科医师对于手术适应证的评估，应当是基于患者病情的客观评估，而不是主观认定——“这个患者就该手术”。

术前的另一项重要评估，是由外科医师确认“适合使用的桥血管”。执行 CABG 的患者，其 ITA 即使发生病变，也很少会严重到无法用作桥血管的程度，但的确有患者存在近心端左锁骨下动脉完全堵闭的情况，此时会发生锁骨下动脉“窃血”，左上肢血压明显下降或无法测出。对于存在头臂动脉严重堵塞的患者，负责诊断的内科医师应在造影检查时明确 LITA 是否显影。另一种更为常见的、导致 LITA 无法使用的情况是患者此前接受过前胸部放疗，尤其是因纵隔淋巴瘤接受过放疗的患者。放疗导致的炎性反应有时会使 LITA 被致密的瘢痕组织包裹，一些患乳腺癌行乳腺切除术及术后胸壁放疗的女性患者也会存在类似情况。还有一个常常被忽略的情况：拟手术的多血管病变患者，此前曾因严重的大隐静脉曲张而行大隐静脉剥脱术。无论是哪一种情况，术前都应完成体检和静脉超声检查。目前，动脉桥的普及已使这些问题不再困扰手术决策。

如果存在明显的外周血管疾病，则应考虑更改获取大隐静脉的入路。在腿部测试的同时，应计算踝臂指数。对于体检可闻及颈动脉杂音或存在短暂性脑缺血发作（TIA）及脑卒中病史的患者，应行颈动脉超声检查以评估并发的颈动脉疾病。对于严重的 COPD 患者，术前应行肺功能检查，戒烟并行药物调节，这是非常重要的。对非优势上肢行 Allen 试验和（或）桡动脉超声检查。

四、麻醉

体外循环下 CABG 手术通常需行气管插管，并在全身麻醉下完成。常规建立中央静脉导管通路：我们还放置 Swan-Ganz 导管以指导术后管理，但有一些医院对于术前、术后心功能正常的患者不放置此导管。2010 年，美国麻醉医师协会和心血管麻醉协会经食管超声心动图（TEE）工作组更新了术中 TEE 操作指南。指南建议：对于进行心脏手术或胸主动脉手术的成人患者，常规使用 TEE。全面的 TEE 检查应包含以下内容：

（1）确认并细化术前诊断。

（2）发现新的或疑似病变。

（3）相应调整麻醉和手术计划。

（4）评估外科治疗效果。

我们发现，在 CABG 手术期间，常规行 TEE 是非常必要的。在完成麻醉诱导、手术操作开始前，手术医师与麻醉医师应一同行 TEE 检查，确认术前左心室和右心室功能，并确认是否存在主动脉瓣关闭不全、升主动脉粥样硬化灶，同时评估其他一些瓣膜情况。如果存在主动脉瓣关闭不全，应置入左心室引流管和停搏液逆灌插管。在 CABG 成功完成后，行 TEE 评估心功能。如果有证据显示心功能恶化，则应继续体外循环，并分析桥血管吻合是否存在技术性问题。空气栓塞一般发生在右侧的桥血管，通过提高灌注压和稍延长体外循环时间通常可将气泡从冠状动脉系统排出。当 TEE 提示右心室功能恢复后，可以考虑撤停体外循环。如果存在左心室功能不全，尤其是术前就已存在这一问题时，可能意味着停机困难。对于这样的患者，应在手术前置入股动脉导管，在撤停体外循环时启动主动脉内球囊反搏。

五、手术

（一）切口

从胸骨切迹中点到剑突下缘、沿胸骨中线做一皮肤切口。牵开胸骨切迹皮肤，切断锁骨韧带，此处应注意：无名动脉恰在切口下方。用手指钝性分离胸骨与心包之间的结缔组织，置入胸骨锯，锯刃向下、背向患者的颈部以防误伤，从上至下锯开胸骨。用胸骨牵开器撑开胸骨，必要时将切口向头侧延伸，防止皮肤和皮下组织承受过高的张力。用电刀烧灼胸骨断缘止血，施以少量骨蜡减少骨髓渗血。分离头臂静脉平面以下的胸腺组织、皮下组织和肌肉组织。

（二）游离胸廓内动脉

LITA 起源于左锁骨下动脉，靠近甲状颈干，在锁骨的胸骨端下方走行。ITA 位于胸廓内壁，走行于胸骨和胸肋关节的外侧，下行至胸肋软骨交界。在第 5 和第 6 肋间，ITA 分支形成肋间动脉，下行后分支成为肌膈动脉和腹壁上动脉。ITA 有两条伴行静脉，收集肋间及胸壁回流的血液，这些静脉向上回流进入锁骨下静脉，其位置就在 ITA 起点的下方。膈神经在近 ITA 起源处进入胸腔，横跨锁骨下静脉。因此，在用电刀游离 ITA 起始部时，有可能伤及膈神经。

在全身肝素化前，用胸骨牵开器将左半侧胸骨向上掀起，牵开器的上叶位于胸骨柄处，而下叶位于剑突的稍上方。将左侧胸肋缓慢抬高，并将手术台向左侧偏转以获得最理想的显露。我们选择这时将左侧胸腔打开，使带蒂 ITA 垂下来。用电刀和金属血管夹将宽约 1cm 的 ITA 蒂游离，其中应包含伴行静脉。在将左半胸抬起时，在胸内筋膜上、ITA 左右两侧各做一个平行切口，此时可以看见并触及 ITA。我们从第 3 肋水平开始向近心端游离 ITA 蒂。

当蒂的第一部分，包括动脉和静脉，从胸壁中游离出来后，适当下压 ITA 蒂，可以看见动脉和静脉的小侧支。注意不要用镊子捏夹 ITA。用镊子轻轻下压蒂有助于 ITA 的游离。对于 ITA 的小侧支动脉，在 ITA 侧用小的血管夹夹闭后，用低功率的电凝在胸壁一侧将其烧断将蒂向上游离至锁骨下静脉水平，向下游离至分支水平，这个长度已足够。仔细检查胸壁和 ITA 蒂，充分止血。给予肝素，在 ITA 分叉前放一个大的血管夹，然后将其在血管夹近心处横断。评估 ITA 的血流情况：将一个软齿“哈巴狗”放置在 ITA 蒂远心端，向 ITA 中逆向注入罂粟碱。小心地将 ITA 蒂置于左侧胸腔内，注意避免扭曲。一些医师喜欢在 ITA 的远心端放置一个血管夹，寄希望在血流的冲击下 ITA 内径会增大，同时避免远端血管痉挛。

（三）获取大隐静脉

双下肢消毒、铺巾，显露大隐静脉走行区。很多医师在术前用超声评估大隐静脉的内径，并在体表标记其走行。将双侧下肢向外微弯，似“青蛙腿”样，平置于手术台上。在主刀医师游离 ITA 时，助手切取大隐静脉。务必告知助手本手术执行多少条血管桥，大隐静脉长度应遵照“手指法则”，即每一条血管桥所需长度约等于“展开手掌后，大拇指尖到小拇指尖的距离”。大隐静脉走行于大腿和小腿的中部，其内径较为恒定；无论是在远心端还是近心端找到大隐静脉后，均可沿其走行做间断的皮肤切口，避免从上到下做一条长切口。如果采用了多个皮肤切口，并应用隧道技术切取大隐静脉，注意不要造成大隐静脉的牵拉损伤。可用橡胶血管带环绕大隐静脉，向四周轻轻牵拉。冲洗大隐静脉腔内与腔外，避免其外表干燥及内皮损伤。

（四）应用内镜获取大隐静脉

近年来，应用内镜切取大隐静脉的技术已取代了原有的开放式技术。已有一系列成熟的仪器、牵开器和操作方法辅助操作：对于很多患者来说，即使要取一长段大隐静脉，也只需要做两个小的皮肤切口，一个在大腿的中部、膝关节上方；另一个在大腿上部、腹股沟下方。将一个长管内镜经下切口送入，充入 CO_2 以获得理想的视野。通过钝性分离和柔和地牵拉，尽可能游离大隐静脉远端的分支。如果需要，可以将内镜的方向向下调转，以便游离小腿部分的大隐静脉。大隐静脉的游离长度一旦可以满足手术需要，即可在远心端和近心端将其横断。在大隐静脉的远心端插入一个灌注管，固定后向大隐静脉内注入液体。

紧邻大隐静脉外壁，用两个血管夹夹闭侧支断端：如果仍然漏血，用 6-0Prolene 缝线缝合。冲洗大隐静脉床，充分止血，置入引流管，并用弹力绷带包裹腿部。如果操作得当，患者术后腿部并发症将会明显减少，不适感也会明显下降。但有研究表明：应用内镜取出的大隐静脉，其通畅性较传统方法差，而心肌梗死、再次手术及病死率均有所增加。一项多中心随机对照研究（REGROUP）目前正在进行中，希望在将来可以更好地回答这一问题。

（五）体外循环

在体外循环建立前，提吊双侧心包，抬高心脏，从而获得更加理想的显露。从心包外，可以清楚地看到膈神经，将心包做一个“T”形切口或开窗，使ITA蒂可以在没有张力的情况下“钻”入心包腔内。仔细探查升主动脉，确认是否存在钙化、斑块或血管壁增厚。在无名动脉发出的位置、主动脉弓近心端缝制双荷包缝线。如果通过触摸或TEE，怀疑升主动脉有斑块，可行升主动脉心表超声心动图探查，以找到理想的主动脉插管位置。必须在无名动脉或腋动脉置入主动脉插管的情况很罕见在右心耳尖端置入一条二级静脉插管，插管的尖端置入下腔静脉内。此时要仔细筹划，为放置心脏停搏液灌注管、主动脉阻断钳和血管桥近心端吻合留出足够的空间。在升主动脉中部，插入一根停搏液灌注/主动脉根部吸引插管。如果患者的左心室尚有良好的代偿，没有证据显示主动脉瓣关闭不全，则不需要常规放置逆灌管；如果需要，临时放置也并不困难。将一个温度探头置于LAD右侧的室间隔上。

（六）评估靶血管

在心脏停搏前进行靶血管评估相对较为容易。作为一种常规，应在手术开始前，再次回顾冠状动脉造影。通过肉眼观察和手指触摸，确定狭窄远端靶血管是否存在钙化，以便选择一个安全的吻合点。寻找心肌内的靶血管较为困难，如果在冠状动脉造影上发现一段非常直的血管，应怀疑是心肌桥。一般来说，心肌内的冠状动脉往往没有粥样硬化斑块在一些较为罕见的情况下，可以从心尖将一个很小的探头置入LAD内逆行探查，诊断心肌桥。一经确定了靶血管位置，则用尖刀将心外膜划开，显露靶血管外壁，但并不切开靶血管。当确定并标记了所有靶血管位点，并完成了动、静脉插管，便可注入心脏停搏液。

（七）远心端吻合

1. 静脉桥的远心端吻合

常规 CABG 手术，为了防止在 LITA–LAD 吻合时张力过大，通常首先完成静脉桥的远心端吻合；另外，将静脉桥远心端优先吻合可以使停搏液直接流入梗塞动脉的灌注区。为了充分显露远端右冠状动脉、右后降支和右后外侧支，可调整手术台至头低脚高位（Trenrlelenhurg 体位），并在心脏锐缘缝制提吊线进行牵拉。有多种方法可用于改善靶血管显露，包括使用动脉弹力带、Heart Net，或让助手直接搬动心脏。当吻合位点稳定不动后，就可以切开心外膜及冠状动脉壁，进入血管腔使用 CO_2 吹开冠状动脉管腔，以确认切口进入了冠状动脉将动脉切口延长到 6 ~ 8mm。将静脉桥末端修剪为 30° 斜面，而动脉切口的直径应与静脉桥断面相匹配，应达到吻合口远端冠状动脉直径的 1.5 倍。使用一条 7–0Prolene 缝线完成吻合。

助手用两把镊子拎起静脉桥远心端，保持开放状态，可从血管根部或尖部开始连续吻合。缝合 4 ~ 5 针后，将静脉桥送下并收紧缝线，然后继续缝合直到全部完成。可用一把细的神经拉钩协助收紧缝线以防渗漏。在吻合即将完成前，可在冠状动脉腔内送入一根细小的冠状动脉探条（1.5mm），评估尖部的通畅情况。从静脉桥注入 50mL 含血心脏停搏液，一方面检查吻合口出血，另一方面保护心肌。用一个软齿“哈巴狗”阻断桥血管的远心端，腔内注入肝素盐水，估测桥的长度，避免存在张力，这时我们往往半阻断静脉插管，使心脏充盈，在此状态下判读血管桥的合适长度。可以在这个时候完成桥血管的近心端吻合，也可以留到最后。如果要调整心脏的位置来完成下壁或外侧壁血管的吻合，可以额外顺灌或逆灌一次心脏停搏液。

在吻合外侧壁靶血管时，将一块冷纱布垫置于心脏后壁，使心尖稍向右转，这样可以充分显露靶血管。精确的心脏摆位则要根据吻合位点来决定，使用弹力血管带或者用手固定心脏的位置。显露并固定钝缘支或其他外侧壁血管吻合位点，切开，用上述的方法完成吻合。

2. 胸廓内动脉与左前降支的吻合

完成了全部静脉桥远心端的吻合后，从心包腔或左胸腔内取回 ITA 蒂，务必不要造成蒂扭转。将夹闭 ITA 的血管夹去除，再次评估血流量。在 ITA 的近心端放置软性血管钳，阻断血流，将 ITA 蒂通过心包窗或心包的“T”形切口置入术野在 LAD 上选择合适的吻合位点，然后用弹力血管带或弹性牵开器将位置固定。将 ITA 断端与吻合点试触，测试 ITA 的张力情况，应确保没有张力。如果感觉或担心有牵拉，可将 ITA 蒂上的筋膜和肌肉组织切开几个断点，每做一个断点，就可将蒂延长 5 ~ 10mm。

一经确定了蒂的长度，就可以切开 LAD，并根据吻合位置修剪 ITA 断面的角度。在尽可能近心的位置横断 ITA，从而获得最大管径。在修剪时，我们往往会保留一小片血管壁用于钳夹，在完成尖部吻合后，将这一小片血管壁剪除。

避免直接接触 ITA 和 LAD 的血管内膜，助手仅提吊蒂组织和很小的 ITA 血管壁。用 7-0Prolene 缝线进行 4 ~ 5mm 的降落伞式缝合，用 3 ~ 5 针完成与根部的吻合，将 ITA 送下并收紧缝线，然后完成剩余部分的吻合。打结缝线，放开 ITA 阻断钳，检查出血情况。我们会用 6-0Prolene 缝线在吻合口的两侧将 ITA 蒂固定在心表，以防移动，同时可以减小吻合口张力。

（八）静脉桥近心端吻合

在进行 ITA 和 LAD 的吻合时，即可复温。如果还没有吻合静脉桥的近心端，可在此时完成。可以在保持主动脉阻断的情况下完成吻合，也可以在半阻断状态下完成吻合：我们偏好在阻断下完成，以避免反复操作升主动脉而造成脑卒中，同时可以保证在主动脉和 ITA 开放后，整个心脏即可获得再灌注。用 3.5mm 或 4mm 打孔器在升主动脉打孔，如果所选位置的主动脉壁非常厚，可以在其他位置再打孔，将原来的开孔用 4-0Prolene 缝线缝闭：用 5-0Prolene 缝线行近心端吻合，从外侧的 3 点钟位置（如果静脉桥是向下走行）起针，反手缝合在主动脉的 3 点钟位置，以降落伞式逆时针缝至 9 点钟位置，即可将静脉桥送下，并收紧缝线，然后继续吻合至 3 点钟位置，打结。

（九）静脉桥远心端序贯吻合

如果静脉桥长度不足，或不希望在升主动脉做多个吻合点，可以用一条静脉桥来吻合两个或多个靶血管。当心脏处于停搏状态时，很难准确判断吻合口与吻合口之间静脉桥的长度。应注意避免张力，同时也要避免两个吻合口之间的桥血管过长。一般情况下，首先完成最远端的端 - 侧吻合；在近心位行另一个位点的侧 - 侧吻合时，最理想的角度是桥血管与靶血管的走向平行。从根部起针，后壁保持开放状态，应用降落伞式缝合，将桥血管送下并收紧缝线，完成前壁吻合。一些医师喜欢切口垂直的侧 - 侧吻合。注意：桥血管和靶血管的切口不要过长，还要避免“海鸥翼”样变形。

很少会使用 ITA 做序贯吻合，即使做，其吻合的顺序也与静脉桥相反，即：首先完成侧 - 侧吻合，这使得 ITA 远端可处于能灵活操作的状态。同样要仔细考量长度，将 ITA 旁的组织松解，而侧 - 侧吻合口的长度应控制在 3 ～ 4mm。这一技术的最大问题是：如果长度估测得不准，那么最后的ITA–LAD吻合可能张力过高。由于最后的这个吻合口至关重要，因此，我们仅在没有其他办法的情况下才去尝试用ITA做序贯。

（十）冠状动脉内膜剥离术

偶尔会遭遇弥漫性冠状动脉病变。此时要获得满意的远端血管吻合，唯一的办法就是进行冠状动脉内膜剥离。一般情况下，仅在无法找到合适的远端吻合位点时采用这一技术。在这样的血管条件下，很难获得满意的吻合效果，因此，该技术会导致桥血管失败率增高。右冠状动脉内膜剥离要比LAD和外侧壁冠状动脉常见。

内膜剥离时，应首先找到外层血管壁与腔内硬性斑块之间的剥离层面，可使用一个精细的组织拉钩来开启斑块的剥离，注意不要损伤血管壁外层。在将斑块全周钝性分离后，可将其核稳定地夹住，在侧壁用“花生米”钳推剥，轻柔地将斑块剥除。在切口近心端将较大的斑块牵出，在遭遇阻力时可切断斑块，而近心端残余的斑块会回缩；在切口远心端采用相同的技术，寄希望这个斑块是向远心端逐渐变小的。将内膜的斑块核剥出后，仔细检查血管壁，并排除有残留的斑块灶。此时就可以将桥血管吻合在相对健康的靶血管上。

当完成了全部静脉桥血管吻合后，降低泵流量、放开主动脉钳或移除半阻断钳。在远心端阻断静脉桥，用很细的针头刺破血管壁，将无法排出的气体排出。然后，恢复远心端血供。主动脉根部引流管持续吸引排气。我们一般在这个时候会放置心房和心室起搏导线备用。经过一段时间的再灌注，当各方面恢复正常，心律稳定，就可以停体外循环：拔除静脉插管，收紧紧缩带，以防再次开机；拔除根部吸引管、逆灌管及左心室引流管，打结并加固缝合。在心脏后部及左侧胸腔置入 32Fr 直角胸腔引流管，左胸引流管紧贴膈面，而心脏后方的直角引流管要避开所有下壁血管桥。拔除主动脉插管，打结并加固。将一根 28Fr 的胸腔引流管置于左侧胸膜顶，另一根则在关胸前置于前纵隔。

六、术后监护

撤除体外循环后，中和肝素、关胸。常规监测和管理应迅速、简捷。某些情况下，尤其是当吻合多条血管而导致心肌缺血时间较长时，患者的血流动力学情况会相对较差，小剂量正性肌力药物有助于稳定病情，但大量的正性肌力药物可能会增加缺血后心肌氧耗，可能在术后数小时出现低心排出量综合征。对于存在严重弥漫性病变的患者，尤其是老年患者，维持理想的灌注压是术后早期管理的关键。血液稀释、复温及其他的一些心脏外科术后改变会导致血管扩张，可使用小剂量 α 受体激动剂来逆转这种病理情况，管理并非十分困难。

应完全复温，以避免低温诱导的心肌钝抑或过度的血管收缩。由于体外循环的降温，患者术后的肢体可能仍处于较冷的状态。虽然在体外循环结束时，患者的中心温度已经达到了正常，但可能在术后不久再次进入低温状态，因此，当患者进入 ICU 后，应持续局部保暖。

第二节　非体外循环下冠状动脉血运重建

一、发展史

CABG 是治疗复杂冠状动脉疾病的标准术式。关于该术式的生存率、症状改善情况及生存质量，已有大量文献进行了阐述。

根据美国胸外科医师协会国家心脏病数据库的数据，这一在心脏停搏下完成的传统术式的疗效在不断提升，但 CABG 仍然存在一些并发症，尤其是围手术期脑卒中，这些并发症使得本应成功的冠状动脉血运重建效果打折，几乎所有的随机对照试验都提示 CABG 术后脑卒中的发生率高于经皮冠状动脉介入治疗。

自 20 世纪 90 年代中期开始，人们对非体外循环下冠状动脉旁路术（OPCAB）的兴趣再度燃起。与此同时，多血管 OPCAB 的外科技术也在不断提升，这意味着外科医师在冠状动脉重建方面又多了一个选择，可以避免体外循环的并发症，尤其因减少了对升主动脉的操作从而降低了脑卒中的发生率。北美的很多医院使用了这项技术，2004 年的比例达到历史最高水平（25%），此后又逐渐下降，主要是因为对于大多数外科医师来说，OPCAB 在降低病死率方面不如体外循环下冠状动脉旁路术（ONCAB）理想，这一被随机对照试验证实的结果让很多医师对 OPCAB 失去了热情，不再常规使用这一技术。此外，很多医师认为 OPCAB 对外科技术的要求更高，因此难以达到充分的冠状动脉血运重建。人们对 OPCAB 的担心是：与传统的 CABG 相比，该技术可导致桥血管长期通畅率下降，从而使再手术率升高、远期生存率下降；

当术者经验不足时这一问题更为严重。尽管如此，通过风险校正，大量基于大中心数据及国家数据库数据的回顾性研究发现：OPCAB 可降低病死率及并发症发生率，尤其是对于高危患者。

尽管有数以百计的 OPCAB 研究，但对于其是否存在整体性优势，很多文献的结果却是非结论性的，甚至是矛盾的。很多研究面临的困境是，即使有后期的风险校正，却仍然无法消除因患者对术式的选择而导致的结果偏倚。目前，有很多新的前瞻性研究不断发表，但对于这项技术最终是否有优势这一问题，在很多医师眼里，仍然无解。

二、基本原则与理论依据

OPCAB 所面临的最大挑战是，在一个内径只有 1.25 ~ 2.5mm 且运动中的血管上进行吻合操作。OPCAB 依赖于在不影响心肌功能的情况下，保持靶血管在 3D 水平上的稳定性。靶血管的运动较为复杂，时快时慢，特别是在舒张末期充盈阶段，靶血管的快速收缩舒张表现得尤为明显。如果没有一个机械稳定装置，几乎不可能在这样微小的血管上进行精确的缝合操作。因此，将局部心室壁做适当的固定以减少心肌运动、优化靶血管的显露是不停搏手术的核心要素。

目前，有 3 类组织稳定器：

（1）负压吸引固定装置。

（2）下压固定装置。

（3）血管带 – 平板固定装置。

这些稳定装置有的是固定在胸骨牵开器上，有的则是固定在手术台上。

负压吸引固定装置“八爪鱼”是由美国 Utrecht 医学中心研

发的。负压吸引固定装置可以稳定心室壁，并将靶血管置于装置中间的一个稳定区，该装置不会对心脏造成压迫。Ⅰ型“八爪鱼”（MN）是一双豆荚样稳定装置，固定于手术台侧面的导轨上，其优点是适用于各种入路的手术，包括腔镜入路。Ⅰ型“八爪鱼”头端的豆荚样结构可以自由地掰开，以便将固定的心表脂肪组织充分展开，最后在Z轴方向（垂直于术野）上完成固定器的锁定，大部分冠状动脉走行于脂肪组织中。Ⅱ型“八爪鱼”（MN）则是一个单臂结构，固定于胸骨牵开器上，这一点与目前主流的稳定器相同，使用更方便。其头端的豆荚样结构依然可以掰开以调整稳定区的大小。Ⅰ型“八爪鱼”的吸引固定装置是左右分开的，而Ⅱ型则整合在一起。

下压固定装置易于使用，但会给心脏施加额外的压力。与负压吸引固定装置相比，该装置对心脏的抓捕性稍差，容易滑动。

血管带－平板固定装置是一种复合固定装置，可以在固定靶血管的同时将其阻断。但是由于平板大小的限制，该装置难以用于序贯血管桥吻合。

OPCAB是一种可以改善部分患者预后的独特技术，欲成功应用于临床，需要投入相当的时间和精力进行学习。我们认为：只有当把OPCAB作为一种常规术式，才可能产生最大收益。对于一个已经习惯了平静、无血术野的外科医师来说，OPCAB的确是一种挑战。另外，OPCAB需要第一助手和第二助手能为术者在一个跳动的心脏上暴露出手术位点，同时需要优秀的麻醉医师管理血流动力学状态，并提醒外科医师是否存在潜在的血流动力学问题。因此，选择OPCAB的医师要坚信，虽然它是一项技术挑战，但克服该术式所固有的困难是值得的，因为患者可以因避免采用体外循环而受益。对于一个没有 OPCAB 经验的外科医师而言，在开始这一学习曲线的时候，应仔细筛选初期操作的患者，仔细研究患者的冠状动脉解剖及其他一些重要情况。

外科医师在进入手术室的时候，心里要有一整套手术计划，当遇到特殊情况时可足以变通。ONCAB 手术中，吻合桥血管的顺序及血流动力学的管理都是非常清晰的；而 OPCAB 则需要仔细复习患者的冠状动脉解剖，了解患者存在的干扰因素，高度关注血流动力学指标的波动。在外科医师的早期实践中，应尽量避免操作外侧壁血管，尤其是当外侧壁有多条血管需要处理的情况，这个位置的操作很困难；对于严重左心室功能不全、左主干病变及其他复杂病变的患者，也应尽可能回避。早期实践 OPCAB 时，理想的病例是那些靶血管解剖条件良好、心室功能良好、吻合 1 ~ 3 根血管桥且没有外侧壁血管病变、初次行冠状动脉血运重建的患者。在对住院医师进行培训时，应考虑到：由于 LAD 位于心脏的最前面，所以 LAD 的吻合往往是最容易的；对角支其次，也比较容易操作；之后是下壁的血管，最后才是外侧壁的血管，这些血管难以显露，在非体外循环下不易操作。

当经验积累到一定程度后，就可以开始尝试高危患者及更具挑战性的操作，包括血流动力学处于边缘状态的病例、需要对后外侧壁及房室沟血管进行多血管操作的病例，以及左、右心室扩大的病例。病情严重的患者，包括严重左心室功能不全、肾功能不全、升主动脉粥样硬化、严重慢性阻塞性肺疾病、急性心肌梗死后的病例，可更多地从 OPCAB 中获益。对 OPCAB 来说，最难操作的情况包括：再次手术、冠状动脉细小且病变弥散、心脏扩大、缺血性心律失常、缺血性二尖瓣反流及漏斗胸。

三、术前评估及准备

OPCAB 的术前评估要求制订细致的手术计划，周密地考虑风险因素。对于 65 岁以上、吸烟、存在颈动脉杂音、有短暂性脑缺血发作或卒中史、左主干病变、患外周血管疾病、有颈动脉介入治疗史的患者，常规筛查双侧颈动脉超声。其他的术前评估与 ONCAB 相似。如果患者有心脏杂音、气促、主动脉瓣和（或）二尖瓣反流、行心导管检查时出现心室功能紊乱，应高度重视其术前超声心动图检查。应高度警惕存在右心室功能紊乱、瓣膜反流或肺动脉高压的患者，在 OPCAB 术中体位的调整有时会造成血流动力学参数迅速恶化。术前 CT 检查（无须增强）可用于判断是否存在升主动脉钙化，进而决定能否使用主动脉阻断钳。总之，应全面评估患者的术前状况、手术的紧急程度及心室功能状态，从而判断 OPCAB 是否具备可操作性。

需要急诊手术的患者，可能从 OPCAB 中获益更多，但在手术前务必有备选方案，以备患者在手术中突发无法耐受的情况。因近期心肌梗死而出现左心室功能不全的患者，其挑战性大于慢性左心室功能不全者，前者对于心脏的操作非常敏感，极易在术中发生心律失常。

四、手术计划

（一）一般性原则

与其他心脏手术的相似之处是：所有患者都需要一系列的有创监测，包括动脉测压管、Foley 尿管及中心静脉管。我们使用经食管超声心动图对心脏瓣膜情况、心肌节段功能及肺动脉高压进行定量检查与评估。一部分患者需要使用肺动脉导管测压。

从我们的经验看，一个有经验的麻醉团队是维持血流动力学稳定、保证手术平稳顺利完成的关键因素。ONCAB需要外科医师、麻醉医师和灌注师的相互配合，而OPCAB则只有麻醉医师及外科医师，他们之间需要密切配合，以确保术中血流动力学状态的稳定。在OPCAB中，由于没有体外循环的辅助，只能通过其他方法来避免血流动力学状态的波动，防止由此带来的恶性后果。如果出现血流动力学状态的细微改变、肺动脉压力逐渐升高、需要不断增加正性肌力药物和血管收缩药物的剂量来维持血流动力学状态稳定，或出现心律改变，上述患者很可能出现循环状态的崩溃，一旦有这些情况发生，麻醉医师和外科医师应立即交流意见，在情况恶化前将其解决。在操作心脏之前，外科医师务必要告知麻醉团队可能出现的一些突发情况，以便麻醉医师作出积极应对，避免做出错误的反应（如推注血管收缩药）。体位的改变（如Trendelenburg体位）会导致回心血量的变化，进而影响心排出量和血压。事实上，当血流动力学状态不稳定时，首先要做的事情就是调整至Trendelenburg体位，使下肢的回心血量增加，达到类似自体输血的效果。将患者置于极端的Trendelenburg体位，可以迅速增加前负荷、心排出量和血压；反之亦然。此技术用于准备做桥血管近心端吻合、钳夹主动脉侧壁时，可迅速降低血压。

通常情况下，我们会避免大剂量补液，因为这将迫使术后强化利尿。对于大部分行OPCAB的患者，可通过积极地使用Trendelenburg体位、审慎使用a受体激动剂来获得稳定的循环状态。肺动脉高压、轻中度缺血性二尖瓣反流、左心室功能不全的患者，难以耐受手术中的心脏操作和搬动，往往需要正性肌力药物的辅助。在行远心端吻合时，如果前负荷已经处于优化状态，可以使用缩血管药物，如去甲肾上腺素，来维持满意的血压。

由于缺少体外循环的帮助，在 OPCAB 术中应尽力维持正常体温，这一点至关重要。通常需要加热输液，加热麻醉吸入气体，术前、术中保持室温，并使用充气温毯。可以在消毒铺巾前将保温措施准备到位；获取大隐静脉后，用消毒敷料覆盖切口。

（二）抗凝

在我们医院，不同的术者采用不用的抗凝方案。对于较为初级的医师，给予体外循环要求的肝素剂量，以防在紧急状态下转为体外循环下手术。一些医师坚持使用全量肝素（400U/kg），使全血激活凝血时间（ACT）维持在 400s 以上；还有一些医师使用半量肝素（180U/kg）；而另有一些医师选择在给予 10000U 的初始剂量后，每 0.5h 给予 3000U，将 ACT 维持在 275 ～ 350s。根据凝血功能的恢复情况给予不同剂量的鱼精蛋白来中和肝素。

五、手术

（一）入路

最常用的手术入路为胸骨正中切口，便于操作任何一条主要的冠状动脉。另外，这一入路有助于更好地判断在将心脏向不同方向搬动时可能出现的功能状态，尤其是当采用一些新“技巧”时。轻微搬动心脏，既方便血管吻合，又不会对血流动力学状态造成损害。目前，对于单一血管疾病，可以采用左前外侧切口、胸骨下段切口及胸部后外侧切口。也可以根据拟操作血管的位置，选择前外侧切口、胸骨下段切口、腹部横切口；在治疗多支血管病变时，如果病变血管相距较近，而采用前胸切口无法将对角支与 LAD 之间的夹角展开，可以采用左后外侧切口。

选择胸骨正中切口的另一个优点是可以使用熟悉的方法和牵

开器获取ITA。我们首先骨化ITA以使其长度最大化，同时优先采用“T”形或“Y”形吻合，保留胸壁的静脉引流以降低伤口感染的风险。

优先考虑原位移栽桥血管。将游离出来的ITA、桡动脉或5～10cm大隐静脉置于活动性较小的肺动脉上（将折叠的治疗巾或负压吸引稳定装置置于肺动脉主干上，充当稳定的操作平台）来完成“T”形或“Y”形吻合。“T”形和“Y”形吻合可以在手术最开始时完成，也可以最后再完成。可使用双针技术，首先完成后壁吻合，这一方法能够更经济地使用桥血管（而骨化的桥血管有助于序贯吻合），也可以减少甚至避免对升主动脉的操作。事实上，OPCAB几乎可让全部的患者获得完全的冠状动脉血运重建，如果使用双侧ITA，可建立多达5条的动脉桥。

经胸骨正中切口手术时，一般先用双头针编织线在两条肺静脉汇合点以外3cm处缝一心包提吊线，在其间放置一条长吊带，并用橡胶锁带将其固定，这样就做成了一个三叉牵开器，使心脏在搬动时可以保持良好的稳定性。

将稳定器固定于胸骨牵开器上，调整心脏的位置后，将稳定器的头部置于靶血管处固定。保持负压吸引约15秒，使负压起效。将负责心包提吊的3条吊带固定在手术巾上。最后显露3个主要的靶血管区：前壁、下壁和后壁。将心脏放回心包腔后，远端右冠状动脉（RCA）可自动显露。在心尖部放置一个附加的吸引有助于固定心脏位置，以显露外侧壁和下壁。这个固定装置可使心脏处于较垂直的角度，有助于维持跳动心脏的几何架构。对于受损或扩张的心室，这一装置可使OPCAB期间血流动力学状态保持稳定。

在搬动心脏前，应加快静脉输液速度，使右心房压力达到

8 ~ 10cmH2O，并通过头低位来提高前负荷，向右旋转手术台以避免出现流入道梗阻。右心房壁很薄，这使得右心房、右心室很容易“扭曲”或“受压”。TEE 可用于检测是否存在流入道梗阻的问题。如果心脏明显受压，可将右侧的心包朝下腔静脉方向切开，并打开右侧胸膜，使心脏“坠”入右胸腔。也可以事先将右侧心包的悬吊线松开。除非心室功能已受损，否则血流动力学状态会在 1 ~ 2min 得以恢复，并不需要使用正性肌力药物。建议将平均动脉压维持在 60 ~ 80mmHg。如果需要，首选的正性肌力药物为去氧肾上腺素，其没有变时效应，可单剂给入。如果继续需要药物辅助，可在搬动心脏前给予小剂量多巴胺，2 ~ 4μg/(kg·min)。这一阶段的操作，要求外科医师和麻醉医师密切合作。如果循环没有改善，必须将心脏恢复原位。应避免大剂量使用正性肌力药物，否则固定装置无法抓捕住“僵硬”的心肌。如果容量负荷达到 1000 ~ 1500mL，那么其所导致的“液体损伤”将与体外循环手术无异。

（二）吻合点的管理

将桥血管置于心包腔内，测量桥的长度。如果使用的是游离的桥血管，那么升主动脉的近心端吻合通常放在最后来完成。现在的问题是：先做哪条血管的吻合？如果 RCA 没有被完全堵闭，那么 LAD 作为首选的靶血管是最为理想的 LAD 的吻合只需轻微搬动心脏，较易耐受。在将左 ITA 与对角支远心端进行吻合时，这个顺序的优势就更加明显，可以使更多的心肌得到灌注。

如果 RCA 为优势而又完全闭塞，LAD 只有中度狭窄，那么最好选择 RCA 作为第一条靶血管进行吻合，并应完成其近心端的吻合，以恢复 RCA 灌注，这样，当阻断 LAD 进行其远心端吻合时仍然可以保证心肌的血供。

通常将边缘支的吻合置于最后，这主要是因为需要将心脏做比较大幅度的搬动才能充分显露靶血管。

几乎全部的血管吻合均可采用“阻断－缝合”技术。如果血流动力学状态不稳定，应立即在冠状动脉切口内置入分流管，同时将近心端阻断带放松。我们认为置入分流管会增加手术的复杂度，使远心端靶血管通畅性下降，因此并非常规使用。

有几种靶血管短时阻断的方法：无创微血管钳，硅橡胶弹力紧缩带，带垫片缝线及一次性血管夹。同时用无创微血管钳（Acland）将远心端阻断，使吻合点无血、干燥，与体外循环下手术相似。为了防止血管钳干扰提拉缝线，可以将其侧向一边：这样的阻断方式的一个优点是保证侧支血管灌注远心端。另外，在吻合时可以使用气雾喷头来保持术野的清晰。

（三）吻合

使用一条 7–0 或 8–0 缝线，用单针缝合技术完成吻合。LAD 及对角支序贯吻合时，可使用双针缝合技术。后壁起针，由冠状动脉腔外至腔内进行缝合。选择这样的缝合方法是考虑到血管与医师站位间的关系。吻合 RCA 远心端时，桥血管尖端处于最远处，因此采用双针技术优先缝合此处。

（四）缝合效果评估

术中可以采用血管造影对疗效进行评估，但更为常用的方法是采用超声时差法进行桥血流量检测。在缝线打结前，结合同步测量的其他参数，如定量测定血流充盈模式、血流量 / 平均动脉压比值，评估桥血管流量、原病变冠状动脉流量、吻合口远端血管压力及应用超声时差法测得的桥血管血流量。

（五）替代入路

1. 左前外侧胸部切口

LAD 是最重要的冠状动脉，如果需要单纯行 LITA–LAD 吻合，则最理想的入路是经第 4 或第 5 肋间左前外侧胸部小切口。气管插管选用双腔管：经此切口，可在直视下或通过胸腔镜辅助游离 LITA。

通常需要将左侧胸腔打开，左肺停止通气并保持塌陷。从切口中仔细辨认 LITA 将伴行静脉夹闭并切断。逐渐撑开牵开器，分别向头侧和尾侧仔细游离以获得更长的 LITA。用精细的 DeBakey 镊子钳夹，并用电刀头轻铲，采用骨化动脉游离技术游离 LITA，分离胸廓内筋膜，用低功率电凝烧断细小的牵连筋膜在细小分支血管上放置两个血管夹，在两者之间烧断，以防高温对 LITA 造成灼伤。轻抬固定于手术台或胸壁固定装置上的牵开器的头端叶片，可将 LITA 一直游离到第 1 肋间水平。尽可能长距离游离 LITA 是手术的关键，尤其是计划行 LAD 及对角支序贯吻合的手术。如果需要向尾侧游离出更长的 LITA，则用手术刀切断下方的肋软骨，一方面有助于伤口愈合，另一方面也可以避免 LITA 的损伤，在关胸时将肋软骨缝合至原位：创伤最小的技术是 Cohn 的“H 桥血管”制备，这项技术不需要游离 LITA，而是在 LITA 和靶血管之间置入一小段血管桥，术中可能需要切除一小段肋软骨，因此，关胸时应非常小心，防止因此形成肺疝。

全身肝素化后，在 LITA 的远心端放置两个血管夹，在血管夹之间将之横断将心包纵行切开，提吊外侧的切缘后即可恢复双肺通气确定 LAD 时，可以使用一个小的“花生米”探子，从右心室逐渐向左试探，感觉到下面的心肌质地变得更坚实了，就说明到了室间隔。将稳定器固定到位。通过一个单独的切口，将其右侧直的叶片置于 LAD 的左侧；而左侧预成形叶片则在该切口旁置于 LAD 右侧。将负压置于 -400mmHg 后即可开始分离 LAD，用两把微血管钳做局部阻断后，完成 LITA 与 LAD 的吻合。打结前、后分别进行吻合质量参数评估。

序贯吻合仅适用于 LAD 与对角支夹角较小的情况。首先完成 LITA 与对角支的侧 - 侧吻合。用负压稳定器将前外侧心肌向中线方向稍稍搬动即可获得理想的显露。此吻合口可以采用双针吻合技术，而在端 - 侧吻合时，则采用由根部起针的降落伞式标准吻合技术。

Cohn 的“H 桥”吻合技术尤其适用于有风险的 LAD 病变患者的抢救手术。这条桥血管位于 LITA 和 LAD 之间，长度较短，可以是桡动脉或大隐静脉，因此，在切除肋软骨后，只需要显露小段 LAD。吻合时，首先吻合 LAD 端，然后是 LITA 端。竞争血流和“窃血”现象并不成为问题，舒张期血流的轻度增加有利于缓解心绞痛。

对于 LAD 单支病变的再次手术患者，或一侧 ITA 缺失的患者，可以使用锁骨下动脉或腋动脉作为血流供给血管，用桡动脉或大隐静脉作为桥血管。行锁骨下切口，置入牵开器，牵开胸大肌和胸小肌。动脉在同名静脉的上方，游离后做节段性阻断：为防止桥血管扭曲，将吻合口置于锁骨下动脉的后下方，近端吻合完成后停止左肺的呼吸。在下一肋间做一 2 ~ 3cm 的切口（防止所在的第 2 或 3 肋间空间过小），主刀医师经此切口送入一把长弯镊，将桥血管捏住，向下送入左前外切口处注意检查肋间切口的止血情况。将桥血管与 LAD 在此吻合。

将稳定器撤除后测量桥血管流量，以防止稳定器影响远端心肌血液灌注。给入鱼精蛋白，初始剂量为 25mg。关闭心包，在心包内留 4cmITA 以便于再次手术。经切口留置胸腔引流管后，关胸。

2. 左后外侧切口

再次手术时可以采用左后外侧切口。取右侧卧位。建议使用双腔气管插管。在第 5 或第 6 肋间左后外侧做一 15cm 长切口，此切口易于显露旋支及其分支。在膈神经后做一纵行心包切口。如果要做 LAD 和对角支的吻合，可将此切口向前延长，将心包切口向膈神经的腹侧打开。降主动脉作为供血源有时并不理想，备选的供给血管前文已述及，可选用桡动脉或大隐静脉作为桥血管。所使用的稳定器可固定于切口牵开器或手术台上。

3. 其他非胸骨正中切口入路

经皮冠状动脉腔内成形术和冠状动脉支架的应用，激发了外科医师进行微创冠状动脉旁路术（MIDCAB）的兴趣。这些术式省去了体外循环，避免了胸骨正中切口，加快了术后恢复，减少了住院时间。20 世纪 90 年代，人们将左胸切口作为替代入路，开展 OPCAB，主要是 LITA-LAD 的吻合。起初，特殊的牵开器和手术器械简化了 LITA 的获取，使 MIDCAB 成为可能。在达·芬奇机器人的辅助下，ITA 的获取变得更为成熟，可以获取 1 条或 2 条 ITA，同时使心脏前壁和侧壁靶血管的吻合成为可能。我们看到有医师将左前外侧切口作为再次手术的入路，进行左侧壁血管的吻合，这就避免了再次锯开胸骨而导致通畅的桥血管受到损伤。

六、术后管理

OPCAB 的术后管理与 ONCAB 的相似。OPCAB 术后非常重要的一点就是维持患者体温处于合理的水平。纵隔引流降至

100mL/h 并维持 4h 后，即开始常规服用阿司匹林（术后早期每天 162mg，以后每天 81mg）和氯吡格雷（术后早期每天 150mg，以后每天 75mg），此剂量并不会导致术后再开胸止血。由于没有体外循环所导致的凝血功能紊乱，患者术后常常会出现相对高凝状态，理论上讲，这对术后早期的患者是非常危险的，会影响桥血管的通畅度。Bednar 等证实，与 ONCAB 相比，OPCAB 术后早期 P- 外源凝集素细胞黏附分子（一种血小板活性标志物）的表达明显升高，这提示患者处于高凝状态。鉴于此，我们建议在术后早期即开始服用阿司匹林和氯吡格雷，然后给予持续的两种抗血小板（双抗）治疗 6 个月以上。在没有禁忌证的情况下，建议终身服用阿司匹林。

OPCAB 可以避免与体外循环相关的死亡和并发症，但对技术要求更高。对于大多数患者和有充足经验的外科团队而言，OPCAB 的早期疗效与 ONCAB 相同，但对高危患者来说，OPCAB 更优。事实上，对于那些行 ONCAB 可能面临不良事件高风险的患者来说，OPCAB 的益处最为明显。需要强调的是：OPCAB 的无升主动脉接触技术、微创入路，可以降低围手术期病死率，再结合多条动脉桥或全动脉桥技术后，其远期疗效更为理想：笔者认为，堪称艺术的冠状动脉旁路手术应是无主动脉接触的、多条动脉或全动脉的 OPCAB：若要通过 OPCAB 获益，就应确保吻合的精确性，这就要求对技术细节一丝不苟，并不断积累经验、遵守本文提及的操作原则。

第三节　再次冠状动脉旁路移植术

一、发展史

从20世纪50年代后期开始，CABG已逐渐成为一种常规手术。在过去的半个世纪，不计其数的患者接受了CABG手术，虽然静脉桥血管固有的局限性影响了其远期疗效，但令人惊奇的是，目前再次行CABG的比率却很低，仅为2.2%。取得这样的成绩有多方面的原因，包括动脉血管桥的应用、PCI技术的有效性，以及更新和更好的降血脂药物及抗血小板药物的使用。驱动PCI应用率增长的一个重要因素是再次CABG仍有较高的风险，该人群的手术病死率、心肌梗死的发生率和长时间辅助呼吸的应用率显著高于其他患者。再次手术对于心脏的创伤、对通畅的桥血管的损伤，以及原有冠状动脉疾病的进展，让此类手术更具挑战性。

二、基本原则与理论依据

鉴于上述原因，在评估一名患者是否需要再次行CABG时，有多方面的问题必须仔细考量，而这些问题在第一次行CABG时并不存在。本节将重点阐述患者的评估、选择、手术技术及术后管理，从而使这部分高危人群获得最为理想的风险–收益比。

每一台手术前，都要认真思考以下问题。

（1）如果手术成功，可以消除哪些主诉症状？

（2）需要采取哪些措施来保证安全地再次开胸？

（3）执行旁路移植手术的靶血管状况如何？

（4）桥血管流量是否充足？如胸廓内动脉，上次手术是否已经使用？其余的静脉桥和动脉桥血管情况如何？

（5）如何处理原有的、不同通畅程度的大隐静脉桥？

清晰地知晓 CABG 的指征有助于手术决策。大多数患者是在复查冠状动脉造影后，前来就诊并行再次外科手术的评估。之所以进行造影，可能是因为患者主诉再次出现心绞痛，且无创检查呈现阳性；也可能是由于患者出现急性冠状动脉综合征而行急诊检查；还有可能是缺血性心脏病的患者因病情恶化而行最终的结论性检查，最后这类患者的风险最高。

对于所有拟行 CABG 的患者，冠状动脉造影至关重要；对于那些需要确认心肌活性的患者，还需要进一步的检查。可以根据不同医院和医师的习惯进行正电子发射计算机断层扫描（PET）、心脏磁共振（CMR）和（或）多巴酚丁胺负荷超声心动图检查。很重要的一点是，外科医师应对患者所做的各项检查结果进行深入分析和解读，很少有人会对一个无活性心肌的区域做旁路移植手术。

医师们应从冠状动脉造影中发现桥血管堵塞的可能原因。如果一个患者的靶血管非常不理想，几乎没有血流，那么即使再次行旁路移植术，也很难成功。如果桥血管通畅，只是在吻合口有缩窄，那么这是可以让人放心的。通过造影，还要知道哪些血管可以用作桥血管及左侧 ITA 是否已经用作桥血管，如果确实如此，那么现在出现堵闭或表现出“细线征”，可否使用右侧 ITA 做左前降支的桥血管？

由于心脏的广泛粘连，有的部位很难评估。在术中，因瘢痕的限制，很难对全部的闭塞血管建立旁路，这就要求在术前知道哪一支血管已经被侧支血管代偿，哪一支血管正在建立代偿，在这样的情况下，仅对那些尚未建立侧支循环的血管进行旁路移植手术是一种明智的妥协。

在手术前还应知道还存有哪些可用作桥血管的动脉和静脉，对于静脉和桡动脉，应行超声检查评估血管内径和质量，同时对桡动脉行 Allen 试验，这有助于构思出对每一个血管桥的选择。

超声心动图有助于评估心肌功能，同时发现并发的血管疾病。我们常规行胸部 CT 扫描来确定解剖情况，同时高度关注在开胸时可能面临的特殊问题，如主动脉近心端及其他一些心脏结构。有时冠状动脉造影并不能清晰地显示左侧 ITA 的走行，但 CT 则不同，即使是没有增强的 CT 影像，通过观察金属血管夹，也有助于帮助确定左侧 ITA 是否与胸骨中线有一定的距离。总之，在再次CABG手术前的评估中，应仔细考量患者的状况、心肌的活性、靶血管、血管桥及解剖情况。

三、手术

（一）再次开胸

安全的开胸是手术成功的关键，应采取各种办法来避免再次开胸对重要器官的损伤，避免将手术进一步复杂化：术前影像学资料可用于判断升主动脉、无名静脉、右心室和（或）ITA 桥与胸骨的毗邻关系，同时发现是否有钙化灶影响主动脉的操作或主动脉阻断钳的放置。

笔者强烈建议将体外循环插管替代方案程式化，以便能迅速地建立体外循环，避免因出血或顽固性心律失常所导致的危险。

在这样的理念指导下，应扩大消毒、铺巾范围。股总动脉和腋动脉可作为替代的动脉插管位点，至于具体选择哪一条血管则需要根据患者的解剖情况来决定。腹股沟插管的优点在于血管比较容易显露，可以相对快速地建立体外循环。如果有严重的外周血管疾病或降主动脉存在大块附壁血栓，股动脉逆行灌注有可能导致脑血管栓塞，此时应考虑腋动脉插管。腋动脉入路的缺点是：很多医师在选择这个位点时，都喜欢先吻合一段Dacron人造血管，而不愿直接插入动脉管，这会浪费一定的时间，而且需要一定的初始抗凝以预防Dacron血管血栓，但这样做会加重胸骨切口的出血；同时也要注意关注插管侧上肢的血流情况。

有一些较为少见的情况，如主动脉与胸骨后壁粘连紧密，在开胸前需要全身肝素化，建立体外循环，降温至可随时停循环的低温状态，这就大大延长了体外循环时间；而且由于肝素化过早，出血的风险也会大大增加。因此，一定要慎用这一策略，尤其是当患者存在一定程度的主动脉瓣反流时，更应避免。

如果选择腋动脉入路，可于锁骨下一指处，平行锁骨、从锁骨中线向外做一个7cm的皮肤切口至三角胸肌间沟，将胸大肌纤维分离，胸小肌部分切断。注意操作要轻柔，避免损伤臂丛。对于肥胖患者，可使用自动牵开器，用手持多普勒探头寻找血管位置。将腋动脉游离出来并过阻断带，静脉给予肝素5000U，3min后上“C”形阻断钳纵向切开血管壁，将一段内径为8mm的Dacron人造血管端-侧吻合在腋动脉上，后续的主动脉插管可置于此人造血管中。术毕拔管后，将人造血管夹闭、缝合，以腋动脉壁补片的形式存在。

当完成了插管准备后，即可沿胸部瘢痕开胸，将固定胸骨的钢丝留于原位，可用于提示胸骨锯已经穿透胸骨后骨板。另一种锯胸骨的方法是保留后骨板，然后用大剪刀在直视下剪开这最后一部分，用这一方法时，切记不可在没有分离胸骨后粘连带的情况下将剪刀直接送入，否则会损伤心肌。

锯开胸骨后，可以使用剪刀或电刀将纵隔组织从胸骨后骨板上剥离，我们通常使用电刀，这样既可以获得干燥的术野，又可以减少术后出血。在心脏外科手术中，任何时候都不要使用钝性分离，助手应注意不要过度向上牵拉，否则有可能在不经意间损伤下面的重要组织。向两侧分离，逐点击破，最终会发现心脏、大血管已从危险的境地中脱离出来。为了避免损伤ITA桥，务必要清楚其准确的位置。很多医师认为，只需要游离几个厘米，能放入牵开器即可；但我们认为，在安全的情况下应尽可能游离，一方面避免因游离不充分而在旋开牵开器时撕裂组织，另一方面充分的游离为以后暴露左心室外侧壁提供了方便。在某些情况下，可以将体外循环开始时间前移，这是更安全、快速的方法。

如果发生了心肌出血，不应急于将牵开器旋开显露出血点，这样做往往只会加重心肌损害。事实上，此时反而应将牵开器适当旋闭一些，以降低破口的张力。将撕裂口周围的粘连松解，这样可以在无张力的情况下缝合裂口，这是成功修补的关键。可以使用Hegar扩张探条堵住出血口，然后再实施准确而有效的缝合止血。至关重要的一点是：外科医师应保持清醒，知道什么时候修补是无效的，什么时候应该迅速建立体外循环以安全地完成破裂口修补，重新回到正轨。

在游离升主动脉时，须谨慎从事。要清醒地意识到：如果游离面过于“干净”，那通常意味着将血管中层与外层之间的平面误认为了血管外层面，这会使血管壁只剩下十分脆弱的部分中层和内膜，其后哪怕是十分细小的操作都会导致主动脉的破裂。真正的分离面是比较坚韧的。医师应知晓哪条通畅的静脉桥从升主动脉的哪个位置发出，应避免损伤，同时避免血栓脱落导致远端梗阻。有时，如果确知某一条静脉桥内存在可能脱落的粥样斑块，应事先将此桥血管切断，避免栓子在操作的过程中脱落至吻合口或靶血管。充分游离升主动脉，以获得足够的空间行主动脉插管、放置主动脉阻断钳和灌注针。

（二）插管及心肌保护

游离完成后，在原主动脉插管上方再次插管，注意主动脉钙化灶和原血管桥。在升主动脉放置顺灌管的同时，经冠状静脉窦口放置逆灌管，进行心肌保护。单纯采用顺灌可能不仅会遇到血栓问题，还会出现各种灌注上的不确定，因此辅以逆灌被广为接受，这种混合灌注方法非常关键。对于粥样硬化严重但通畅的静脉桥，应在开始逆灌前在其近心端切断，这样可以防止粥样斑块栓塞。注意要充分游离升主动脉后壁，以便能将主动脉阻断钳完整置入，任何残留组织都可能导致阻断不充分，无法使心脏维持停搏状态。如果此前手术已经使用了左侧 ITA，而且仍然通畅，则必须将它游离出并阻断，防止将灌注液冲走，使心脏在两次停搏液灌注之间发生复跳。在特殊情况下，如果无法找到或游离通畅的左侧 ITA，可采用深低温、全身高钾，间断逆灌心脏停搏液等技术。有研究发现：由于存在损伤桥血管的风险而难以安全地游离重要结构和阻断左侧 ITA 时，采用上述的替代措施可以达到与标准术式相同的疗效。控制 ITA 血流的另一个有效方法是使用带钝头缝针的弹力带环绕 ITA。将环绕 ITA 两圈的弹力带收紧即可有效阻断血流，并不需要将其完全游离。

（三）血运重建

当心脏在舒张期停搏后，即可以开始血运重建手术。沿着已经堵塞的血管桥，常常可以顺利找到被瘢痕组织包绕的靶血管。这里存在一个问题：对于通畅的静脉桥血管，在再次 CABG 时该如何处理？外科原则是：如果静脉桥已经超过5年，则必须更换。但由于缺乏根据，同时对这一策略是否存在风险也不甚清楚，因此，这一“外科信条”并没有被广泛接受。大多数医师认为部分静脉桥血管存在一定的“特殊性”，因此对于哪些静脉桥要更换、哪些维持不动，持审慎的态度。

（四）远心端吻合

远心端的吻合有多种方式。可以将原大隐静脉桥与冠状动脉的吻合口切开，仍将该吻合口作为吻合靶点；也可将原静脉桥横断，将剩余的远心端静脉桥作为新的吻合靶点。如果病变已经累及吻合点，则在冠状动脉更远心的位置选择另一个吻合靶点，可采用常规吻合技术。如果静脉桥通畅，但已发生粥样硬化，应考虑将原静脉桥结扎，以防止脱落的斑块栓塞。

目前存在一种尴尬的情况，即第一次手术时没有用左侧ITA，而第二次手术时却必须要用它来替换病变的静脉桥。有研究指出，第一次手术时左侧ITA与LAD连接的生存优越性，在第二次手术时同样存在。一些令人兴奋的数据甚至将ITA的使用推向“回收再利用”，即：如果第一次手术后，除了吻合口有狭窄，左侧ITA的其他部分都通畅，此时还可再次使用左侧ITA。但是否能成功则取决于吻合口是否存在张力，是否有充足的血流。

需要考虑的一个问题是：这样一个“残缺”的ITA，其术后早期的血流量可能是不足的。因此，有人建议在这种情况下，不要急于结扎已经发生病变的静脉桥；如果必须结扎原有的静脉桥，则要在近心点或对角支上再建一条静脉桥，直到新的左侧ITA可以提供足够的血流。但这种策略会产生竞争血流，这是否会影响ITA的通畅性，还不得而知。

（五）近心端吻合

静脉桥的近心端很少会出现堵闭。因此，可以将新的静脉桥吻合在原有静脉桥的吻合口处。如果静脉桥长度不足，折中的方案是将新的静脉桥的近心端以端－侧吻合的形式吻合在原静脉桥的中段。序贯吻合也可以用来应对这种情况，同时可以减少近心端吻合口数量。

四、术后监护

再次 CABG 患者的术后管理，在很多方面与第一次手术时并无差别。但是，监护的级别应与患者的高危程度相匹配，这些患者更易发生死亡、呼吸衰竭、肾衰竭、脑卒中、再开胸止血及胸部切口深部感染。保持充分的警觉和仔细地监护至关重要。

第四节　心肌梗死后室间隔缺损的修补

一、发展史

心肌梗死（MI）后，由于施行全面的治疗手段来改善早期再灌注，心肌梗死后室间隔缺损（VSD）已成为透壁心肌梗死后一种少见的并发症。Cooley 等在 1956 年成功完成了首例心肌梗死后的 VSD 外科修补。早期的治疗原则是推迟 VSD 修补，其理论依据是：坏死组织需要时间来重建组织结构，而缺损周边的纤维组织是保证 VSD 补片可以稳固固定的组织学基础。但目前认为，对于那些可能由于多器官功能衰竭而出现病情迅速恶化的高危患者，应在心源性休克发生或恶化前尽早手术近年来，多数患者首先使用主动脉内球囊反搏（IABP）。经皮 VSD 封堵成为越来越重要的治疗措施，根据患者就诊时的病情及解剖状况，将其作为终极治疗或稳定病情的手段。

二、基本原则与理论依据

室间隔前 2/3 区域由左前降支供血，而后 1/3 由后降支供血，近 80% 的人群，其后降支是右冠状动脉的分支。心肌梗死后 VSD 根据相应的堵塞冠状动脉而分为前位 VSD 和后位 VSD；也可以分为简单型 VSD 和复杂型 VSD，简单型 VSD 是指室间隔只有单一位置的穿孔，而复杂型 VSD 则指室间隔上存在多个匐行的穿隔瘘道。心肌梗死的位置和面积决定了穿孔区的分流量和心室的功能状况，根据这些解剖情况，临床症状可以表现为良性的心脏杂音直至心源性休克，后者是指即使经静脉给予正性肌力药物或使用IABP，收缩压仍难以维持在80mmHg以上或心指数难以维持在1.8L/（min·m^2）以上。

后位VSD的表现通常较为复杂，可并发后内乳头肌断裂和二尖瓣反流，这是由于后内乳头肌只有单一的供血血管（右冠状动脉或旋支）。后位VSD可导致更高的病死率，一项前瞻性研究证实了这一现象。不良预后的术前预测因素并不包括心肌梗死的面积和VSD分流量，也不包括左心室功能及冠状动脉病变的范围，而是与心源性休克及右心室功能不全的程度（通过游离壁运动指数、舒张末压和右心房压力来计算）密切相关。这项研究发现，后位VSD的病死率与右心室梗死面积直接相关。对这一发现的解释是：右冠状动脉的堵塞使容量负荷超载的右心室的灌注恶化，导致右心室功能下降，进而导致左心室前负荷下降、心排出量下降及多器官功能衰竭，进而死亡。

前瞻性多中心随机对照研究GUSTO-I试验是第一个分析早期再灌注后心肌梗死后VSD的研究。在该研究中，共有41021例患者入组，84例诊断为心肌梗死后VSD，0.2%的发生率低于以往的报道。在早期再灌注前，2%的患者在发生透壁心肌梗死后4～6d出现心肌梗死后VSD。GUSTO-I试验中的大多数患者是在症状出现后1d（中位时间）通过超声心动图诊断的，明显早于早期再灌注。其他的诊断方法包括左心导管检查（心室造影可见左向右分流）、右心导管检查（从右心房到肺动脉，血氧饱和度逐步升高）。在那些行心导管检查的患者中，50%存在单支血管病变，大部分人的病变血管为完全闭塞，而近2/3的患者其病变血管为LAD。前壁心肌梗死、高龄及女性患者是发生心肌梗死后VSD的相关因素。无心绞痛病史或既往无心肌梗死者，更可能发生心肌梗死后VSD，这可能与单支血管完全堵塞，且无广泛的侧支循环有关，更重要的是，GUSTO-I 结果显示：与药物治疗相比，心肌梗死后VSD 患者手术修补的 30 天病死率更低（47% vs. 94%），1 年病死率也更低(53% vs. 97%)。这一重要发现影响了当前的治疗方案。

三、术前评估及准备

对近期有心肌梗死病史的患者，如果体检发现新出现的全收缩期杂音及心力衰竭症状，应立即行床边经胸超声心动图检查。一旦确诊心肌梗死后 VSD，初始治疗方案是立即使用正性肌力药物和 IABP，以降低后负荷、改善组织灌注，并减少心内分流。

大多数患者在入院后行心导管检查，以便在修补 VSD 的同时进行 CABG。一些研究发现，同期行 CABG 有助于提高早期和远期生存率，但另有一些研究却无法获得这样的结果。完全的血运重建可改善侧支血流，与仅处理导致心肌梗死的血管的旁路移植术相比，可降低病死率。因此，必须仔细权衡同期行 CABG 的获益情况和更长时间体外循环带来的风险，根据冠状动脉病变的情况及血流动力学状态制定个性化的治疗方案。不应因心导管检查而推迟早期手术干预的时间。同样，一些患者可因乳头肌断裂或栓系而并发二尖瓣反流，应根据个体情况决定是否同期行二尖瓣修复。对于心室功能严重受损（左心室射血分数下降或右心室功能不全）的患者，在行 VSD 修补前应考虑是否需在术后早期安装心室辅助装置，临床上确实存在这种可能性。对于心源性休克和多器官功能衰竭的患者，经皮 VSD 封堵可作为外科修补的过渡。但遗憾的是，我们缺少这方面的经验。

四、麻醉

常规监测包括体表心电图、末梢血氧饱和度监测、CO_2 监测、鼻腔和（或）膀胱温度监测。动脉测压通路可用于监测血压和复查血气，大多数情况下应置于左桡动脉，可以根据动脉插管的位置和是否计划同期行 CABG 进行位置调整。肺动脉导管是必需的，可用于监测肺动脉压、心排出量、中心静脉压及从右心房到肺动脉是否存在递增的血氧饱和度。另一重要的诊断工具是经食管超声心动图，它可以定量地测量分流情况，同时精确地判断 VSD 的位置、评估心功能状态，指导手术决策。

五、手术

在轻度低温下建立高流量的体外循环。密切注意心肌保护。根据 VSD 的位置、游离壁梗死的范围和手术计划决定静脉插管的选择沿前、后游离壁经过心肌梗死区做平行于室间隔和相应 LAD 或后降支的左心室切口，显露 VSD。对于小的 VSD，可以选择右心房入路。修补 VSD 的方法包括补片和梗死区旷置。

（一）前位室间隔缺损

修补前位 VSD，可以选择平行于 LAD 的左心室切口入路。我们支持用补片修补 VSD，彻底切除游离壁和室间隔上的坏死组织，直到可见新鲜有活力的心肌组织。在 VSD 左心室面置入一片大于 VSD 直径的自体心包片或人工合成补片，用带垫片的 2–0 聚丙烯缝线褥式缝合，进针点与 VSD 边缘相距几厘米以上。为了避免张力，可修剪补片的前缘，并将其置于左、右心室游离壁之间缝合固定，使用带垫片缝线进行褥式缝合。

如果需要大范围切除左心室前游离壁的梗死灶，要在切缘与 VSD 补片之间再置入一块补片以恢复左心室的几何构型。

也有人用多块补片来修补 VSD，还有人用粘结剂来减少残余分流，并避免 VSD 复通。在技术能力允许的情况下，可在左心室游离壁梗死区的心内膜面用 2-0 聚丙烯缝线做荷包缝合，将梗死区旷置，此技术与治疗左心室室壁瘤的 Dor 手术相似。将存活心肌对拢后，用毡片加固褥式缝合。大的 VSD 用心包或人工合成补片覆盖，单独缝闭间隔缺损。

（二）后位室间隔缺损

修补后位 VSD 可以选择平行于后降支、近心底部的左心室切口入路。由于显露的原因及靠近二尖瓣环、瓣下组织和后内乳头肌，因此这类 VSD 的修补比较复杂。我们偏向做梗死区旷置术，该技术最初由 David 等报道。将坏死的心肌做有限的切除，在左心室内置入一大片自体心包或人工合成补片，全周贴附于左心室内壁，重建左心室腔，将梗死区与左心室腔完全隔离。务必注意要充分保证左心室容积，并注意避免相邻结构的扭曲。该技术的优点在于减少了对右心室和脆弱的室间隔的操作。

六、术后管理

部分患者可能存在 VSD 残余分流，需要一系列的超声心动图检查或肺动脉导管进行监测。在术后早期，要密切监测是否发生 VSD 复通。可以根据症状的严重程度及心室功能来决定是采取再次开胸手术还是经皮冠状动脉介入治疗。一些患者术后需要透析治疗以调整容量状态，促进心室的恢复。根据心排出量、机体灌注情况及超声心动图提示的心室功能状态，调整正性肌力药物用量，逐渐停用IABP，由于有多条血管通路，因此存在脓毒症的风险，应经常评估感染指标，并及时应用广谱抗生素。

第五节　机器人全腔镜下冠状动脉旁路移植术

一、发展史

所有微创手术的共同目标是在尽可能小的创伤下完成手术干预，应用工作孔径路取代大切口。人们曾无数次尝试应用长杆胸腔镜设备进行 CABG 手术，均未成功；直到 1998 年，第一例机器人全腔镜下冠状动脉旁路移植术（TECAB）获得成功。其后，该技术不断演进，从单一血管到多支血管，从心脏不停搏到体外循环下停搏，均可成功完成。TECAB 还可与经皮冠状动脉介入术结合，被人们称为“整合”或“镶嵌”手术。目前市场上已经有了更新一代的手术机器人系统，并具有不同操作所需的机器人手术软硬件（可能称其为“终端效应器”会更恰当），显著改进了视觉效果，可使术者更轻松地显露靶血管，也更符合人体工程学的要求。

二、基本原则与理论依据

我们目前的观点是：任何一个具备行 CABG 条件的患者均适合行 TECAB。但应牢记机器人手术的禁忌证（表 2–1）。可以看出，TECAB 是一种择期手术，并不适合再次手术。再次手术往往会给医师带来很大的技术挑战，导致手术时间长而过程枯燥，这是因为需要在腔镜下花费大量时间分离粘连。对于可能导致胸腔扭曲变形、容积减小的因素（胸部变形、巨大心脏或肺容积缩小），都应仔细考量。术前应充分分析正面和负面的因素，是否需要将患者置于长时间的体外循环、心肌缺血及长时间的手术，抑或选择微创方案。这种难以决策的困境在合并有其他疾病时表现得更为明显。遵照下表列出的各项禁忌证，我中心 25% ~ 30% 的 CABG 患者适合选择机器人腔镜治疗方案。由于 TECAB 需要一个较长时间的学习过程，我们强烈建议在开始涉足此领域时应从简单手术做起，严格限于低风险患者。使用模拟手术的模型及实操实验室是缩短学习曲线的重要方法。

表 2-1　TECAB 的禁忌证

绝对禁忌证	相对禁忌证
心源性休克	行 IABP 辅助下状态不稳定
血流动力学状态不稳定	严重的左心室功能减退（EF ＜ 30%）
严重肺功能不全（FEV_1 ＜ 70%，VC ＜ 2.5L）	巨大心脏（左心室与胸壁的距离小于 25mm）
肺动脉高压	既往心脏手术史
胸廓变形（如漏斗胸）	既往严重肺创伤
患多种疾病	既往胸部放疗
明显的全身性血管病变	
冠状动脉细小或弥漫性病变	
拟行心脏不停搏 TECAB 的患者存在心肌内冠状动脉	
拟行心脏停搏 TECAB 的患者，其升主动脉直径＞ 3.8rm 和严重的主髂动脉钙化	

注：TECAB：全腔镜下冠状动脉旁路移植，IABP：主动脉内球囊反搏，FEV_1：第 1 秒用力呼气量，VC：肺活量，EF：射血分数。

三、术前评估及准备

所有患者的术前评估与常规 CABG 是相同的。一般的术前评估包括既往病史、现病史、体格检查、标准的血液检测（血常规、肝肾功能、凝血功能、血型和交叉配血）、颈动脉多普勒检查、踝臂指数（ABI）、肺功能检查、超声心动图。为了检查患者是否适于行 TECAB，应行胸部、腹部和盆腔 CT，外科医师及团队和影像科医师会根据表 2–2 的清单对各项 CT 参数进行评估。

表 2–2　TECAB 术前胸、腹、盆腔 CT 造影的评估参数

心脏	肺	血管
心脏的大小（心胸比，左心室与胸壁之间的距离）	肺脏大小（胸内操作空间）	右肺动脉水平的升主动脉内径
左胸廓内动脉与靶血管之间的距离	肺部疾病	主动脉粥样硬化病灶
靶血管的走行（心外膜或心肌内）	胸腔疾病（粘连、斑块）	髂股动脉的解剖及病变
心包脂肪垫的大小		其他血管病变（动脉瘤、夹层等）

四、麻醉

标准的心脏外科麻醉策略同样适用于 TECAB，应指定有经验的麻醉医师监督 TECAB 的麻醉。

以下是 TECAB 麻醉需要格外关注的要点。

1. 双腔气管插管。

2. 皮肤除颤贴片。

3. 持续 TEE 监测。

4. 近红外光谱（NIRS）监测脑部及双下肢血流。

TEE 是必需的监测设备，用于观察整体心脏功能和心室壁节段运动情况，同时监测主动脉腔内阻断球囊的位置。在整个手术过程中，外科医师和麻醉医师之间应保持良好的沟通，这一点非常重要，包括以下几方面。

（1）确定何时开始单肺通气。

（2）设置 CO_2 的充气压力。

（3）如果经股动脉行动脉插管，应监测下肢缺血情况。

（4）在 TECAB 过程中，监视主动脉腔内阻断球囊的位置，及时发现移位。

（5）控制心率，在心脏不停搏 TECAB 时评估心室节段运动情况，在长时间体外循环并单肺通气后进行呼吸管理。

五、手术

（一）硬件要求及操作模式

目前，市场上可充分满足TECAB需要的机器人只有一种型号。外科医师主要应用第三代达·芬奇手术系统行TECAB：外科医师位于控制台的后面，使用被称为“masters”的程序，外科医师的手动操作被转化为机器人胸内器械的动作，同时手术过程被3D成像以便术者观察。使用脚踏板切换器械操作、成像和电刀的使用。外科医师通过3D双目成像系统进行观察。第四代Xi系统还不能提供全部的TECAB手术器械。

如前述，TECAB可以在体外循环或非体外循环下进行，也可以在心脏停搏和不停搏下实施。人们将心脏停搏TECAB称为AH-TECAB，而将心脏不停搏称为BH-TECAB。我们强烈建议应同时学习两种手术方法，这样就可以使外科团队有更大灵活性，对待不同的患者时可调整手术策略。

BH-TECAB有助于避免体外循环的并发症，但BH-TECAB对于技术的要求高于AH-TECAB，同时在靶血管显露方面也不如AH-TECAB理想。外科医师应首先掌握心脏停搏下的血管吻合技术，然后再转向不停搏的操作。我们建议在BH-TECAB时，体外循环应准备就位，以防胸腔内操作空间存在限制或患者突发心肌缺血、血流动力学状态不稳定或严重的室性心律失常。在这种紧急抢救的状况下，应用机器人来建立体外循环是极具挑战性的，它需要更长的时间；如果血流动力学状态不稳定，有可能造成不必要的并发症。在我们看来，立即建立外周体外循环是一个非常有价值的措施。

虽然AH-TECAB需要一些特殊的技术和设备用于组织灌注，

并需要应用腔内球囊或经胸主动脉阻断钳，但在心脏停搏下更加容易实施吻合。在开始做TECAB前，应该在其他手术（如小切口开胸继发孔型房间隔缺损修补、二尖瓣修复）中掌握上述技术。我们的经验是：在给右冠状动脉或旋支远心血管建立旁路时，停搏是唯一可靠的方法，只有这样才可使心脏完全松弛，从而可以充分地扭转和摆位。

（二）手术步骤

1. 步骤一：患者的体位及术前准备

患者取常规仰卧位，将双上肢置于体侧，用抗褥疮垫圈将左侧胸壁稍抬高。应始终考虑到有可能转为开胸手术，因此应采用传统CABG手术的消毒、铺巾方式，而常规CABG手术的器械也应就位。

2. 步骤二：设置工作孔及机器人就位

由团队中最富经验的医师在患者左侧胸壁设置工作孔，因为正确的开孔位是手术成功的关键步骤之一。在开工作孔前，要停止左肺通气，并将左肺气体完全排出，以防损伤，该环节必须经麻醉医师充分确认。摄像头孔位于左侧第5肋间腋前线。向胸腔内充入压力为8mmHg的CO_2。如果此时血流动力学状态转差（如突发低血压），应立即调整CO_2的压力以减轻对静脉回流的影响探查胸腔，并在摄像机辅助下设置左、右器械孔，分别距离摄像头孔4指宽的头侧和尾侧，在腋前线和锁骨中线之间，然后将手术机器人就位，右操作臂持电刀，左操作臂持DeBakey镊子。

3. 步骤三：获取胸廓内动脉

机器人摄像机镜头“向上”成30°，通过观察血管搏动和走行，可定位ITA。将电刀功率调节至15 ~ 20W，切开ITA表面的胸内筋膜及肌层。用骨化技术获取ITA，施以轻度的机械牵拉，用电刀将ITA与胸壁之间的分支血管烧断。很少情况下会使用血管夹来处置分支出血，即使是较大的分支也可通过电凝烧断。如果需要获取双侧ITA，可广泛地切开胸膜反折来抵达右侧胸膜，获取双侧ITA的理想方式是首先获取右侧ITA，然后再获取左侧，如果调转顺序，左侧的ITA可能会干扰视野和操作。注入肝素后，将ITA的远心端夹闭，用Potts剪刀将其剪断，置入左侧胸腔，由其自主扩张。

4. 步骤四：器具孔设置

获取ITA后，在与摄像孔相对的位置、左侧胸骨旁设置5mm的器具孔。有文献报道，设置器具孔可明显缩短手术时间，通过该孔，可在手术过程中送入和取出有关物件（如缝线、“哈巴狗”、吸引管、弹力血管带等）。

5. 步骤五：切除纵隔脂肪和心包切开

将摄像头“向下”，即可清晰地看到心包脂肪垫及心包本身。左侧器械臂持长镊，右侧器械臂持电刀，切除心包脂肪垫。如果脂肪垫过大，启动体外循环即可缩小心脏、为胸内操作提供更大的空间，有助于切除脂肪垫。然后将右心室流出道上方的心包切开，先向胸骨后心包反折区扩大此切口，然后再向左外侧扩大。越靠近头侧，切口与膈神经越近，因此必须完全确认膈神经的位置。操作时，必须避开膈神经和左心耳，它们与切口相距甚近。

6. 步骤六：建立外周体外循环及主动脉腔内阻断（球囊阻断）

术前CT造影可以确定主动脉及髂股动脉粥样硬化的程度。如果主髂动脉没有或只有轻度粥样硬化，可以通过股动、静脉插管建立体外循环，风险较低。常规经左腹股沟显露血管。为了防止淋巴液渗漏，应尽可能控制血管切口的长度。为了防止远端肢体灌注不足，所有患者均常规放置一条肢体末端灌注管，同时在手术全程应用 NIRS 监测肢体远端血供。经股静脉置入 25Fr 静脉插管，在 TEE 引导下，将其头端送至上腔静脉处；经股动脉置入带侧支的 21Fr 或 23Fr 动脉插管。连接体外循环管路。

在升主动脉安全地置入腔内球囊诱导心脏停搏，前提是升主动脉、主动脉弓及降主动脉没有粥样硬化灶，升主动脉直径最大不超过 38mm，主动脉瓣功能良好且没有结构性异常。将腔内球囊彻底放气后，在导引钢丝的辅助下，由主动脉插管的侧支送入。在 TEE 的密切监视下，将导引钢丝送入主动脉根部，然后将腔内球囊置于主动脉瓣上方，将心脏停搏液灌注管与体外循环的相应管路连接；持续测量主动脉根部和腔内阻断球囊的压力。务必避免从停搏液灌注管注入气体。

体外循环开机，逐步加大流量。在初始阶段应密切监视胸主动脉，一旦发生逆行性主动脉夹层，可在第一时间发现。如果静脉引流充分，出现低血压和左心室无射血的情况，将腔内球囊充气，并通过超声心动图确认球囊位置理想，然后注入心脏停搏液。在注入腺苷（6mg/20mL 生理盐水）后，立即快速注入心脏停搏液，诱发心脏停搏。如果确认球囊位置稳定，可以开始降温，每 20min 重复注入一次停搏液。必要时可以经皮置入逆灌管，这样就可以根据需要同时启动顺灌和逆灌。

如果主髂动脉存在中至重度粥样硬化，我们强烈建议放弃股动、静脉入路而选择腋动脉。将一段直径 8mm 的人造血管与腋动脉中部行端 – 侧吻合，将动脉插管置于人造血管内，避免肢体灌注受到影响。腋动脉插管既可以顺行灌注胸主动脉，也可降低出现逆行性腹主动脉和髂动脉夹层的风险；在股动脉另置入一个 19Fr 的动脉鞘，将腔内球囊插管经此鞘置入。

如果TEE发现主髂动脉有严重钙化，降主动脉或主动脉弓有突起或不稳定的粥样硬化斑块，则禁忌使用腔内球囊。在这种情况下，我们选用BH-TECAB：如前述，为安全起见，所有BH-TECAB患者手术时均置入体外循环插管，插管需在将ACT调整至300s，并用肝素盐水冲管后实施。如果必须启动体外循环辅助，则将ACT提高至480s以上。在行多支血管BH-TECAB时，做好体外循环的准备极其重要，如果在阻断靶血管时发生心肌缺血，或者胸腔内操作空间有限或发生严重出血时，这一准备就变得更为重要。在辅助循环期间，在开孔处、ITA血管床及其他一些部位会出现明显的弥漫性出血，可间断性使用冠状吸引将左胸腔内的血液吸出。

7. 步骤七：确认并暴露靶血管

无论是BH-TECAB还是AH-TECAB，在显露心表不同的组织结构时，手术机器人系统的心脏稳定器都提供了非常有效的支持。在剑突角左侧两指处做一个12mm肋下开孔，将稳定装置经此置入。将摄像头调至“upfacing”位后，可辅助置入稳定器。将肋下开孔与达·芬奇系统的第四机械臂相连。

为了获得最佳视野和最佳操作点，将摄像头设定为“facedown”。在第四机械臂上的心脏稳定器的辅助下，可以充分地显露和操作左前降支和旋支。用专用脚踏板控制稳定器，并将吸引荚置于靶血管的两侧。在BH-TECAB时，就是用这个方法将吻合区域稳定后进行吻合；此外，无论是BH-TECAB还是AH-TECAB，均可通过该方法将靶血管置于一个方便操作的工作位置。

在行右冠状动脉旁路术时，可通过左侧12mm器械孔置入稳定器，此时机器人左器械臂可经肋下开孔送入。使用稳定器可以将右心室锐缘提起，这样就可以非常理想地显露后降支或后外侧支。到目前为止，我们仅将这一方法用于 AH-TECAB。在心脏不停搏手术时，这一方法应慎用，因为有可能导致右心室的意外穿孔。当充分显露了靶血管后，即可用 Potts 剪刀将心外膜剪开。

8. 步骤八：机器人辅助腔镜下冠状动脉吻合

在开始吻合冠状动脉前，将桥血管做最后的修剪。将被“哈巴狗”阻断的桥血管断面修剪成斜面，剖开桥血管，使断面总长度达到 4mm，这样可以使吻合端呈现“眼镜蛇头”样。此时应确认血管流量充分。

与传统的 CABG 方法相同，用 DeBakey 镊子和机器人手术专用刀切开靶血管。用 Potts 剪刀将切口延长至 4mm，与桥血管断端相匹配。从胸骨旁的器具孔将一条 7rm 长的双股聚丙烯缝线送入。用两把机器人专用显微手术镊完成冠状动脉吻合。

第一针起自冠状动脉切口的尖部，以反手由内向外缝合。将缝针安全地置于旁边的心外膜上，然后使用另一个缝针从桥血管的尖部由内向外缝合，而冠状动脉侧则是由外向内。完成三针降落伞式缝合后，将桥血管送下并收紧缝线，其后的吻合就较为容易。应使缝线保持一定的张力，避免后壁出血，这个位置的止血非常困难。

当完成根部缝合并绕至前壁后，将此针置于一个安全的位置，再用第一个针从尖部向根部缝合，直至完成。可以用显微镊子的头来检查吻合口的通畅度。仔细检查是否有绕线、压线的情况发生，如果有，可以用缝针做调整。

近年来，几乎全部的冠状动脉都可以通过机器人来完成血运重建，而不需要采用其他技术。最为常见的 TECAB 包括：左胸廓内动脉（LITA）与 LAD 的吻合（LITA-LAD）、右胸廓内动脉

（RITA）与 LAD（RITA-LAD）联合 LITA 与对角支及旋支的吻合，以及 LITA-LAD 联合 RITA-RCA（右冠状动脉）。最后这一手术需要用到“Y”形桥。

无论是停搏还是不停搏完成旁路手术，在完成吻合后，都应牢记一些特殊的事项。在 AH-TECAB 时，当灌注停搏液至最后阶段时，即应切开靶血管，以降低损伤靶血管后壁的风险。当腔内球囊的压力不足时，可能导致静脉引流不充分，也可能导致主动脉根部的逆向血流，增加靶血管后壁损伤的风险。调整静脉引流管的位置可以改善总体引流，同时可以适当增加球囊的压力或使用弹力血管带，这样可以短时改善术野过多的回血。只有当术野清晰时，才能安全地完成吻合。

在 BH-TECAB 时，如果要获得无血的术野，可在靶血管的远心端、近心端各放置一条弹力血管带，但在大多数情况下，只需要收紧近心端的血管带即可。切开靶血管，在腔内置入分流管，在置入分流管时，应先插入远心端，然后插入近心端，再放松血管带。BH-TECAB 进行血管吻合时，动作应非常轻柔、准确，防止意外损伤冠状动脉壁。可以短时给予艾司洛尔减慢心率以助于吻合。在一个跳动的术野上完成吻合非常具有挑战性，因此强烈建议在进行临床实操前强化训练。

9. 步骤九：最后的任务

对于所有病例，应使用腔镜专用的超声探头进行桥血管血流的超声时差法测量，以保证手术效果此超声探头可经肋下孔置入。

将柔软、可弯曲的吸引头经器具孔送入左胸腔，将胸膜腔内的积血吸出。

在手术结束时，撤除体外循环。将机器人床旁机械臂系统推开，撤除各种置于 ITA 血管床上的仪器，所有这些操作应在体外循环插管拔除、心脏充盈后进行，如果因为特殊原因而需要将仪器一一恢复至手术时的状态，有很大的困难。

由于体外循环和单肺通气，术后可能出现明显的呼吸功能减退，但多为短时现象。

当患者血氧饱和度稳定、心脏泵功能理想时，即可给予鱼精蛋白。在这一阶段，应用机器人成像系统对胸腔内的创面做最后的检查，这既需要坐在操控台的医师，也需要在手术台旁的外科团队。在确认彻底止血后，即可撤除机器人，但工作孔仍需暂时保留，此时还需要使用摄像头做最后一次手动探查以避免 CO_2 泄露，这非常重要。在摄像头的监视下，将开孔器逐个拔除，仔细检查开孔创面的出血情况，塞入止血材料（如 FibHllar、Surgicel）。经摄像头孔插入胸腔引流管。在置管时，应恢复肺通气，膨胀的肺组织可以避免桥血管受损。在各个开孔创面注射局部麻醉药以减轻术后疼痛。

六、术后管理

TECAB 术后管理遵循标准的开胸 CABG 各项术后管理原则。由于单肺通气，可能出现肺不张，通过呼吸治疗可得以恢复。应对插管的外周动脉和静脉进行评估。术后的疼痛往往是很剧烈的，尤其是摄像头放置区域，但一般在术后数日即可消除。微创手术后不需要对胸骨问题采取预防措施。

第三章　机器人前列腺手术

第一节　复杂机器人泌尿外科手术注意点

机器人辅助腹腔镜根治性前列腺切除术（RALP）的成功应用促进了传统的开放性前列腺癌根治术向腹腔镜前列腺癌根治术的转变，且腹腔镜手术技能不再需要长时间的训练。然而在克服了最初的调整障碍之后，手术技能欠纯熟和技能熟练的开放或腹腔镜的手术医师都需要不断地学习和更新自我水平。随着越来越多的 RALP 的开展，手术中出现的问题也愈见增多，但未来有希望能更全面地认识这些问题。前列腺癌根治术的目标是：保证手术切缘阴性的前提下完整地切除前列腺，并尽可能降低术中或围术期并发症或输血，保留良好的排尿功能和勃起功能。为了达到这个目标，下述步骤可让外科医师不断地提高手术技能以便成功应对最具挑战性的患者。在本章中，我们将讨论在机器人辅助泌尿外科手术过程中，尤其是前列腺癌根治术中所遇到的各种挑战，并且还提供一些基于我们的经验提出的建议。

一、解剖结构异常带来的困难

前列腺解剖学上的变异给手术带来了一些挑战，最常见的包括前列腺或中叶增大以及行后尿道前列腺切除的患者。这些在解剖学上的改变对学习曲线产生显著的影响并且会增加可能出现的并发症的风险。避免这些问题的关键在于解剖学标志及层次判别的标准方法。

（一）巨大前列腺

不管手术的技术如何，增大的前列腺都会给根治性前列腺切除术带来更多的困难。在最初的那些病例中，一般推荐选择重量是 30 ~ 40g 的前列腺，因为更大的前列腺会占据更多盆腔的空间，使得可操作范围变小而更难暴露前列腺。此外，还可能存在前列腺中叶血管增多并有广泛分支的情况，都会增大手术难度，增加手术时间以及术中的出血。增大的前列腺还会遮挡神经、血管束的位置，使其难以辨认。这些问题都会显著影响术中及术后的结局。

关于手术入路的方法，腹膜外比经腹膜操作的空间更小。采用 RALP 进行增大的前列腺手术时，遇到两个最大的困难可能就是前列腺顶部和膀胱颈的切除。由于空间相当狭窄，前列腺顶部的暴露非常有限。增大的前列腺背深静脉复合体（DVC）通常也增多并脆性更大。当术中运用钉子时，狭窄的腹膜后间隙常常阻碍钉子的定位，造成固定后出现渗血。为了避免这种情况的出现，我们通常会用 CT1 缝针穿 1-0 号聚卡普隆（poliglecaprone）25 线 [单乔线（Monocryl）] 对 DVC 做双重缝扎，而不用打钉子的方法。与此同时，最近报道了 RALP 术中进行尿道周围悬吊缝合的方式。最近 Patel 等报道了这种在 RALP 中对 DVC 做双重缝扎并且将前尿路在耻骨后进行悬吊的手术方式，不仅能显著增加术后 3 个月的尿控率，还能缩短尿控恢复的时间。

对于前列腺较大的患者而言，膀胱颈的辨识可能是 RALP 术中最具挑战性的，因为增大的前列腺要求在正确的解剖层次进行精确的切除以避免前列腺组织残留在膀胱中。然而，用充气的导尿管指引膀胱颈可能会遗漏共存的前列腺中叶。在这种情况下，中间脂肪层可以很好地指示膀胱颈的位置，因为膀胱的脂肪层位于膀胱前列腺的连接处。另外前列腺侧面的轮廓也有助于提示膀胱颈的位置，用机器手臂轻压前列腺的侧面，前列腺膀胱连接处会出现一个浅凹。

考虑到前列腺含有很多附属结构并且要尽量切除膀胱颈周围所有的前列腺组织，因此应该进行广泛的膀胱颈切除，而不是切除至可见一个深孔就终止了。我们在手术中常常用第四机械臂轻轻地牵拉膀胱，再逐层切开。初始的浅切口从前列腺膀胱的连接处中点直至前列腺边缘。其次，更深层的切口是从前列腺中间到侧边缘逐层切口。轻轻牵拉导尿管有助于我们重新确认膀胱颈的范围和确保在正确的位置分离膀胱和前列腺。前列腺基底部的前方和膀胱颈是分开的，意味着膀胱颈是膀胱和前列腺之间唯一的突起。膀胱颈的突起随后将会被切除。如果遇到较大的前列腺，膀胱颈后部组织的分离也将比较困难，分离层面不对将损伤前列腺基底部。为了避免发生上述情况，应该笔直向下分离组织直至狄氏（Denonvilliers）筋膜的前层，这一层覆盖了输精管和精囊。对于精囊侧前方巨大的前列腺而言，分离出精囊腺则需要更大范围的暴露。

已报道的研究结果显示，伴有前列腺增大的这种手术前景可观，研究者们已经报道了在机器人时代对于巨大前列腺的患者而言，手术及病理结果是没有临床差异的，尽管其出血更多，手术时间更长。

（二）中叶

突向膀胱的前列腺中叶使手术中的解剖平面扭曲，导致手术复杂化。与增大的前列腺相似，增生的前列腺中叶血管十分丰富，将使术中出血增多。邻近的尿道口和膀胱颈必须一起考虑在内。尿道口与膀胱颈位置过于接近，在切除过程中可能会导致局部损伤，将引起术后水肿和尿道口狭窄。外科医师对尿道口的担忧，可能使前列腺基底部和后部切除不彻底。在试图完全切除前列腺中叶时，膀胱三角区广泛切除后会形成一个巨大的切口，因此许多病例在吻合之前需要重建膀胱颈。术前和术中明确前列腺中叶的位置实属必要。

术前采用B超或膀胱镜明确中叶的存在。在过往经验中，MRI不仅可提供临床肿瘤分期，而且可通过多层面的重建图像为外科医师提供前列腺解剖结构资料，其中包括前列腺中叶和前列腺前端和精囊腺形状。在RALP术中，外科医师因缺乏触觉反馈，只能完全依赖视觉线索，当助手用导尿管来指示前列腺中叶位置时，可以看到一个中叶被导尿管气囊挤向对侧中叶。圆环形或中线位置的中叶偏离导尿管气囊的位置即是膀胱颈的所在位置。

前列腺中叶暴露清楚，膀胱颈就更靠近前列腺尖部。这就使得开始分离膀胱颈的位置过高，增加了切开膀胱的风险而导致不能保留膀胱颈。理想情况下，前端的解剖开始于前列腺中叶的中线，因为它是定位大多数中叶最理想的位置。与多数膨大的前列腺病例类似，解剖应逐步进行以避免过深。膀胱外侧缘的附着物应该在这个层面被切除。之后在膀胱颈前侧的横断面，用第四机械臂抓住导尿管，向前提起前列腺。另一种让前列腺前端达到相同位置的方法，是通过 Carter Thomason 装置缝合到耻骨联合上方的中线上来实现。

在看到前列腺中叶以后，我们会收回机器人的第四臂来将中叶提高到膀胱以外。因为前列腺中叶尿道面很光滑，传统的

Prograsper 会比 Cobra Grasper 好用。如果是表面光滑的大前列腺中叶，可以用 1-0 号 poliglecaprone25 线（Monocryl）缝住牵拉来将其提高，这样就可以暴露出中叶的下部。因为输尿管口非常靠近增大的前列腺中叶边缘，这时要仔细地检查输尿管开口。如果输尿管开口不容易辨认，可以静脉注射全量靛胭脂或亚甲蓝来指示。考虑到输尿管开口的位置及其对输尿管膀胱吻合术缝合伤口的影响，膀胱颈后侧的切口应位于中叶底部以下，并切开全层。如果切开了全层，即可以看到膀胱肌纤维与切口是垂直的。在膀胱颈后侧完全切开膀胱逼尿肌后，可以看到精囊和输精管的顶部。增大的前列腺中叶常会使这两个结构发生横向移位，使其辨认起来更加困难。

前列腺切除以后会留有一个明显的缺损，所以要对膀胱颈进行检查。如果认为有必要将膀胱颈进行重建，就要把输尿管开口埋在吻合处以外。在开放手术中“球拍柄”式膀胱逼尿肌修复是最常用的，而机器人系统则使更多不同的修复方式成为可能。最简单的方法就是在侧面做一个 3 点和 9 点位置的“8”字缝合。这种缝合方式有利于全程充分暴露输尿管开口，并且减少在膀胱输尿管吻合时对输尿管开口的损伤。V.R.Patel 报道了一种改良的横向缝合技术，用 RB1 针带一根 13cm 长的 3-0 号 poliglecaprone 25（Monocryl）线进行缝合，从侧面进针穿过中间再回过来与进针处的线打结，照此进行直到膀胱颈的大小与尿道膜部相匹配。还有另一种不需要重建膀胱颈的技术，即当膀胱切口的宽度大于尿道切口的宽度时，把膀胱从上面做漏斗缝合接到尿道上。这时的膀胱就像降落伞上的那些背带，如同置身于吻合术之外。然而在我们的经验中，许多前列腺中叶增大或有经尿道前列腺切除手术史的患者在 RALP 中都需要进行膀胱颈的重建。

中叶的存在是尿道膀胱吻合术中常见的挑战。由于输尿管开口可能接近膀胱颈的边缘，在进行吻合缝合时，应特别采取预防措施，尽量减少缝合引起输尿管梗阻的可能性。伤及输尿管口可表现在几个方面，包括尿量减少、通过引流管排出的尿液增加、胁腹胀痛或血清肌酐升高，全因尿液吸收或短暂水肿的膀胱颈导致部分流出道梗阻。在术后早期血清肌酐升高的病例中，超声检查有助于排除输尿管的完全梗阻。

由于 RALP 术后恢复期变短，因而会更加关注患者感知恢复的问题，如尿失禁。目前正在推出能达到早日恢复尿控的技术和药物，这些技术中就包括括约肌的后部重建。这种技术在括约肌结构后部提供支撑，并防止后尿道回缩。在解剖困难的病例，包括巨大前列腺、中叶或既往经尿道前列腺切除术（TURP）史的情况下，这种对括约肌结构的保护是比较困难的，因此这种复杂的重建似乎正面影响着早期功能的预后。此外，这种技术会将膀胱尾部拉到支持位置，以消除膀胱尿道吻合口的张力。通常我们在解剖变异的患者中利用这种技术，改良原有的两层技术成三层后重建。

在现有文献中，因中叶的存在所产生的影响已得到解决，同时在切缘阳性、尿控恢复方面具有相似的结果，在并发症发生率、总手术时间和出血量略有增加。

（三）TURP 术后

由于良性前列腺增生的患病率，以及手术处理这种情况的“金标准”方法是 TURP，因此很多前列腺癌患者在诊断前即施行过 TURP 手术或是在 TURP 术后得到确诊。然而，即使是对最有经验的机器人外科医师来说，为患者施行前列腺切除术也仍然是一项挑战，因为 TURP 引起的解剖变化可以导致手术方案很困难。在术后早期，前列腺可能发炎。由于基于热或能量的切除导致黏合剂变化，前列腺筋膜和周围筋膜结构之间的组织平面趋向于附着。类似于中叶的情况，在这种情况下富有挑战性的部分是膀胱颈的解剖。经常有组织再生与组织尿路上皮化形成。这会在视觉上造成欺骗性，并且可能导致前列腺类似于膀胱上皮。此外，TURP 术后将在原前列腺所在位置处留下一个较大的空洞，容易发生导尿管球囊嵌顿在此的情况，继而导致膀胱颈被向后推挤。

基于上述原因，我们建议之前有 TURP 经历的患者在行 RALP之前至少等待 12 周。RALP之前，我们通常进行膀胱镜检查，以确保组织愈合足够。膀胱镜还提供了关于前列腺、膀胱颈和输尿管口状态的信息。而在这种情况下使用这些视觉线索有助于确定膀胱颈输尿管的位置。

幸运的是，背深静脉复合体经常由于之前操作引起的炎性变化而出血较少。为了获得良好的肿瘤预后，到达一个适当的组织平面，横向的解剖应谨慎进行。对膀胱颈（BN）的识别，从我们的经验来看，最明显的解剖学标志是囊泡脂肪组织和前列腺相会的地方。前列腺的轮廓和边界也可作为 BN 位置的线索。由于 TURP 中前列腺移行带将被切除，外周带大体保持不变。在这种情况下使用这些视觉线索来确定 BN 的位置非常有用。

BN 通常具有较宽的开口部，在较严重的情况下，切口似乎是开在膀胱本身而不是 BN。应注意前列腺组织尿路上皮化，这会使前列腺部尿道的样子看起来像膀胱尿路上皮。在解剖 BN 前部和牵开前列腺之后，查看膀胱和输尿管口。靛蓝胭脂红的应用对在切口起始部识别输尿管口有所帮助。

在 TURP 患者中，BN 后部的解剖往往具有难度极大的挑战。

有两种常见的情况发生，其一是患者在多年前曾接受TURP手术，组织再生掩盖了BN后部的真实解剖。在这些患者中，关键是要在解剖早期识别再生组织，以便于做出调整。另一种情况是该区域已经愈合和上皮样化，使膀胱和前列腺之间的边界难以区分。在这些患者中，膀胱后部切除的关键是要仔细剖分并观察前列腺和膀胱的交界处。BN后部的解剖关键在于切口向下朝向精囊的角度，确保不会进入前列腺，或距膀胱太远。在做初始的切口之后，估计膀胱后壁的厚度，然后做全层正中切口。请注意，垂直走行的白色纤维是在这一区域的膀胱纤维。一旦低于前列腺部，将直接切穿这些纤维到达后部的空间，这将最终导致进入精囊。

对于既往有TURP史的患者，由于可能存在的纤维瘢痕组织和粘连改变，Denonvilliers筋膜的切开也将面临问题。对进入直肠的担心可能会导致外科医师切开组织时过于靠近精囊的基部和进入前列腺组织。最好的避免直肠损伤的方式是锐性解剖Denonvilliers筋膜。在这一环节，直肠旁的脂肪很容易看见并能提供重要的视觉线索。如果怀疑有直肠损伤，可在术野填充生理盐水冲洗液之后，通过助手将他（她）的手指插入直肠或插入直肠充气管来检查直肠壁的完整性。

发生直肠损伤时，若能看清整个伤口，则可考虑在机器人下完成术中修补。看清整个伤口的全貌非常重要，这是能够进行分层修补的前提。如果对关闭是否充分产生怀疑，同样的原则也适用于开放性手术：执行临时结肠造口分流。由于中叶的存在，经常需要行BN重建。当执行BN的重建时，为了包埋输尿管口出吻合的路径，我们使用改良的横向缝合技术代替了传统的“球拍手柄”式修复，因为它是一个非常简单的、符合人体工程学并能有效降低输尿管口损伤的方法。

目前很少有发表关于比较既往有或无前列腺手术史的患者行RALP效果的报道。来自单纯腹腔镜手术的大部分数据资料显示，对于既往有TURP史的患者，手术时间延长，并发症的发生率升高。在机器人时代，与单纯腹腔镜系列手术效果的比较中，关于估计失血量，手术时间，并发症发生率和切缘阳性率有类似的报道。

（四）既往腹部手术

在腹部手术后，由于前列腺与相邻内脏器官的粘连和解剖平面的变化，施行RALP被认为对泌尿外科医师极具挑战。因此，在这种情况下可能更适于采用腹膜外途径，因为这样可以避开粘连和可能的肠道损伤。然而，对于没有经历过腹膜外途径的医师来说，需要一个独特的学习期；从而在这种入路方式下对解剖的认识变得轻松。此外，工作空间有限、膀胱尿道吻合处的潜在张力以及CO_2气体在腹膜外空间的弥散，是这种方法已知的主要缺点。

当对既往有腹部手术史的患者采用经腹膜途径时，我们推荐使用开放Hasson技术来代替气腹针放置最初的套管，在脐上方2指宽的地方切开1.5cm的切口后，再切开皮下脂肪。然后用Allis钳抓住并抬起组织，切开筋膜。在Hasson S-拉钩的帮助下，暴露底层腹膜，拉起并切开。最后，用手指伸入确保通道能安全的进入腹膜腔并扩张开孔以容纳一个12mm的套管针。我们使用这种技术至今未出现过并发症，且常规在数分钟之内就能通过皮肤切口将镜头送入充气的腹腔。在直视下放置套管针，这是其优于通过气腹针最初盲目地放置进入腹膜腔的一个潜在优势。根据我们的经验，这种技术为曾有开放手术史的患者提供了安全、精细进入腹腔空间的方法，包括全胃切除、肠道破裂修复，甚至包括因阑尾破裂引起弥漫性腹膜炎病史的患者。

由于在腹腔镜腹膜前疝修补术中使用补片材料，先前的解剖或放置补片的区域经常会发生瘢痕形成，进入耻骨后间隙后的手术空间可能有所歪曲。明确手术标志和精确解剖疝修补术以下层面是手术成功的关键。在经腹膜途径中，因补片、缝线在耻骨旁尤为清晰可见，故通常易于辨认。耻骨弓、脐正中韧带和输精管是这个层面的解剖标志。先前的膀胱部分切除术、输尿管再植术以及输尿管切开取石术是在膀胱前间隙中进行的，可能造成膀胱活动困难。在这种情况下，通过插入导尿管并注入 200 ~ 300mL 生理盐水有助于膀胱手术范围的划分。

当辨认好这些解剖标志后，我们建议从腹中线耻骨联合处入路。由于存在粘连，多数情况下耻骨支周围血管增多、变脆。因此，为了防止手术区域出血过多，最好避免触碰这些血管。为了避开这些“易出血”区域，应保持在耻骨支下方进行手术清扫。如果发生出血，与双极电凝刀直接止血相比，将 CO_2 的压力控制在 20mmHg 并维持数分钟的办法更为有效。既往的阑尾切除术通常不会带来特别的困难。

最近的文献认为，在既往有疝修补术病史的病例中所遇到的困难，一般都可以在机器人泌尿外科手术中得到解决。

（五）肥胖

前列腺癌根治术中男性患者的体型对外科医师来说是一项挑战，即便是对最有经验的外科医师也不例外。体重指数（BMI）大于 $30kg/m^2$ 的人群发病率增加，在美国和其他地方都成为主要的健康问题。当今，约 31% 的成年人表现为肥胖，据估计，这一数值将在 2025 年攀升到 40%。这部分肥胖的前列腺癌患者行

RALP 的最佳手术途径尚不明确。肥胖患者对外科医师而言是个挑战，甚至会阻碍外科医师高效率和精确地进行腹腔镜手术，尤其是腹腔镜前列腺癌根治术。

通常由肥胖导致的解剖结构上的困难包括更深而窄的真盆骨，并伴有耻骨联合的偶发外生骨疣。在手术中分离和保护尿道的过程中，外科医师经常面临前列腺周围脂肪组织所致的手术可视化降低，以及需要耗费大量精力去清除这些脂肪组织。偶尔，由于肥胖患者的腹腔内脂肪和网膜组织遮蔽了手术视野，使得这种尿道吻合术更具挑战性。

根据一直以来积累的经验，我们改进了技术以便更好地应用于肥胖患者的 RALP。端口位置应根据体型进行调整，套管针应向骨盆方向移动更远的距离，这样手术中便能到达更深的位置。

对过度肥胖和肥胖患者建立气腹后，因手术器械进入时常会受到耻骨联合和骨盆边缘的阻碍，故使用器械时往往采取更加垂直的角度。因此，对于腹部肥胖的患者，端口必须位于在注气后体表测量出距离耻骨联合更远的部位，根据腹壁的突起情况，一般距耻骨联合的范围会从 15cm 转变为 17 ~ 18cm。此外，可能需要将机器人端口更深地插入腹腔，且当机器人臂深入到耻骨下的骨盆时，机器人臂会横向偏转以拉平机器人臂的工作角度。超长达·芬奇机器人套管针（CA）的使用有助于实现此目的。此外，由于皮肤和筋膜之间存在相对较长的距离，不能过分强调套管针经皮肤插入时的正确角度。最佳的选择是，套管针应以完全垂直于腹壁和筋膜的角度插入腹部。然而，辅助侧端口经常被覆盖于腹膜前脂肪和乙状结肠之下，无形中增加了肠道损伤的风险。在这种情况下，最初与直觉不符的、指向肚脐的端口定位实际上是有帮助的。一般来说，对于患者定位和手术本身均无额外的要求。

端口插入后，由于脂肪含量增加，脐尿管残端经常会悬吊于腹壁前壁上，并阻碍摄像头端口的视野。因此，相比于非肥胖患者，我们建议尽量向头侧松解膀胱前方和侧面的附属组织。在膀胱顶部分离或膀胱尿道吻合术中，器械有时可能无法到达手术医师期望的位置。在这种情况下，将腹腔压力降至10mmHg，加深机器人端口在腹壁内的位置等措施均有所帮助。

目前，尽管有报道显示肥胖患者的术后并发症发生率更高，尿道切除和尿道膀胱吻合术的手术时间更长、恢复期更久，我们中心并没有根据BMI对RALP患者进行选排。

二、各类手术中遇到问题的处理

随着经验积累增多，面临的困难也愈多。有时可通过患者的病史或术前影像学评估预测解剖变异。与此不同的是，经验欠缺和经验丰富的机器人泌尿外科医师在手术过程中都可能发生难以预料的意外情况。但是，对骨盆解剖和手术本身的全面了解可为各种突发情况提供合适的解决方案。这里，我们简要介绍了RALP中经常遇到的故障扫除方法。

（一）骨盆狭窄带来的困难

虽然肥胖会使手术时间延长和术中失血量增加，但是较小的体型，尤其是伴有狭窄骨盆的情况，也会为RALP带来问题。由于机器人套管针至脐正中韧带的距离常较短，使用起来不方便，因此我们通常将切口开在脐内侧韧带侧面的腹膜前壁，而不是采用位于正中的切口。尽管由于骨盆狭窄可能会暂时出现器械拥挤，但是随着各机器人臂定向点从腹膜前壁进入前列腺，这种情况会逐渐缓解。

骨盆狭窄最难解决的问题是出现骨盆支出血。在狭窄的骨盆中，机器人器械更容易无意间摩擦盆壁，导致不必要的出血，尤其是在尿道膀胱吻合术期间。为了减少这种风险，外科医师应时刻弄清机器人每个器械尖端的准确位置，整个手术过程也应在完全可视化监控下进行。如果发生出血，不要尝试按需凝血，因为这些出血点一般都比较小，且通常会在吻合术完成后自行停止。只有当继续出血时，才可以使用双极电凝作为最后的选择控制出血。密封胶包括纤维蛋白胶（Tissucol）、纤维蛋白胶包覆的胶原网（Tachocomb）或氧化再生纤维素（Surgicel），有助于确保手术视野几乎无出血。

有时，骨盆狭窄和体型较小患者进行机器人手术时，机器人第四机械臂活动往往更困难，容易引起盆壁的意外出血和对其他器械的挤压，因此更安全有效的做法是分离膀胱颈和前列腺后壁后将前列腺取出。尿道膀胱吻合术中，由于各臂之间的距离短，对带有机器人仪器的摄像头的挤压也可能会发生，并通过机器人手臂内侧动作的突然受限和摄像头同时非故意向上运动表现出来。调整摄像头的位置将很容易地解决这个问题。

虽然表面看来骨盆较小可能增加 RALP 的技术难度，进而导致手术及围术期出现问题，但是通过积累一定的经验后，这种困难一般很容易被克服。

（二）吻合术中缝线断裂

继 Van Velthoven 等在腹腔镜前列腺癌根治术中引入尿道新膀胱吻合术的单结缝线技术之后，这种缝合即被视为吻合术的标准方法。即使在机器人时代仍是如此，伴随的只是对机器人系统的稍加修改。尽管这个例子介绍了两层或三层的重建，但是连接尿道和膀胱的主要缝合通常采用的是单结缝线。然而，在 RALP 早期学习阶段可能会出现缝合过程中缝线断裂。大多数情况下，这种断裂可以通过在断裂部位接入另一条缝线，使新的缝线与断裂的缝线追平，然后继续进行缝合来纠正。但是必须考虑到各针迹的方向，因为断裂缝线与新加缝线间错误的连接可能会扰乱黏膜-黏膜吻合术的完整性，从而导致瘘管的形成。因此，为了便于缝合线的布置以及防止该吻合术的不接合，最好从断裂点放开断裂的缝线，并将缝线取向调整为进-出方向而不是出-进方向，以使两条缝线可以从黏膜表面进行连接。

（三）顺行神经、血管束保留手术时对错位血管夹的处理

在众多机构中，RALP 过程中侧面血流的控制主要是通过使用夹子装置（Hem-o-lok 聚合物结扎夹；Week Systems，Triangle Park，NC）实现的。由于外侧血管蒂和神经、血管束（NVB）非常接近，许多旨在保存 NVB 同时实现血流控制的技术相继推出。进行耻骨后根治性前列腺切除术（RRP）时，先在前列腺尖部找到 NVB，然后朝前列腺基底部方向对其进行分离，随后再找到外侧血管蒂。在腹腔镜方式如 RALP 中，NVB 的保存一般是以顺行方式实现的，其中 NVB 从前列腺底部向尖部发出。然而，由于顺行法中 NVB 的位置最初并未得到确认，血管蒂夹靠上可能会破坏前列腺包膜，导致切缘阳性。相反，如果夹太靠下，则可能危及 NBV。为了弥补顺行法在 RALP 过程中的这些缺陷，我们通常先开始 NVB 无热的逆行提前释放，这使我们可以实现早期定位，然后再从侧面血管蒂中释放 NVB。这种顺行法仍是一种非常有用的技术，特别是在前列腺后面或侧面出现解剖困难和粘连变化的情况下。

由于夹子的准确位置在顺行法中极其重要，因此需要对错位夹进行重新调整。如果血管蒂定位不当，最好不要尝试使用机器人剪切断夹子主体，否则可能会有残存的剪切颗粒，并造成对机器人设备的损害，进而影响精细解剖。在夹子定位过高的情况下，我们建议在偏下的位置与原来夹子平行使用另一个夹子。这样，这些夹子间的切口便能够得到一个新的切割平面。对于夹子定位太靠下而损害 NVB 的情况，则需要使用合适的锁定解除装置（Week Systems，Triangle Park，NC）进行彻底移除。

（四）保留偶见的副阴部内动脉

副阴部内动脉（APA）在 RALP 和腹腔镜前列腺切除术中的报道多于开腹手术，这种差别要归因于更好的血管可视化。APA 是指起自肛提肌之上来源、并从耻骨下行至阴茎的任意动脉。在术中，它可以通过内镜视野下可定义的搏动血管辨别，且不同于相邻的血管复合体。它们通常源自闭孔动脉、膀胱动脉、股动脉或其他动脉。根据其起点和路径，这些动脉可以划分为侧叶类和尖部类。侧叶类的特征是在前列腺表面位于前列腺前外侧，或在盆内筋膜位于前列腺稍远处走行。而尖部类的特征是起于耻骨前列腺韧带外下侧，走行于前列腺尖部外侧。

虽然 APA 的功能意义尚未确定，但是越来越多的证据主张保留 APA。通过多普勒超声，阴茎海绵体动脉和 APA 之间血流动力学特征的相似性已经得到证实，这表明在阴茎勃起中 APA 发挥着功能性作用。在保存 APA 的 RRP 系列对照研究中，与 70% 的 APA 结扎患者相比，当 APA 被保存时 93% 的患者显示出其性功能得以保留。另外，与 APA 结扎的患者性功能的恢复需要 12 个月相比，保存 APA 的患者其性功能恢复已改善至 6 个月。

由于 APAs 已在前列腺外周区域得到辨识，是平行于 DVC 走行且尾端延伸至耻骨联合，在前列腺摘除手术中 APAs 的膈上位置使它们处于受伤的风险之中。根据我们的经验，当去除位于前列腺和耻骨前列腺韧带前方的脂肪组织时，需要格外谨慎以免损伤任何血管结构。一旦 APA 出现在视线内，便需研究其路径，并仔细地将动脉与周围组织分离开来，以尽可能地保护其不受损伤。在进行 DVC 结扎、NVB 保存和膀胱尿道吻合术时，需要格外小心，不能因意外穿透或结扎伤及血管。

虽然对于前列腺癌根治术中 APA 的保存没有明确的指导方针，但是随着与 APA 接触的频率越来越高，在假设其保存对手术或肿瘤效果无不利影响的前提下，保存 APA 可能会改善功能性预后。尽管目前有关 RALP 中 APA 的文献比较匮乏，但这些发现与我们的机器人经验相似：在最近 100 例 RALP 病例中，APA 发病率为 12.7%。在 APA 保存组和 APA 未保存组中，总的手术时间、控制台时间、失血和手术切缘阳性率基本相似。

第二节　机器人前列腺切除术的手术步骤和技巧

大多数已发表的RALP手术遵循相同的基本原则，只有细微的修改。标准患者体位是一个延展、头低脚高体位。同样地，大多数采用经腹腔途径，它可以提供一个更大的工作空间，这在淋巴结清扫和膀胱尿道吻合时尤为重要。然而，一些采用腹膜外途径的手术也有报道。这种替代方法的支持者认为其优点包括可降低腹腔内并发症的风险，如肠损伤、术后肠梗阻和腹壁切口疝的发生。然而，这些并发症的发生率估计在大的群体中低于1%。

我们的技术是基于Walsh描述的开放术式和标准的腹腔镜方法。然而，在完成4000例以后，我们的技术已经得到了极大的发展，包括进一步提高手术疗效的几个改进和减少患者的复发率。目前在我们中心所采取的方法即这里所描述的技术。

一、术前准备

切皮前1h，患者接受1g头孢唑啉（第一代头孢菌素）预防性抗感染。麻醉诱导前，将连续压迫设备放置在四肢下，患者皮下注射5000U的肝素。此时，患者位于低截石位，确保大腿不过分伸展，以避免引起股外侧皮神经失用症。仔细、完全地衬垫双臂和双手，将患者放置于水垫上，并保持头低脚高位，用胶带辅助固定。剃除患者腹部的体毛，消毒并铺无菌巾。插入胃管和留置18号Foley导尿管并将球囊充气15mL。

二、经腹腔途径和端口摆位

所有病例均采用一种 6 套管经腹腔途径。通过一个脐上 1cm 切口进入腹腔，同时插入的气腹针压力为 15mmHg。

三、手术步骤

步骤 1：腹膜切口，进入 Retzius 间隙

手术器械：右手臂：单极剪刀（25W），左手臂：PK（等离子分离钳；26W），第四手臂：前握钳，助手：微型抓手器和负压吸引，镜头：0° 透镜。

由脐正中韧带切开腹膜，接着将两端切口扩大到输精管旁的位置。第四机械臂为这一步骤提供对抗牵引。将腹膜向下切开至耻骨结节，这一解剖学标志用来定位耻骨支的横向和水平方向，以便不会对耻骨支上部的上腹部血管造成意外损伤。对于无张力膀胱尿道吻合术来说，从腹膜一直解剖到输精管的位置，使得膀胱处于适宜的空虚状态很重要。

步骤 2：内骨盆筋膜（EPF）切口，辨别 DVC

手术器械：右手臂：单极剪刀（25W），左手臂：PK（等离子分离钳；26W），第四手臂：前握钳，助手：微型抓手器和负压吸引，镜头：0° 透镜。

重要的解剖学标志是膀胱颈、前列腺底部、肛提肌和前列腺尖部。去除覆盖在前列腺上的脂肪后，使用第四臂从对侧将其回收，以便使前列腺在 EPF 上充分暴露和拉伸。EPF 开口（钝性剥离）到前列腺底部，接着向前列腺尖开口，以利于辨别 DVC 和即将进行背侧的结扎和悬针的切口。使用冷剪刀完成这一步骤，在鉴别任何可能经过 EPF 的阴部附属动脉时要格外小心。从前列腺底部到尖部的过程中，使用剪刀的圆钝边缘将肛提肌纤维从前列腺上

剥离，直到看到 DVC 和尿道。仔细解剖和切断耻骨前列腺韧带，因为如果操作时过于靠近内侧，将会最终导致 DVC 损伤和不必要的出血。最好在手术过程末尾时进行尖部的完全剥离。

步骤 3：结扎 DVC

手术器械：右手臂：大型机器入针夹持装置，左手臂：大型机器入针夹持装置，助手：腹腔镜剪刀和针夹持装置，镜头：0° 透镜。

我们使用大 CT1 针穿单股合成可吸收缝线，持针的后 2/3 部分呈 45°，置于尿道和 DVC 的切口之间。90° 平直进针，然后手腕旋转向前列腺尖部。此时，我们倾向于打滑结，因为这样能够防止缝合处松散。进行第二次缝合将尿道悬吊于耻骨上，稍后结扎 DVC。环绕 DVC，然后沿着尿道稳定耻骨网。

步骤 4：BN 前部解剖

手术器械：右手臂：单极剪刀（25W），左手臂：PK（等离子分离钳，Gyrus；26W），第四手臂：前握钳，助手：微型抓手器和负压吸引，镜头：30° 向下。

对于 BN 解剖，应将镜头更改为 30° 向下透镜。尽管有些作者在这种情况下使用 0° 镜头，但我们相信 30° 向下的透镜是看到深层适当水平的最佳选择。正确辨别 BN 的关键是辨别前列腺上呈倒 U 字形的膀胱脂肪终止于何处。另一个窍门是牵拉尿道中的 Foley 导尿管，直到看到导尿管球囊抵达前列腺基底部为止。然而，尽管这样做很实用，但对于之前接受过经尿道前列腺切除术、存在中叶或前叶的患者，这可能会产生误导作用。在进行界限定位时，机器人手臂也能提供适度的视觉反馈（双捏动作）。这一步骤起始于使用 PK 刀烧灼位于正中线的浅静脉。然后使用单极剪刀连续清扫将膀胱剥离前列腺，观察前列腺纤维的同时，使用

PK 刀进行牵引。此处的关键是，在打开前膀胱颈、看到 Foley 导管之前，始终处于正中线以避开侧面的静脉窦。离断前尿道后，用第四机械臂将导尿管朝上方拖出膀胱之外，暴露出膀胱颈。

步骤 5：后膀胱颈

手术器械：右手臂：单极剪刀（25W），左手臂：PK（等离子分离钳；26W），第四手臂：前握钳，助手：微型抓手器和负压吸引，镜头：30° 向下。

对于机器人手术的初学者而言，后膀胱颈切除被认为是最具挑战性的一步。难点在于正确评价膀胱和前列腺之间的后组织平面、所需放置储精囊的方向和深度。切开前膀胱颈之后，应该分离所有残存的外围膀胱附件，使得前膀胱区域变平，以便精确辨别和切除前平面。应在前列腺和膀胱的连接部精确的切开后膀胱颈的全层。用第四臂抓住后膀胱颈唇并向上回缩。使用 PK 刀牵引便可辨别前列腺和膀胱的正确平面。向后、稍向头部解剖（向膀胱方向）以暴露精囊（SV）。避免向尾部解剖（向前列腺方向）很重要，因为这样有可能会进入前列腺而完全错过精囊。

步骤 6：SV 解剖

手术器械：右手臂：单极剪刀（25W），左手臂：PK（等离子分离钳；26W），第四手臂：前握钳，助手：微型抓手器和负压吸引，镜头：30° 向下。

一旦完成后膀胱颈解剖，便可辨别输精管和 SV。应该打开覆盖在 SV 和输精管上的浅筋膜层，为回缩腾出空间。优先使用第四臂横向收回左侧输精管。因为这一区域不存在血管，沿已切除的输精管原所在处内侧继续分离，直至左侧 SV 顶部。此时，用第四机械臂抓住并牵引左侧 SV，使其远离位于其下方的神经丛（腹下丛）。然后用 10mm 的 Hem-o-lok 剪断输精管。然后将 SV 完全剥离至底部。同上对右侧进行操作。

步骤 7：Denonvilliers 筋膜及其后方解剖

手术器械：右手臂：单极剪刀（25W），左手臂：PK（等离子分离钳；26W），第四手臂：前握钳，助手：微型抓手器和负压吸引，镜头：30° 向下。

一旦 SVs 从基底部完全游离，即将右侧 SV 移交给助手向上牵引；使用第四机械臂牵引左侧 SV。PK 刀向下牵拉前列腺底面。在 SVs 底部正确识别 Denonvilliers 筋膜并使用单极剪刀钝性分离（直视下为一个明亮的珍珠白的平面）。然后进入 Denonvilliers 筋膜并向横向和尾部解剖，直至到达前列腺尖部。

步骤 8：保留 NVB

手术器械：右手臂：单极剪刀（25W），左手臂：PK（等离子分离钳；26W），第四手臂：前握钳，助手：微型抓手器和负压吸引，镜头：30° 向下。

无热损伤早期逆行松解：我们保留部分神经的独特之处在于采用逆行的方式，与开放式的方法相反。这种方式的原理基于最小限度的牵引、无热损伤和在前列腺蒂结扎前早期精确识别神经、血管束网。

要执行此步骤之前，充分地解剖后平面上血管束的顶点和侧面是必不可少的。先行结扎 DVC 同样是前列腺周围大静脉减压的关键，这可能是一个潜在的出血来源。

为暴露左侧 NVB，由助手抓住前列腺并旋转其向对侧（右侧）。当解剖右侧 NVB 时，需使用第四机器臂代替助手旋转并向上提起前列腺，以交替的方式抓住精囊和前列腺边缘。随着前列腺横向的旋转，侧骨盆筋膜逐步被切开，就像洋葱一层一层去皮一样，直至找到 NVB。这一步完成后，即可将 NVB 早期松解。用等离子分离钳使提肌筋膜隆起并沿着前列腺外侧切开。在前列腺的尖部及中央部平面，应谨慎地暴露 NVB 和前列腺筋膜之间的无血管平面，用 PK 刀来维持神经、血管的稳定，并用单极剪刀将前列腺从血管束上剥离。在这一步，助手的重要性再怎么强调也不为过，因为他们是负责维持无血手术区使视野清晰及对侧牵引的关键。一旦到达解剖平面后，逆行向前列腺蒂并转向前列腺尖部解剖。在对 NVB 结扎或解剖过程中使用无热能操作，此时已经可以清晰地描绘 NVB 的走行，焦点可以集中在控制前列腺血管蒂上。在已经松解的束水平之上放置 Hem-o-lock 夹以控制蒂。这种技术允许在不使用任何热能、创伤或无意的损伤情况下，完整地保留 NVB。

步骤 9：前列腺尖解剖

手术器械：右手臂：单极剪刀（25W），左手臂：PK（等离子分离钳；26W），第四手臂：Prograsp 钳，助手：Microfrance 抓手和吸引，镜头：30° 向下。

标志是已结扎的 DVC、尿道、前列腺尖和 NVB。另一方面，牢固地结扎 DVC 以防止出血是必不可少的，这可能会被在直视下游离尿道和尖部的解剖所干扰。冷剪刀是用来仔细分离的重要器械，它可以创建一个长的尿道残端以利于吻合。机器人提供的 10 倍放大倍率有助于前列腺尖部及尿道的完全解剖。一旦辨别出尿道，即在冷剪切开之前，用 PK 刀在尿道后表面从肌筋膜板分离创造一个平面。然后小心切开尿道括约肌，注意避开附近的前列腺后叶组织。

步骤 10：膀胱颈的重建，改良的括约肌重构和尿道膀胱吻合术

手术器械：右臂：大型机器入针夹持装置，左臂：大型机器入针夹持装置，辅助器械：腹腔镜剪刀和持针器，吸引器，止血钳，镜头：30° 透镜向下。

在重建膀胱颈之前必须检查输尿管口的位置和距膀胱颈边缘的距离。然后在膀胱的外侧面通过一个 RB-1 针穿 6 英寸长的 3-0Monocryl 缝合线进行双边折襞缝合。缝合线开始横向和内侧行进，直到膀胱颈口的大小与尿道膜部的大小相匹配。随后侧向延伸相同的缝合，回到在膀胱颈侧边缝合线的开始处，然后打结。

在进行上述膀胱尿道吻合之前，进行骨盆底的重构，按 Francesco Rocco 等所描述的原理重新缝合 Denonvilliers 筋膜括约肌。在这一步中，我们使用的缝线是两根打结在一起的、各带 RB1 针的 3-0 Monocryl。接下来我们继续寻找 Denonvilliers 筋膜游离缘，并用上述两根缝线中的一根，将其与尿道括约肌后缘和中膈后缘吻合在一起，吻合完成后打结。然后用另一根缝线，将膀胱颈后壁与尿道后唇吻合在一起。

接下来进行改良 van Velthoven 膀胱尿道吻合术。将两根 8 英寸长的、各带 RB1 针的 3 ~ 0 单乔线打结在一起（打 10 个线结，以确保在拉线时线结不会穿入组织）；其中一根线为无色线，另一根有色，以示区分。首先用其中一根线，从 5 点位到 10 点位，按顺时针方向完成吻合口后壁的吻合。然后再用第二根线，按逆时针方向完成前壁的吻合，最后将两根线打结于尿道残端快速、高效完成此处吻合的要点在于，吻合时要灵活、协调应用双手操作器械，例如用左手器械将线传递到右手等。其他要点包括预留

较长的尿道残端，膀胱颈大小合适，术野清晰，以及术中需适时对会阴部进行加压来协助操作。完成吻合后，经尿道插入一根新的 18Fr 的导尿管，然后用盐水充分灌洗术野，清除所有血块，同时还应确保吻合口密不透水。在盆腔留置一根 Jackson-Pratt 引流管，最后在直视下撤去所有套管。

第三节 机器人辅助腹腔镜根治性前列腺切除术：腹膜外入路

在过去的数年中，达·芬奇机器人辅助腹腔镜根治性前列腺切除术（RALP）已经得到越来越多地应用。随着多家大宗病例的中心报道了优异的肿瘤治疗效果、尿控及保留神经情况下的勃起功能，机器人手术无疑将继续广泛应用。除了这些手术目标，降低腹腔镜或机器人手术的侵袭性以减少住院天数、缩短总恢复期等这些目的都进一步增加了机器人辅助手术的需求。

虽然由Walsh描述的开放耻骨后前列腺切除术普遍通过Retzius间隙以腹膜外途径进行，但机器人辅助前列腺切除术都经腹腔内途径完成。这两种方法都有其优缺点。本节的目的是讨论腹膜外机器人辅助根治性前列腺切除术的手术步骤。

一、患者体位

全身气管内麻醉后，患者仰卧在手术台上。我们使用分腿手术台以便可触及会阴。在建立充分发挥作用的静脉通道和其他监测通路后，将患者的手臂内收，并放置在保护性海绵内。使用加垫胸带以确保患者固定在手术台上。大腿外展，注意避免过度扩张臀部。臀部应该处于手术台边缘，以允许触诊直肠，我们建议在麻醉下行直肠指诊，以便在手术开始之前对肿瘤分期有更充足的了解，并进一步指导神经、血管束的切除。会阴部应铺巾，但可触及。在确认直肠前壁完整性时，触及会阴部也可能是必要的。助手的检查手指可以很容易地通过机器人手臂下触及会阴，并且允许拉伸，使直肠前壁可见。会阴部施压可能也是必要的，以便可确认尿道残端或在膀胱尿道吻合的早期降低缝线的张力。腹部和生殖器消毒铺巾，膀胱插入 18Fr 导尿管。一旦膀胱充分引流，即将患者调整为头低脚高位（小于 10°）。

二、建立腹膜外空间

（一）开始步骤

取脐旁 3cm 切口。血管钳分离皮下组织。两个“S”型拉钩牵开皮肤边缘暴露腹直肌前鞘。直接在鞘膜上取一个 1cm 的切口，注意不要切开腹直肌的肌纤维，以减少出血。使用小血管钳分离肌纤维，以暴露腹直肌后鞘。一旦后者暴露，用小“S”型拉钩牵开肌肉。将 OMS-XB2 Extraview 球囊扩张器或 spacemaker 置入腹膜外间隙。我们通常取出闭孔器，并放置一个 0° 镜，通过球囊可直视腹膜外间隙。气囊顶部被引导到耻骨联合，并越过双侧弓形线。腹直肌后鞘在这个层面消失，可允许气囊均匀地在耻骨后间隙扩张。在球囊扩张器插入过程中应避免在弓状线以上扩张球囊，以避免意外地进入后鞘及腹腔。

助手慢慢挤压充气设备开始充气。适当地解剖平面很容易辨认。在顶部可见腹直肌，底部可见白色的腹直肌后鞘或黄色的膀胱周围脂肪。继续注气可见腹壁上血管。缓慢注气有助于减少撕开腹直肌滋养血管。在这个阶段应避免球囊扩张器长时间挤压髂血管。还有一点很重要，要避免撕裂腹壁上血管在髂外血管的分支起点，尽管这较为罕见。

偶尔可能会遇到跨过耻骨联合的小血管出血，这通常没有影响。更需要关注的是球囊扩张器可能撕裂顶部的腹壁上血管或将其推向一侧。如果球囊扩张器扩张不均，只扩张一侧腹部，出血即可能发生。限定球囊扩张器的压力可能是必要的，这可以确保该球囊扩张器均匀地扩展下腹部。目前没有创造空间的预设泵气量。这会因患者不同而不同，并且应该根据医师的判断，同时注意避免前面提到的潜在并发症。

（二）放置 Trocar

一旦充气完成后，移走气囊，并放置 150mm 长的 trocar（10/12mm512XD，Ethicon Endo-Surgery，Cincinnati，Ohio）。腹膜外空间随后以 12 ~ 15mmHg 的压力吹入二氧化碳。用长 Ethicon trocar 来进一步扩大腹膜外侧面空间和头侧。Trocar 是光滑的，并且有助于滑过开始的脐旁切口，及建立腹膜外间隙的侧面。重要的是创造足够的空间以允许放置第四套管端口或助手 trocar。Trocar 之间需要足够的间距，以避免机械手碰撞，或干扰助手套管端口。Trocar 之间至少维持 10cm 的距离。也应考虑避免 trocar 隧道，因为这会缩短腹膜外空间 trocar 入口点间的距离，并且限制设备的活动性。

再使用 3 个 8mm 达·芬奇 trocar。两个放置在腹壁上血管的侧面，距脐 10cm，并与后者形成的一个三角形。这些是主要的工作 trocar，通过其使用剪刀和双极电凝进行解剖分离，或使用持针器缝合。第 3 个 8mm 达·芬奇 trocar 沿脐水平放置于髂前上棘内侧约 5cm 处。

两个辅助 trocar 放置于下腹部右侧（5×100mm355LD，和 10/12×150，512XD）。5mm trocar 主要用于放置吸引或冲洗装置。150mm trocar 用于钳夹、回缩及缝合针进入腹膜外空间。长 trocar 有助于避免意外创伤或助手递送器械进入腹腔。长 trocar 足够长可以跨过腹膜，可跨过髂血管到达腹股沟管内环处。所有助手 trocar 都沿脐水平线放置。10mm trocar 放置于髂前上棘内侧约

5cm 处。应避免过于侧向的位置，因为会难以到达骨盆边沿下方的区域。5mm trocar 放置于脐旁约 5cm 处。一旦 trocar 放置好，机器人车可入位开始手术。

（三）器械使用

左、右手使用双极电凝和单极剪刀。Prograsp 放置于左下腹的 8mm 达·芬奇 trocar，用于抓持和回拉组织。缝合时，两个持针器使用置于较低的腹部达·芬奇套管端口。当使用缝合线切割装置时，它被放置在左侧，并允许缝合后切割。除了吸引或冲洗装置，助手一般使用抓钳、扇形牵引器或施夹器。整个手术过程都要用到 0° 镜。

三、切开盆内筋膜和结扎背深静脉丛

在腹膜外方式中，与机器人对接后的第一步是切开盆内筋膜。疏松的脂肪组织很容易从筋膜分离，注意电凝所有的血管以确保止血。沿前列腺中部切开筋膜。这里一般是无血管的，可以不进行电凝。切口从耻骨前列腺韧带延伸向下到前列腺的尖部。

一旦背深静脉暴露，以带有 2-0 Polygalactin 线的 SH 针缝扎。该针平行于尿道从右侧向左侧进针。

大多数患者的背深静脉与尿道之间有一可视的出入针的平面。出入针位置过于向后将导致导尿管被缝住。如果静脉被结扎后无法打结，应该怀疑导尿管被缝住。

四、分离膀胱颈

用剪刀和双极钳将膀胱颈部从前列腺分离开。利用脐尿管将膀胱向前牵引，注意保留脐尿管与脐相连。用第四机械臂将膀胱颈牵向头侧，以暴露膀胱和前列腺间的平面。松散的脂肪组织覆盖在膀胱颈表面，可容易地除去以方便查看膀胱颈界面，将 Foley 球囊充到 30mL 并试牵拉对此有所帮助。我们倾向于从膀胱颈侧面开始切开，此处容易看到纵向的膀胱颈纤维。同时钝性分离并选择性电凝以控制遇到的出血。应随着膀胱颈的漏斗状切除，切断膀胱颈前部和后部，以维持合适的层面。保留神经的手术，不应太向侧方解剖，因为可能损伤相关的神经、血管束。

可沿膀胱颈和前列腺之间的平面向后切开膀胱颈后方。注意不要损伤膀胱后壁，以免损伤输尿管口。可用第四臂将膀胱牵向头侧或将导尿管牵向前上方。

五、分离精囊

膀胱颈回缩后，可以很容易看到纵向肌纤维交叉向后的膀胱。应在中线横断以暴露精囊。抓住输精管并向头侧解剖，直到其横向走行。在这里将输精管及相邻的输精管动脉整块钳夹。输精管剪断后，精囊将向上回缩。由于精囊后方没有韧带，可用双极钳来推开 Denonvilliers 筋膜，使精囊完全暴露。第四臂可以用来牵拉输精管以帮助暴露精囊。助手可以使用吸引器或抓钳，以帮助牵拉膀胱。在保留神经的情况下，精囊的末端避免使用电刀，以避免损伤相邻的神经、血管束。

六、前列腺尖部和神经、血管束的解剖

用第四机械臂将双侧精囊提起，暴露后方的 Denonvilliers 筋膜。横向切开后者，露出直肠周围黄色脂肪。紧贴前列腺后方将直肠从前列腺的底部推开直至分离到前列腺尖部。Denonvilliers 筋膜和前列腺筋膜之间的平面很容易用双极钳钝性分离，切开并将其从前列腺后方推开。该解剖有助于确立要进行筋膜切开的

类型。在保留神经的情况下，我们使用筋膜间切除以限制切缘阳性的风险。神经、血管束分布于盆内筋膜和前列腺周围筋膜间。相反，筋膜内切除会直接作用于前列腺包膜，保留前列腺周围和 Denonvilliers 筋膜。在筋膜外切除或需要广泛切除时，将 Denonvilliers 筋膜随前列腺一起切除。

行保留神经的方法时，予顺行和逆行结合分离神经、血管束。解剖首先从前列腺基底向后，以确定在前列腺周围的筋膜。保持后者在视野中并将所有其他结构推向后方。用第四机械臂将前列腺向内侧推压，与被解剖的神经、血管束方向相反。视野中可见血管由前列腺后外侧进入盆膈。进入血管与列腺周围筋膜之间的平面，小心注意不要切开前列腺包膜。血管被压后外侧，直到进入先前解剖的直肠上方的前列腺后部平面。在这一点上可将进入前列腺的血管和神经选择性地夹住，同时保留其向后形成的海绵状血管和神经。

七、分离前列腺尖部和尿道

使用第四臂，将前列腺牵拉向头侧及下方。助手将导尿管插过前列腺。将结扎的背深静脉横断后，解剖层面可迅速到达尿道的纵向纤维。偶尔，背深静脉的缝扎可因后期的牵引而脱落，但背深静脉可以毫无困难地再次缝合。为便于操作并限制出血，腹内压力可以暂时升高至 20mmHg。保留缝合的背深静脉不应该影响前列腺尖部的横断，或增加尖部切缘阳性的风险。

一旦背深静脉横断，非常容易见到尿道与支撑的导尿管。锐性横断尿道，留下清晰的前列腺边缘。应根据前列腺的形状来切断。助手应牵拉导尿管，以帮助辨认尿道。前列腺的后叶往往比前叶更向尾端延伸。因此横断不应横向进行。如果保留神经、血管束，应仔细检查，或进一步解剖前列腺尖部，以避免其损伤。其余附着组织从括约肌处锐性切除。将前列腺放置于标本袋，经助手 trocar 收紧袋口，并拉出术野。

八、尿路重建和膀胱尿路吻合术

一旦检查完前列腺窝，确保止血后，即开始重建阶段。将尿道外括约肌的后板拉近 Denonvilliers 筋膜。我们将膀胱后侧的纵向纤维（其以前覆盖精囊）同时缝合。使用 2-0 Polygalactin 线间断缝合 2 ~ 3 针。此步骤有助于将膀胱颈拉近尿道以便行膀胱尿道吻合术。

吻合可以行间断、连续或半连续缝合。我们喜欢使用两条单独的缝线，一个完成后层，另一个完成前层。后层沿顺时针方向从 5 点方向到 11 点。前层沿相反的方向完成。每次缝针通过尿道前，助手将导尿管退出尿道吻合口。一旦吻合完成后，在前层缝合前，将 20Fr 导管在直视下插至膀胱。我们喜欢使用两条单独的缝线，以避免依赖于一个结。

上述的步骤中，我们建议降低压力到 8 ~ 10mmHg，以方便打紧最初的结。这也有助于识别被较高压力压迫的潜在的出血点。

九、取出标本和完成手术

吻合术完成后，机器人从患者身上移除。首先在直视下拔除，靠近腹壁血管的工作 trocar，检查其进入的位置，确保止血。偶尔，可见腹壁上血管分支出血；这些可以电凝或用夹子来控制。剩下的侧面 trocar 也将被拔除。只有中线脐 trocar 的端口需关闭。我们使用 0 号 Polygalactin 线间断缝合重建筋膜解剖。扩大腹直肌前鞘开口以顺利取出标本。皮肤切口用 4-0 Monocryl 线进行皮内缝合。生物黏合剂也可使用。

第四节　机器人辅助保留勃起功能及其控尿能力的根治性前列腺切除术

1982 年，Walsh 首次提出解剖性前列腺癌根治术，阐明了相关的解剖细节，从而大大减少了术中出血和术后尿失禁、阳痿的发生率。近年来，随着外科技术的进步，尤其是机器人手术系统的引进，前列腺癌的外科治疗发生了革命性的变化。在机器人的辅助下，外科医师拥有了超越以往的手术视觉和无比精确的操作能力，前列腺癌根治术进入了精准外科时代。

一、适应证和禁忌证

预期生存期大于十年的局限性前列腺癌患者是接受此类手术的候选人群。为了保证更好的手术效果，笔者推荐患者应具备以下条件：

第一，术前有正常的勃起功能，能完成性生活。

第二，PSA $<$ 10ng/mL，且 Gleason 评分 $<$ 7。

第三，前列腺尖部或后外侧缘不存在可触及的结节。

对于 Gleason 8 ~ 10 分、前列腺体积过大、术中发现血管神经丛与前列腺相对固定、前列腺尖部受累的病例，不建议保留性神经。

二、术前准备

除常规术前肠道准备外，患者还应接受性功能方面的 SHIM 评分。对于前列腺中叶明显突入膀胱或有 TURP 既往史的患者，可术前行膀胱镜检查，并留置双 J 管，这对初学者特别有益。

三、患者体位和套管定位

上述内容与常规机器人根治前列腺手术相同，此处不复赘述。

四、手术步骤

（一）下拉膀胱

由正中向两侧延伸，终止于脐旁韧带与输精管的交汇点。

操作要点：张力足，可充分利用第 3 臂对抗牵拉解剖标记为脐正中和脐旁韧带，耻骨支表面，输精管；膀胱下拉要足够，尤其是两侧要打开，使得膀胱“瘫倒”在肠子表面，这样手术空间更好。

（二）剔除前列腺表面脂肪

类似于上尿路后腹腔镜中剔除肾周筋膜表面脂肪的操作，由两边到中间，然后离断背浅静脉，将脂肪剔到膀胱颈，膀胱颈两侧的脂肪也要尽量剔除，这样膀胱颈轮廓显示更加清楚。耻骨前列腺韧带表面的脂肪应该剔除彻底，完全显露双侧的耻骨前列腺韧带、盆侧筋膜和膀胱颈。注意事项：双极电凝背浅静脉时，外边要带些脂肪，间断电凝，防止焦痂与器械粘连后出血。

（三）打开盆侧筋膜

盆内筋膜分为壁层和脏层。壁层筋膜覆盖了肛提肌内侧面，还包括肛提肌筋膜；脏层覆盖了盆腔脏器，包括前列腺、膀胱和直肠盆内筋膜的壁层和脏层沿着骨盆侧壁走行，并在前列腺膀胱两侧相融合。筋膜融合处形成白色条纹，名为盆侧筋膜腱弓，从耻骨前列腺韧带一直延伸至坐骨棘。手术中，在盆侧筋膜融合处的内侧或外侧切开均可到达前列腺外侧。部分学者认为在行筋膜内保留神经束的前列腺癌根治术时，应避免切开筋膜融合处，这利于术后早期的控尿功能及勃起功能的恢复。

可以利用 3 号臂在膀胱和前列腺交界处，整体反方向推膀胱和前列腺，提供反向张力，绷紧盆侧筋膜。在盆侧筋膜腱弓处小心剪开，从肛提肌筋膜与前列腺筋膜之间进入无血管区，直至耻骨前列腺韧带附着水平。然后剪开耻骨前列腺韧带，剥离背深血管复合体外侧的肌纤维。在耻骨前列腺韧带附着点周围，经常存在肛提肌和前列腺之间的交通静脉支，需要小心电凝后离断，然后就能充分显露前列腺尖部。

此时可能会遇到小静脉出血，不必大范围电凝或缝扎，这样不利于尿控，只需纱布填塞数分钟即可止住。

（四）缝扎背深血管丛

前列腺及尿道括约肌前侧覆盖有背深静脉丛或称 Santorini 血管丛，该血管丛引流阴茎、尿道及盆腔侧壁血流，其内也包含部分起源于膀胱次级动脉的小动脉，所以该血管丛实质上应称为背深静脉复合体（DVC）。在前列腺尿道连接处，DVC 与前列腺之间的区域为无血管区域，此区域可作为 DVC 的缝扎点。确切缝扎 DVC 对后期尿道分离至关重要。

缝扎的关键是找准进针和出针点，初学者常常无法正确把握，缝扎过深，担心误缝导尿管缝扎过浅，在离断 DVC 后，大量出血，视野不清，不利于分离尿道。笔者的体会是：在缝扎前应充分游离前列腺尖部表面的肛提肌纤维，完全显露前列腺轮廓，在前列腺与背深静脉丛的交汇处明显可见一“凹陷点”，称为“黄金眼”。从该处进针，对侧出针，可完整结扎静脉丛。

通常使用3号臂将前列腺下压，0号可吸收线确实缝扎DVC，并可将DVC反向固定在耻骨联合的骨膜表面，有文献提示，悬挂尿道可提高早期控尿率。缝扎结束后，助手应来回活动导尿管，判断有无误扎。

（五）离断膀胱颈

膀胱外层肌层由纵行肌纤维构成，清晰识别膀胱肌纤维有助于识别膀胱前列腺连接处，该处存在天然的解剖层面当膀胱肌纤维在膀胱中线处逐渐过渡为前列腺尿道，该处可见裂隙状平面，从该处分离膀胱，可保留膀胱颈，形似漏斗状。

助手提拉导尿管气囊，辨认膀胱颈位置。3号臂朝后方牵拉膀胱，显露膀胱颈轮廓。10点到2点处切开膀胱颈的外层肌纤维，显露倒U形膀胱颈口。切开后，显露导尿管。回撤2号臂，转3号臂上提导尿管，显露膀胱颈后半周。轻轻牵拉膀胱颈口的前半周，提供张力。剪刀由两侧前列腺表面刮、推、剥离膀胱肌纤维，更好的显露膀胱颈口的轮廓。而后，切开膀胱颈后唇，进入膀胱与前列腺之间的间隙，直奔精囊。

注意事项：根据前列腺的形态不同，设计膀胱颈口的形状；心中牢记膀胱颈口的形状，进行分离；不要轻易进入前列腺两侧（3、9点位置），那里血管丰富（来自两侧的膀胱上动脉），不易止血；分离后唇时，保证膀胱壁有一定厚度的前提下，垂直下分，不可能损伤直肠，3号臂及时地上提前列腺，可以提供更好的张力和分离的角度，如果前列腺体积较大，或中叶明显突入膀胱，不要企图保留小膀胱颈口，充分的显露是关键。

（六）分离精囊腺

膀胱颈后部与精囊和输精管壶腹间的组织层包括狄氏筋膜的

前层，其覆盖于前列腺的后侧及精囊表面的连续性的前列腺后侧筋膜和精囊筋膜的统称。狄氏筋膜前层通常在前列腺后面的中间部位与前列腺包膜融合，在前列腺后外侧，狄氏筋膜没有与前列腺包膜紧密贴合，它们之间填充有细小的网状结构和神经、血管束。膀胱颈后部的分离应从正中开始，直至逼尿肌后纵韧带，在分离膀胱颈后外侧时，若见脂肪组织，应停止分离，因为该处与神经、血管束位置接近，易导致术中出血。

精囊腺的四周存在大量神经纤维，最终汇合并分布于前列腺腹侧和背侧该神经丛与前列腺两侧的神经丛交织成网，使得前列腺存在于神经纤维编织的“鸟笼”内。因此，部分学者认为，分离精囊腺时，尽量少用电凝，减少神经损伤，尤其是在精囊外侧，靠近“神经、血管”处。

在保留性神经的手术中，不能过度离断前列腺和膀胱的连接组织，因为性神经丛就是由膀胱和前列腺的背侧、后方发出，向腹侧和肩部走行，形成扇形的“神经、血管板”。

分离时，通常用3号臂抓持输精管后上提，使膀胱和前列腺之间的间隙更大。贴输精管表面分离足够长度后，离断。在输精管外侧，打开脂肪层，显露精囊腺。先紧贴精囊腺后表面剥离，Hem-o-lok离断精囊腺尖部血管，最后分离外侧，将精囊腺完全提起。

操作要点：3号臂的上提，将精囊由深处牵拉到浅表，是显露的关键；对于大前列腺，大中叶的患者而言，先离断膀胱和前列腺之间的部分连接组织，扩大分离空间，也是进一步改善显露的关键。贴着精囊分离是避开血管、防止损伤神经的关键。

此处，注意保护“神经、血管板”的起源部分是完成保留性神经前列腺癌根治术的第一步，也是关键之处。许多术者只重视将神经、血管束从前列腺表面剥离，而经常忽视性神经的起源部位保护，这也是术后性功能恢复较差的原因之一。

（七）分离前列腺和直肠间隙

Denonvilliers 筋膜后层向头侧延伸覆盖着精囊腺和前列腺的后面，通常附着于前列腺要比附着于直肠更加紧密，除在某些异常的情况下，如曾行广泛的经直肠前列腺穿刺导致直肠前壁的炎症粘连。它作为一道屏障，可以防止前列腺癌的扩散，如要考虑根治的彻底性，则应该在术中被一道切除。

分离前列腺与直肠的间隙有两种选择，一种是由 Denonvilliers 筋膜后层和直肠前脂肪之间进入，另一种是由 Denonvilliers 筋膜后层和前列腺筋膜之间进入。如果需要进行保护性神经的手术，通常选择后一种入路。

通常用 3 号臂提起两侧输精管和精囊腺，2 号臂绷紧 Denonvilliers 筋膜后层，紧贴着前列腺基底部分，用剪刀轻轻分离，可找到一个无血管间隙，进入之，可直达前列腺尖部。如果误入直肠前间隙，可看到明显的脂肪组织，此时可适当向上调整分离的层次。只要无明显粘连，该解剖间隙较容易获得，反之则应果断放弃，以免肿瘤残留。

（八）保留血管神经束

目前常用的保留血管神经束的方法，根据分离的方向不同可分为顺行面纱状保留法和逆行侧方松解法；根据解剖层面不同，可分为筋膜内和筋膜间。

1. 顺行面纱状保留性神经（筋膜内）

NVB 的筋膜内解剖是沿着前列腺包膜层面进行分离，对于前列腺的前外侧和后外侧，应在前列腺筋膜内层或内部分离前列腺，在狄氏筋膜之前分离前列腺。尽管如此，前列腺后面仍有部分狄氏筋膜切除，因为该部分筋膜在后面中间部分通常与前列腺包膜相融合。筋膜内顺行切除法从6点方向开始，该处较易分离，因为狄氏筋膜在该位置较厚似单层结构组织，可以清晰辨别。前列腺后外侧由于存在多层筋膜，从该处入手较为复杂。筋膜内的手术路径可以完整地保留前列腺两侧的外层前列腺筋膜，所以可以完整地保留NVB，因为NVB通常被外层前列腺筋膜所覆盖，或者邻近前列腺外层筋膜。采用该手术路径的结果是，前列腺包膜外几乎没有前列腺筋膜，后外侧及外侧区域也没有狄氏筋膜。

操作一般从左侧开始，助手抓持左侧精囊，向右上方牵拉，3号臂向头侧牵拉膀胱和侧蒂，使得“三角区”的组织绷紧。从左侧精囊腺根部开始，紧贴前列腺表面，沿其轮廓走行，上钛夹，离断从“神经、血管板”中发出进入前列腺内的血管，逐渐将“神经、血管板”与前列腺之间的距离拉开，顺利进入前列腺包膜与前列腺筋膜的层次：然后沿着该层次，将整个前列腺筋膜及其包含其中的血管神经网从前列腺包膜表面剥开。此时，可遇到部分穿支血管，可上钛钉或精确电凝止血剥到10点钟的位置，可切开前列腺筋膜。对侧同法操作，可完整地保留“面纱状”的神经、血管板。

该方法难点在于一开始在精囊腺根部分离出前列腺筋膜和包膜之间的平面，一旦进入该平面后，就可以顺势直接推开，操作相对容易。

2. 逆行侧方松解法（筋膜间）

从左侧开始，助手抓持前列腺左侧缘，向右头侧牵拉，3号臂向头侧牵拉膀胱，绷紧前列腺侧蒂。先将肛提肌筋膜从前列腺表面轻轻剥离，此后能清晰地看见前列腺表面怒张的血管丛，主要是静脉。然后在静脉丛与前列腺之间，轻轻分离，剥离出间隙，并逐渐扩大该间隙，将神经、血管网从前列腺表面分开。该操作常常会撕开血管丛到前列腺的交通血管，导致出血，可用吸引器边吸边分，助手的默契配合是手术成功的关键。

其实，前列腺筋膜并不是薄薄的一层膜，而是有一定厚度的组织，血管、神经均走行于前列腺筋膜之中。如果将前列腺筋膜完全剥离、保留，就变成筋膜内了。而从筋膜的中间分离，可以保留大部分神经丛，尤其是走行在前列腺后外侧的神经丛，也不会过分贴近前列腺包膜，避免切缘阳性。但该方法对术者的解剖理解和技术水平要求甚高，加之术中进入前列腺筋膜内，静脉出血不易掌控，手术难度较大。

（九）分离尿道

尖部尿道的分离是该手术的要点和难点之一，直接关系到术后控尿功能的恢复与切缘阳性率。而且，盆神经丛在尿道两侧形成勃起神经，穿过尿生殖膈，进入阴茎海绵体内。因此，尿道的分离是保留性神经的最后一步。

离断背深静脉丛，显露尿道前壁是游离尿道最重要的一步。“斜坡入路、持续张力”是操作的要点。首先将第 3 臂向头侧牵拉前列腺，静脉丛被绷紧，一旦离断后会快速回缩，显露出尿道前壁。而且在离断的过程中要不断切换第 2 和第 3 臂，保持足够而持续的张力。离断静脉丛的位置可距结扎线 0.5cm 处开始，斜向尖部深入。太远，易进入前列腺组织内，太近，结扎线易脱开。接近尿道时，建议改用锐性剪刀，小心分辨组织结构和颜色。在机器人视野下，尿道前壁肌肉与背深静脉丛组织差异明显，易区分。

完全显露尿道前壁后，不能急于横断尿道。贴着尿道侧壁分离，沿尿道走行纵向钝性撑开，可容易找到尿道旁筋膜与尿道之间的间隙。该筋膜的背侧含有性神经和血管，不需要保性神经时，可上钛钉后剪断。如需要保留性神经，则将该间隙扩大，与前列腺汇合，将神经、血管束与尿道完全分开。两翼松解后，可用分离钳紧贴尿道后壁分离，将尿道完整挑起。在机器人视野下可清晰分辨出尿道与前列腺组织的交界处，用剪刀沿该界线剪断尿道。然后，再离断狄氏筋膜后层。

（十）膀胱尿道吻合

吻合前应检查膀胱颈口和输尿管开口，如果膀胱颈开口大小适中，可直接吻合，否则需要纵行或横向缩小膀胱颈口。

笔者通常使用 Quill 3–0 双头带倒刺针进行吻合，从膀胱颈口 5 点起，由外向内开始。左侧针缝 5、6、7、9、11 点位置，右侧针缝 4、3、1、12 点位置，最后在点位置完成吻合。机器人术中吻合相对容易，但值得注意的是：由于触及反馈的缺失和机器臂力量巨大，术者用持针器拉拽缝线时应该轻柔，尽量避免两把持针器同时抓同一根线。

双针在 12 点处打结后，再悬吊在耻骨骨膜上，固定吻合口。

第五节　机器人辅助腹腔镜下前列腺肉瘤切除术

原发性前列腺肉瘤十分罕见，仅约占前列腺恶性肿瘤0.1%～0.2%。1998年，Gaudin等在分析前列腺肉瘤临床病理基础上将前列腺间质相关的病灶分成两个类型：①恶性潜能未定的前列腺间质增生（PSPUMP）。②前列腺间质肉瘤（PSS）。目前，对PSPUMP自然史不甚了解，但其极少向恶性转化，一般认为其为良性疾病。PSS是一高度侵袭性疾病，极易局部复发、远处转移，临床预后极差。临床上采取充分手术切除病灶基础上，结合化疗、放疗等综合治疗措施可延长患者生存期。

前列腺肉瘤一般体积巨大，表面血管网络丰富，盆腔空间狭小等因素，使得传统腔镜处理十分困难，故一般采用开放途径切除。机器人辅助腔镜较传统腔镜具有高清三维视野、高自由度及灵活度的机械臂等优势，使得其在完成前列腺肉瘤切除时具有独特的优势。

一、适应证和禁忌证

（一）适应证

经病理证实的前列腺肉瘤，无直肠侵犯，无盆壁固定，无远处转移。

（二）禁忌证

（1）既往腹腔手术者由于可能存在腹腔粘连及局部解剖不清，为经腹径路的相对禁忌证。

（2）既往有盆腔手术者存在盆腔粘连者，为经腹膜外途径禁忌证。

（3）前列腺肉瘤侵犯直肠、盆壁固定考虑无法切除者，远处转移者。

二、术前准备

术前应对患者全身状况充分评估，常规包括直肠指诊，血常规、尿常规，血生化，凝血功能，胸片，腹部超声，前列腺MRI。可酌情选择PET-CT评估是否存在远处转移。术前晚充分肠道准备。

三、患者体位及套管定位

与机器人辅助腹腔镜下前列腺癌根治手术相同，不复赘述。

四、手术步骤

（一）暴露前列腺表面及耻骨前列腺韧带

自盆内筋膜表面开始，逐步清除耻骨前列腺韧带表面、前列腺表面及膀胱前列腺交界处表面附着脂肪。离断阴茎背浅静脉，清晰暴露耻骨前列腺韧带、双侧盆内筋膜、前列腺表面及膀胱颈前列腺交界处。

（二）缝合阴茎背深静脉复合体

切开盆内筋膜暴露肛提肌，沿肛提肌表面进一步切开筋膜向前列腺尖部延伸，直至耻骨前列腺韧带。进一步钝性推开附着于DVC表面肌肉。同样方式处理对侧盆内筋膜，完整暴露DVC，2–0微乔线缝合DVC。

（三）切开膀胱暴露膀胱腔内部肉瘤

前列腺肉瘤体积较大，大部分向膀胱腔内生长，有时甚至可以占据整个膀胱腔。首先在前列腺膀胱颈交界处横行切开膀胱，根据肉瘤大小纵行切开膀胱壁，把膀胱腔内部肉瘤完全暴露出来。

（四）暴露并切开膀胱颈后唇

借助机器第三臂托起膀胱腔内肉瘤组织，充分暴露膀胱颈后唇，鉴定双侧输尿管口。沿膀胱颈后唇紧贴前列腺组织切开。

（五）前列腺精囊及双侧韧带游离

暴露双侧输精管并离断，提起双侧输精管向远端暴露游离精囊。打开 Denonvilliers 筋膜，钝性分离前列腺后缘至尖部、离断双侧前列腺侧韧带，使除尖部外前列腺组织处于游离状态。

（六）前列腺尖部分离

切开 DVC，暴露并切开尿道前壁，拉出导尿管显露尿道后壁，并予以切断，上提前列腺，紧贴前列腺表面切断附着前列腺尖部的直肠尿道肌，完整切除前列腺肉瘤。

（七）膀胱尿道吻合

前列腺肉瘤切除后膀胱颈口较大，首先需要进行膀胱颈口成形。颈口成形后行尿道颈口吻合，吻合采用双根 4–0 单乔连续缝合。缝合后注水试验以检查吻合口是否存在渗漏。

（八）取出手术标本

将前列腺肉瘤置入标本袋，扩大镜头 Trocar 穿刺孔，取出标本。置盆腔引流管，缝合切口，术毕。

五、术后处理

术后常规使用抗生素。术后 1 天可起床活动，并予以流质饮食，并逐步向正常饮食过渡，术后第 7 ~ 14 天拔除尿管。观察引流管引流量及引流液性状，术后第 3 ~ 4 天引流液少于 10mL/d 可拔除引流管。

第四章　泌尿外科腹腔镜手术

第一节　腹腔镜根治性肾切除术

自 1990 年首次报道腹腔镜肾切除术以来，泌尿外科对采用腹腔镜技术治疗肾脏疾病产生了极大兴趣。腹腔镜治疗方式不仅可切除肾脏良性病变，亦可完成恶性疾病的根治性切除。现在，绝大多数肾脏肿瘤已选择腹腔镜手术方式治疗。过去，曾一度质疑腹腔镜技术是否能够完全切除肿瘤。长期随访结果显示：腹腔镜手术方式已在肿瘤控制方面达到可重复性和可接受性结果。腹腔镜肾切除术具有术后疼痛轻、麻醉药用量少、住院时间短和恢复迅速等优点。随后，这种技术不断演变，最终形成三种腹腔镜根治性肾切除术手术方式，即：

（1）经腹腹腔镜手术方式。

（2）手辅助腹腔镜手术方式。

（3）后腹腔镜手术方式。

本节将从经腹和后腹腔手术方式分别进行讨论。

一、手术方式

标准经腹腹腔镜、手辅助腹腔镜和后腹腔镜三种手术结果的比较详见表 4–1、表 4–2。可见，三种手术方式在平均手术失血量、并发症发生率、麻醉剂用量、住院时间和术后恢复时间方面均无明显差异。

腹腔镜手术方式选择取决于以下因素：

（1）患者体格。

（2）肿块大小。

（3）既往患侧手术史。

（4）腹膜透析情况。

（5）手术医生经验和偏好。

不论医生偏好与否，泌尿外科医生应该尽可能熟悉各种手术方式。当然，医生应该选择自己熟悉的手术方式。

表 4–1 经腹腹腔镜、手辅助腹腔镜和后腹腔镜手术效果比较

	经腹腹腔镜	手辅助腹腔镜	后腹腔镜
数量	16/43/13	12/22/8	12/45
手术时间（小时）	4.5/3.4/2.8	4.0/3.4/2.8	4.3/2.6
平均失血量（mL）	289/190/125	293/191/410	142/233
平均吗啡用量（mg）	30/26/23	35.7/31/41	24.5/21
平均住院时间（天）	2.4/1.7/1.3	4.4/2.7/2.6	3.6/1.6
恢复时间（周）	72%（2 周）	75%（2 周）	77%（2 周）

表 4–2 经腹腹腔镜、手辅助腹腔镜和后腹腔镜手术优缺点比较

	经腹	后腹腔	手辅助
优点	手术空间大 手术器械距离远，容易操作 解剖标记清楚 适合巨大肾肿瘤、异位肾或马蹄肾等手术 手术标本容易装袋	避免分离肠管 直接抵达肾门 早期显露肾动脉	学习曲线相对较短 手术时间缩短 有触觉反馈
缺点	干扰腹腔脏器和肠管 手术时间相对较长	潜在手术空间相对较小 脂肪较多，解剖标记较少 标本装袋较困难	7 ~ 8cm 切口容纳非优势手 手臂容易疲劳 辅助手占据一定空间 切口并发症发生率较高（如切口疝）

二、患者选择

随着泌尿外科腹腔镜技术的不断成熟，根治性肾切除术适应证不断扩展，与开放性手术适应证基本相同，不适合部分肾切除术的肾脏肿块几乎均可选择根治性切除。过去，肾脏肿瘤伴肾静脉癌栓形成时，是腹腔镜手术的禁忌证。现在，这种泌尿外科最具挑战性的手术范围亦不断扩展，从最初的Ⅰ度肾静脉癌栓到现在的Ⅱ度癌栓，甚至报道机器人手术的Ⅲ度水平肾静脉癌栓转移（无须体外循环），均可成功完成。

腹腔镜根治性肾切除术包括一般禁忌证和相对禁忌证。一般禁忌证：患者不能耐受全麻、难以纠正出血体质或严重心肺疾病，另外，肥胖不是手术禁忌证。

经腹腹腔镜手术相对禁忌证：

（1）腹壁感染或怀疑肿瘤转移或恶性腹水。

（2）肝硬化伴门脉高压。

（3）多次既往腹部手术史所致严重肠管粘连、严重腹膜炎病史或膈疝。

后腹腔镜手术相对禁忌证：

（1）肾静脉癌栓。

（2）巨大肾肿瘤（超过 10cm）。

三、术前准备

如同任何手术一样，详细病史、体格检查、实验室生化、心电图及 X 线胸片等均应术前完成。确定患者有无腹腔镜手术相对或绝对禁忌证。如果患者患有心肺疾病还需其他进一步检查，具体包括：

（1）采用三维 CT 或 MRI 检查，特别注意肾蒂解剖情况，如肿瘤大小、位置，肾血管数量，有无肾静脉血栓等，了解肾脏肿瘤有无转移。

（2）评估对侧肾脏功能。

（3）病史和体格检查、血液生化、ECG 及既往手术史，评估患者手术风险。

（4）停用非甾体类抗生素和复合维生素（包括维生素 E），以免增加术中出血风险。

（5）肠道准备，特别是经腹腹腔镜手术时。

（6）预防性抗生素和下肢弹力袜预防深静脉血栓。

（7）Foley 尿管、鼻胃管，不做常规要求。

（8）准备输血。

四、外科技术

（一）经腹腹腔镜

1. 患者体位

进入手术室后行气管插管、全麻。手术团队和麻醉师共同努力成功完成手术。患者采取标准的完全侧卧位或45° 侧卧位，手术一侧抬高。大多数医生习惯完全侧卧位、经腹腹腔镜手术方式。体位确定后，注意保护患者头、颈、上肢、腋窝、下肢和骨性突出部位。预防下肢深静脉血栓。根据需要抬高患侧肾脏位置，特别是患者体格魁梧或肥胖时，有助于界定肾脏。最后皮肤消毒和铺巾。上述准备工作具体包括：

（1）完全肌肉松弛效果。

（2）复杂腹腔镜手时麻醉师合理使用各种麻醉药物和监测患者生命体征，如二氧化碳和高碳酸血症监测并及时告知手术医生。

（3）排空膀胱尿液（Foley 尿管）及胃肠减压以免影响腹腔

镜手术空间。

（4）建立多腔道静脉通路。

（5）中心静脉压或动脉压监测，以便出现并发症时进一步指导治疗。

2. 套管针插入

经腹腹腔镜根治性肾切除术采用 3 孔和 4 孔穿刺法。根据手术复杂程度选择穿刺孔数量 3 ~ 6 个。注意：

（1）腹直肌内侧或外侧套管针穿刺，可避免医源性腹壁下血管损伤或撕裂。

（2）肋下穿刺孔离肋软骨太近如小于 1cm 时，会妨碍腹腔镜术中器械牵拉。

3. 外科技术步骤

初始 3 穿刺孔法完成后，医生导入腹腔镜镜头，观察腹腔内组织结构，排除肿瘤转移。分离结肠、内侧推移，进入后腹腔间隙。

（1）右侧肾切除术时：沿横结肠第一部分开始分离，在肝脏和横结肠间游离，显露后腹腔间隙。

（2）左侧肾切除术时：沿横结肠末端切开 Toldt 线，在脾脏和结肠间游离，显露后腹腔间隙。

右侧经腹腹腔镜肾切除术时，医生必须注意特殊解剖标记。辨别下腔静脉并追踪至肾静脉，其他标记包括性腺静脉。肾动脉通常位于肾静脉后方，有时出现多支肾动脉和肾静脉等血管变异情况，医生必须仔细辨别并离断。

左侧经腹腹腔镜肾切除术时，医生必须辨别越过主动脉的肾静脉以及汇入肾静脉的肾上腺静脉和性腺静脉。

经腹腹腔镜根治性肾切除术时，采取逐一分离肾门血管方式。先分离、钳夹肾动脉。然后分离、处理肾静脉。大多数医生习惯插入多个血管夹，然后剪刀切断。肾动脉离断后，肾静脉应该变得扁平，如果仍然饱满则表明有肾动脉分支漏扎。寻找剩余肾动脉分支，彻底、完全结扎肾动脉。

通常，肾静脉可采用胃肠切割器离断。手术医生离断血管前，必须清楚肾动脉或其他血管上的外科夹位置，以免被卡住。

腹腔镜根治性肾切除术准备切除肾上腺时，先充分游离、控制肾门，然后沿肾门向上分离显露肾上腺静脉，钛夹离断。然后，分别离断多支肾上腺动脉。左肾上腺静脉进入肾静脉、右肾上腺静脉直接进入下腔静脉。肾上腺静脉回流可能包括多支静脉，除了主要静脉外，其上方还有膈静脉。亦必须采取与主要静脉相同方式离断。

肾上腺切除后沿肾门继续向后、下分离。必要时继续处理输尿管和性腺静脉。肾下极肿瘤局部包裹或粘连性腺静脉时，处理必须特别仔细。后腹腔分离遇到肿瘤血管易碎、出血时，可采用结扎处理。

根据肿瘤手术原则，必须完整切除 Gerota 筋膜及内容物包括所有脂肪。一旦肾脏完全切除，将其拉入腹腔进行标本装袋。通常肾脏肿瘤标本较大，故选用最大标本袋。目前，取出切除标本有不同方法，是否将标本捣碎后取出或完整取出仍然存在争议。不论如何，完整取出标本可保留肿瘤组织学完整性以便更好地肿瘤分期。最后，通过延长肚脐切口或耻骨上小切口取出标本。亦有报道通过阴道取出标本方式。腹腔镜根治性肾切除术完毕时，缝合 10mm 及以上穿刺孔筋膜预防疝气形成。标本取出切口采用可吸收线标准外科缝合。大多数患者手术结束时拔出胃肠管，术后第一天拔出 Foley 尿管。根据患者术后恢复情况决定进食时间。

4. 下腔静脉癌栓切除术

腹腔镜根治性肾切除术已成为肾脏肿瘤治疗的“金标准”。5% ~ 10%肾脏肿瘤患者可能出现肾静脉癌栓及下腔静脉转移。在这些T3bNxM0患者中，先游离下腔静脉、离断性腺静脉和腰静脉，钳夹肾静脉下下腔静脉、肾静脉和肝静脉下下腔静脉，完成Ⅱ度癌栓水平的下腔静脉癌栓切除术，然后连续缝合下腔静脉壁缺损。目前，有学者报道采用机器人手术完成Ⅱ度和Ⅲ度水平的肾肿瘤癌栓转移。所有手术步骤均采用机器人成功完成：肝静脉内高位下腔静脉控制、腔静脉切开、癌栓切除术、下腔静脉修补、根治性肾切除术和腹膜后淋巴结切除术。为降低术中下腔静脉栓塞风险，建议采用一种“首先下腔静脉，最后肾脏”的手术方式。当然，评估这种手术方式效果，还有待完成更多手术例数、长期随访并与开放性手术比较。

（二）后腹腔镜

1. 患者体位

全麻后，连接各种输液管及监测装置，Foley尿管和下肢弹力袜，患者完全侧卧位，患侧腰部抬高最大限度增加髂嵴和肋下手术空间。保护人体骨性突出部位：头、颈、腋窝、上下肢等。使上下肢处于功能位。胸/肩、臀部和下肢绷带将患者固定于手术台。尽管不是硬性规定，标记患者体表解剖标志有一定益处，如：第11肋和第12肋间、髂嵴边缘、腰大肌边缘、套管针插入部位等。

2. 后腹腔入径

采用开放技术进入后腹腔。第12肋下皮肤1 ~ 1.5cm切口，S拉钩引导下钝性分离筋膜下方肌肉至腰背筋膜，手指钝性分离进入后腹腔间隙。有时，年轻人腰背筋膜非常致密时，可采用血管钳锐性分离进入后腹腔间隙。

进入后腹腔间隙后，手指钝性分离建立、扩大潜在手术空间：腰大肌前方与 Gerota 筋膜后方间隙，直至达到足够空间。腰大肌和 Gerota 筋膜间准确分离平面很重要，否则会影响球囊扩张效果。

另外，亦可采用 Veress 针闭合方式进入后腹腔，将 Veress 针插入患者腰下三角，二氧化碳充气建立气腹，第 1 套管针盲穿刺。当然，这种方式有时会导致后腹腔肌肉如腰方肌内充气或穿刺过深导致偶发性气胸。因此，多数学者认为采用开放性 Hasson 技术建立后腹腔气腹，迅速、安全。

3. 后腹腔球囊扩张

采用球囊直视下，进一步分离、扩张后腹腔，建立腰大肌前方和 Gerota 筋膜后方的腹腔镜工作空间。虽然这种方式简单，但是由于后腹腔空间有限，术中经常需要擦洗腹腔镜镜头。总之，采用后腹腔球囊扩张是一种快速、有效建立腹腔镜操作空间方法。

手指或球囊扩张进入正确外科分离平面时，充气气体压力将向前内侧推开后腹腔内肾脏，使得医生有足够空间操作、更好暴露肾门。

4. 套管针插入

初始套管针或镜头，即球囊扩张器部位。气腹建立前缝线固定 10mm Hasson 装置。非闭合装置会导致术中二氧化碳漏气产生皮下气肿，因此，最好采用闭合装置的 Hasson 穿刺设备，如 10mm 或 12mm 钝头穿刺装置，可在筋膜和皮下组织间形成密封层达到闭合效果。上述套管针插入完成后，建立 15mmHg 后腹腔二氧化碳压力。通常，后腹腔镜方式需要另外 1 ~ 2 个穿刺孔即可满足手术要求。

由于后腹腔空间有限，选择其余穿刺孔位置十分重要，否则腹腔镜器械会相互碰撞。通常，采用直视下或双合诊方式进行穿刺，其中一穿刺孔位于第12肋尖内下方、竖脊肌旁；另一穿刺孔则位于髂嵴上方3cm、腋前线和腋中线间（距离髂嵴太近会影响器械操作）。根据临床实际情况，其余两穿刺孔可为5mm、10mm、12mm大小，一次性或反复使用性套管针。

一般情况下，12mm穿刺孔（位于患者患侧）用于医生优势手完成钳夹和吻合器操作，5mm穿刺孔则用于非优势手的器械牵拉等操作。

5. 肾门分离和结扎

与经腹腹腔镜手术方式相比，后腹腔镜使得医生可直接抵达肾门，其中腰大肌是手术最重要解剖标志。腹腔镜术中方向辨别正确时，应该将腰大肌处于水平位置、肾血管处于垂直位置。发现腰大肌解剖标志后，还需要进一步寻找其他解剖标志，包括肾脏轮廓、主动脉或下腔静脉搏动和输尿管（肾脏下方、腰大肌内侧）。在腰大肌前、内侧和肾脏后、下方平面内进行分离即可抵达到肾门。医生非优势手握持无损伤钳，牵拉肾脏中部。优势手进行电凝或超声刀逐层分离，注意肾动脉单向性搏动特点，与下腔静脉双向性波动成鲜明对比。一旦肾动脉确定，采用直角钳分离，注意是否存在肾动脉分支，血管夹阻断动脉：一般主动脉侧3个、肾脏侧2个，然后离断。肾静脉位于肾动脉前方，同样采用直角钳显露静脉，暴露充分后采用胃肠吻合器结扎和离断肾静脉。肾静脉分离注意事项：

（1）左侧肾切除术时：必须结扎肾静脉肾上腺、性腺和腰静脉属支。

（2）右侧肾切除术时：必须确定分离的是肾静脉而不是下腔静脉。后者有时候与肾静脉混淆，注意辨别。如果分离太靠后，医生易将下腔静脉误认为肾静脉。

6. 肾脏游离

一旦肾门分离完成，采用钝性和锐性方式依次游离肾脏。首先从肾脏上极开始，医生必须确定手术是否需要保留肾上腺。按照肿瘤手术原则需要，完整切除左侧肾上腺和肾脏较为容易，因为肾上腺静脉引流至肾静脉。右侧肾上腺和肾脏完整切除时较为困难，因为肾上腺静脉引流至下腔静脉。需要沿腰大肌采用电凝仔细向上分离至膈肌进行肾上腺中央静脉的分离、结扎。

分离 Gerota 筋膜前方与腹膜后方间组织时，必须避免损伤腹膜导致腹膜穿孔，影响腹腔镜手术操作。腹膜穿孔时在腹膜与后腹腔间形成气体平衡，使得后腹腔手术空间塌陷。一般肾脏上极游离完毕后分离肾脏下极，在腰大肌表面寻找输尿管及性腺静脉，分别钳夹和结扎。最后，肾脏完全游离准备装袋。

7. 标本装袋和取出

标本装袋和取出亦是一项技术挑战性工作。虽然可采用无牵拉系统的标本袋如 Lap Sac，但是由于后腹腔空间有限、穿刺孔大小影响操作，使得后腹腔标本装袋较为困难（与具有牵拉系统的标本袋相比）。

某些情况下，标本特别大时可人为地制造前方腹膜穿孔，将标本拉入腹腔进行标本装袋。装袋后完整取出标本。标本取出方法依标本大小、患者体格、既往手术史及性别而定，具体途径包括：扩大腹腔镜镜头穿刺孔、Pfannenstiel 切口、腰背小切口和阴道取出（女性患者）。

8. 止血和关闭

肾脏取出后，大气压条件下检查肾窝进行充分止血。然后，关闭穿刺孔，10mm 或以上穿刺孔需要缝合筋膜。

9. 注意事项和技巧

一旦进入后腹腔间隙，正确的手指分离对于建立Gerota筋膜反折后方和腰大肌筋膜前方间正确外科分离平面很重要。此时，球囊扩张时肾脏将被向前推移、旋转。随后，后腹腔充气压力使得肾脏保持这种位置以便进行肾门解剖分离。球囊未进入上述正确平面而错误进入腹膜后方和Gerota筋膜前方间平面进行扩张时，肾脏被错误地推向后方（而非前方），将使腹腔镜手术操作非常困难。腹腔镜新手手术时最好标记患者体外解剖标志（第11和12肋尖、腰大肌前缘和髂嵴）并采用双合诊确定腹壁和肾脏关系，建立正确球囊扩张平面，由于后腹腔间隙有限，最佳套管针布局亦很重要。后方套管针应该在第12肋下1.5cm、腰大肌/竖脊肌旁1.5cm。太靠近这些组织结构时影响腹腔镜器械操作。同样，前方套管针位置应该在髂嵴上方3cm、腋中线附近，太靠近髂嵴亦会影响器械操作。前方套管针位置太靠前，又无手指游离、推开腹膜操作时，容易导致腹膜穿孔。

通过观察血管搏动寻找分离肾门。动脉搏动为特征性单向而静脉为特征性双向波动。分离进入肾门深处时，会遇到多个动脉分支，需要逐个分别分离、结扎。动脉结扎后静脉应该塌陷，否则表示动脉结扎不完全。此外，寻找剩余肾动脉时亦可短暂直角钳阻断肾静脉方法，观察肾动脉分支血管壁变化。

血管结扎完毕，采用钝性和锐性结合方法游离肾脏。10mm扇形拉钩有助于肾脏牵拉和分离。向前方分离时避免腹膜穿孔。腹膜穿孔发生时，后腹腔空间将塌陷，分离肾脏将十分困难。此时，可另外再行腹腔穿刺，以便维持后腹腔空间。此外，后腹腔前方电凝操作时亦必须十分小心，避免肠管损伤：标本装袋和取出时，腹腔镜镜头对准肾脏和标本袋，医生非优势手协助肾脏装入展开的标本袋内。此外，如果标本巨大，可有意形成腹膜穿孔，在腹腔内完成标本装袋操作。

第二节　腹腔镜肾盂成形术

腹腔镜肾盂成形术包括经腹腹腔镜和后腹腔镜两种手术方式。后腹腔镜具有术后肠梗阻发病率低的优点，但手术空间有限；相反，经腹腹腔镜时解剖标记清晰、手术空间大，但肠管干扰导致术后肠梗阻可能性大。腹腔镜手术方式的选择取决于医生经验和培训方式。

一、患者选择和诊断

腹腔镜肾盂成形术适应证包括输尿管肾盂连接处梗阻及以下情况：

（1）腰腹部疼痛。

（2）肾功能进行性减退。

（3）肾结石。

（4）泌尿系统感染。

（5）继发性高血压。

输尿管肾盂连接处梗阻诊断主要依据影像学检查。超声波、CT 和 MRI 可确定肾积水原因。通常，最后确诊还需要逆行肾盂造影检查，出现典型造影剂注射时“喷射”状况。利尿性肾图可区分梗阻和非梗阻性输尿管肾盂连接处梗阻病变，以及分侧肾功能。总肾功能丧失达到 80%时，最好考虑肾切除术而不是肾盂成形术。

此外，利尿性肾图亦可了解术后肾功能改善情况，包括肾功能情况和梗阻是否继续存在。但是，肾功能较差或肾盂宽大时利尿性肾图结果分析不理想。

腹腔镜肾盂成形术相对禁忌证包括：

（1）既往开放性手术。

（2）难以纠正出血体质。

（3）肾盂肾炎未纠正。

二、术前准备

术前晚禁食，肠管准备（枸橼酸镁）。留置鼻胃管和尿管。下肢弹力袜预防深静脉血栓，抗生素预防感染。

根据手术方式选择患者体位。后腹腔途径时采取完全侧卧位、手术床屈曲、腰桥抬高增加肋缘下和髂前上棘间手术空间；经腹途径时采取 45° 侧卧位、患者牢固固定于手术床以便术中旋转，通过重力使肠管移位更好显露手术视野。两种手术方式中均需骨性突出部位软垫保护，以免损伤患者神经肌肉。

术前留置输尿管导管很重要，较术中容易。必须注意：留置输尿管导管必须超过肾盂 2cm 以上，因为游离输尿管肾盂连接处过程中，组织弹性退缩可能影响导管位置。留置输尿管导管后，放置 Foley 尿管引流尿液。

三、外科技术

（一）途径

1. 经腹途径时，采取 Veress 针穿刺。生理盐水灌注和滴注试验确定 Veress 针正确插入腹腔内。通常，采取肚脐穿刺，因为此部位腹壁最薄弱。穿刺时可旋转手术床使患者仰卧位，穿刺效果更好。二氧化碳低速充气、腹腔内压力缓慢升高，表明腹腔内正确的穿刺位置。腹腔内压力达到 10 ~ 15mmHg 后，直视下初始 10mm 套管针穿刺，位于肚脐水平腹直肌外侧缘。

2. 后腹腔途径时行第 12 肋尖下方 12mm 切口，分离肋间肌肉和筋膜进入腰大肌前方和Gerota筋膜后方后腹腔正确解剖平面，球囊扩张，建立后腹腔空间。

（二）套管针插入

1. 经腹途径时，采取 3 套管针穿刺方式。10mm 套管针用于体内打结缝合。中线位置剑突下和肚脐间中点 5mm 套管针穿刺、肚脐及其腹直肌外侧分别 10mm 套管针穿刺。

外科技巧：右侧肾盂成形术时需要牵拉肝脏。可在剑突下插入 2mm 或 5mm 套管针，顶起肝脏边缘、牵拉三角韧带或腹膜，如同自动拉钩一样，无须助手牵拉肝脏，使助手更专心手术视野操作。

2. 后腹腔途径时亦采取 3 套管针穿刺方式。初始穿刺位于腋前线第 12 肋下 12mm 套管针，其余为第 12 肋和竖脊肌旁交界处 10mm 套管针（触觉指导或直视下）和腋前线髂前上棘上方 2 横指 5mm 套管针。

（三）分离

经腹腹腔镜手术时首先切开腹腔内 Toldt 线，分离结肠。右侧采取科赫尔（Kocher）方式保护十二指肠。寻找后腹腔内输尿管后向上分离至肾盂。发现输尿管肾盂连接处存在异位血管时，充分游离保证输尿管肾盂无张力条件下吻合。

后腹腔途径时更容易抵达手术部位。正确解剖平面内分离时很容易发现输尿管和肾盂。同样，必须充分游离保证输尿管和肾盂无张力条件下吻合。

（四）肾盂成形术技术

采用体内缝合技术、4–0 肠线、间断或连续缝合方式完成。可采取徒手或器械辅助方式，有些学者倾向采用间断缝合方式，因为间断缝合方式时缺血可能性更小，更容易纠正缝合时不平坦，连续缝合时可出现松弛现象，可能需要重新缝合。肾盂成形术包括以下几种手术方式：

1.Anderson–Hynes 离断肾盂成形术

肾盂宽大、肾结石或异位血管时最好选择 Anderson–Hynes 离断肾盂成形术，较其他方式效果好。有学者进行一项研究比较腹腔镜离断和非离断方式肾盂成形术效果，发现离断方式成功率（96%）较非离断方式成功率（73.3%）高。

输尿管肾盂连接处完全游离后切断狭窄部分，切除宽大肾盂，裁剪输尿管，输尿管和肾盂位置对齐，间断或连续缝合吻合口前方和后方。

2.FoleyY–V 成形术

FoleyY–V 成形术适应证包括：

（1）轻度或中度扩大肾盂。

（2）连接处无异位血管。

（3）输尿管高位进入肾盂。

Y 型切口跨过输尿管肾盂连接处狭窄部分，Y 型切口尖部位于狭窄末端，两侧缝线悬吊，间断缝合覆盖狭窄部分。最后，吻合口呈 V 型。

3.Fenger 肾盂成形术

其适应证与 FoleyY–V 成形术相同，采取更简单的 Heineke–Mikulucz 方式缝合：水平切开输尿管肾盂连接处狭窄部分，由近端至远端，然后垂直方式间断缝合两侧。

（五）成形术术后操作

输尿管肾盂连接处吻合操作完成后，留置负压引流管（外侧穿刺孔），降低气腹压力检查手术视野出血情况，电凝和止血剂处理视野内微小出血，明显出血必须缝合或钳夹。经腹途径腹腔镜手术时，一些医生习惯缝合腹腔内 Toldt 线、肾脏及输尿管腹膜后化。

腹腔放气，直视下 2-0 肠线缝合 10mm 穿刺孔筋膜，肥胖患者可借助 Carter-Thompaon 针或 Close-Sure 装置缝合。

四、其他技术

（一）儿童腹腔镜肾盂成形术

儿童输尿管直径小，肾盂成形术更困难。因此，儿童年龄小于 6 个月时不适合离断式肾盂成形术；儿童年龄超过 6 个月则适合离断式肾盂成形术。开放性离断肾盂成形术是治疗金标准。儿童身体条件，要求采用更小手术器械以及精细输尿管肾盂连接处吻合。通常，建议采用 3mm 套管针穿刺，进行儿童离断式肾盂成形术。随后，儿童腹腔镜离断式肾盂成形术手术系列报道效果良好，证明这种手术方式可行性。

不论经腹或后腹腔途径，均需要采取腹腔低压充气（12mmHg）。最近，大龄儿童（超过 3.5 岁）采用达芬奇机器人辅助完成肾盂成形术，亦取得同样良好效果。但是，经腹或后腹腔镜肾盂成形术，必须进行长期随访、进一步评估二氧化碳充气对儿童代谢影响，最终确定这种治疗方式是否能成为治疗儿童输尿管肾盂连接处梗阻金标准。

（二）机器人辅助腹腔镜肾盂成形术

机器人系统手术方式的出现，方便了微创手术各种操作，使得技术程度不同的医生能够完成这种手术。新一代机器人系统目的在于提高医生手术技能，简化重组性手术中缝合等各项操作。

目前有两种机器人系统：宙斯（Zeus）和达芬奇系统（DaVinci）。机器人使得腹腔镜手术新手更轻松地完成重组性腹腔镜手术。研究数据显示采用机器人辅助方式完成体内缝合操作，使得学习曲线缩短，是一种理想的重组性手术方式。

比较传统腹腔镜和机器人辅助腹腔镜离断式及非离断式肾盂成形术，发现机器人辅助手术组手术时间缩短。机器人更适合精细体内缝合操作，而某些粗放型操作，如肠管的推移或分离过程中牵拉，效果则不如标准腹腔镜。

需要指出的是，尽管机器人辅助适合腹腔镜新手，但是腹腔镜基础知识仍然是必要的。机器人系统操作的学习曲线也很陡峭；其次，必须掌握正确套管针插入，以免机器人臂术中相互干扰；再者，由于缺乏触觉反馈，医生必须掌握判断缝合张力的能力，避免打结过紧所致吻合口漏和组织坏死，这同样适合有经验的腹腔镜医生。机器人辅助肾盂成形术手术标准简化为12个步骤：

（1）套管针插入。

（2）标准腹腔镜方法经腹显露后腹腔。

（3）分离肾盂、输尿管和迷走血管。

（4）对接达芬奇系统。

（5）切断输尿管肾盂连接处、切除病变组织。

（6）近端输尿管裁剪为匙型。

（7）输尿管尖和肾盂后壁缝合。

（8）导丝置入、留置输尿管导管。

（9）输尿管前壁缝合。

（10）肾盂整形。

（11）肾脏腹膜后化。

（12）留置吻合口引流管至腹腔外。

（三）继发性输尿管肾盂连接处梗阻的腹腔镜肾盂成形术

输尿管肾盂连接处梗阻的腔内治疗，已成为一种替代开放性肾盂成形术的微创手术方式，由于其治疗效果良好以及为医生所熟悉而常常被采用。但是，存在迷走血管、肾积水严重或肾功能较差时失败率高。作为挽救性治疗方式的开放性肾盂成形术又伴随切口并发症、恢复慢以及术中分离困难等缺点。

存在迷走血管、肾积水严重或肾功能较差时，可选择腹腔镜肾盂成形术，直接处理迷走血管、缩小巨大肾盂，同样达到开放性手术效果。

手术治疗继发性输尿管肾盂连接处梗阻，首选经腹途径。通常，既往手术纤维化和粘连位于输尿管肾盂连接处手术部位，使得继发性手术更具挑战性。

（四）腹腔镜肾盂成形术及肾盂切开取石术

同时存在肾结石时，输尿管肾盂连接处梗阻的治疗更为复杂。当然，正确处理输尿管肾盂连接处梗阻后，可预防结石复发。肾结石治疗包括开放性肾盂成形术和肾盂切开取石术或经皮肾镜碎石术，成为肾结石治疗的金标准。开放性手术成功率达 90%，但是术后疼痛重、恢复慢，相比较而言，微创手术并发症发生率低、恢复快，但成功率较低（64% ~ 85%）。

为达到更好手术效果、降低并发症，一些学者采用腹腔镜方式完成肾盂成形术＋肾盂切开取石术。目前，已有腹膜后和经腹途径手术报道。通过匙钳、套石篮以及钬激光碎石等技术，必要时导入膀胱软镜取出肾盏结石，尤其是下盏结石。

腹腔镜肾盂成形术＋肾盂切开取石术，技术上具有可行性。尽管操作困难，但其手术效果达到开放性肾盂成形、取石术或经皮肾镜碎石术效果。同时，这种微创手术方式再现了开放性手术方式优点。

（五）上联路异常时腹腔镜肾盂成形术

通常，肾先天性异常时出现输尿管肾盂连接处梗阻。25%～33%马蹄肾及22%～37%异位肾，伴随输尿管肾盂连接处梗阻。由于肾先天性异常少见，成人先天性泌尿道异常治疗中很少强调输尿管肾盂连接处梗阻处理。过去，马蹄肾患者通常采用开放性肾盂成形术，手术成功率达55%～80%。尽管马蹄肾、异位肾患者逆行肾盂输尿管内切开的成功率达78%，但由于这类患者血管异常，手术风险大。此外，这种解剖异常使得经皮肾镜难度更大。

目前，已成功完成马蹄肾、异位肾患者腹腔镜肾盂成形术。套管针插入与传统腹腔镜不同，应该针对患者解剖情况进行个体化设计。目前，学者报道先天异常输尿管肾盂连接处梗阻的腹腔镜手术，总手术成功率91%，较开放性（55%～80%）或经皮肾镜（78%）处理输尿管肾盂连接处梗阻报道的成功率高。

第三节　腹腔镜肾囊肿去顶减压术

肾囊肿是肾脏常见良性病变，根据所有腹部 CT 检查数据估计，40 岁以上人群发病率至少 24%、50 岁以上人群发病率至少 50%。随着当今腹部断层放射学检查的推广和普及，无症状性肾囊肿发病率将会继续升高。肾囊肿可以是先天性或获得性。大多数为单纯性、无症状和病因不明病变。大多数肾囊肿可能因为腹部和 / 或腰部疼痛、血尿、高血压、反复感染或梗阻性病变而被发现。

一、患者选择

（一）临床症状

大多数肾囊肿并无明显临床症状，无须外科治疗。肾囊肿生长导致集合系统梗阻、压迫肾脏皮质、牵拉包膜或自发性出血时可导致相关临床症状，包括腰部或腹部疼痛、血尿、高血压、感染或梗阻性肾病。非常巨大或多发性囊肿，如常染色体显性遗传多囊肾，体格检查时可触及腹部包块。

（二）适应证与禁忌证

选择合适患者进行腹腔镜肾囊肿去顶减压术标准为：放射学诊断明确（5cm 以上）、出现临床症状，且保守治疗无效的肾囊肿患者。

复杂性肾囊肿如常染色体显性遗传多囊肾、vonHippel-Lindau/ 获得性肾囊肿或多发性结节硬化等恶性病变可能性大，且常染色体显性遗传多囊肾患者腰腹疼痛症状和高血压明显。因此，腹腔镜手术方式适合疼痛症状明显的常染色体显性遗传多囊肾的患者以及肾囊肿病变性质不确定（Bosniak Ⅱ，Ⅲ）的患者。

难以纠正出血体质和严重心肺疾病不适合全麻时，是腹腔镜手术禁忌证。既往腹部手术时不是手术绝对禁忌证，可选择不同部位手术途径解决（经腹或后腹腔途径），病态肥胖患者可选择后腹腔镜（后腹腔脂肪相对较少）。与 Bosniak Ⅱ或Ⅲ类型病变不同，Bosniak Ⅳ病变（高度怀疑恶性病变）不适合腹腔镜肾囊肿去顶减压术，必须选择腹腔镜或开放性部分或根治性肾切除术。

此外，合并泌尿系统感染、肾盂肾炎或肾脓肿时不适合腹腔镜肾囊肿去顶减压术治疗。

二、术前准备

（一）实验室和影像学检查

所有患者必须进行常规实验室检查，包括血液分析、血小板计数、电解质、凝血功能、尿液分析和交叉配型。凝血功能障碍和泌尿系统感染必须术前治疗纠正。必要时行心电图和胸部 X 线检查。影像学检查包括超声波、CT 和 MRI。

此外，术前必须了解对侧肾功能情况，特别是进行部分或根治性肾切除术时。患者必须停止阿司匹林、布洛芬、维生素 E、华法林等药物 7 ~ 10 天以上。

（二）肠管准备

症状性、单纯肾囊肿无须肠管准备。但是，常染色体显性遗传多囊肾，特别是巨大肾脏占据腹腔大部分空间时必须肠管准备，术前服用枸橼酸镁，减少肠管体积，为腹腔镜手术提供更大手术空间。患者术前24小时流质，术前晚禁食。

（三）知情同意书

腹腔镜肾囊肿去顶减压术前，患者必须被告知手术风险：出血、输血、麻醉风险、感染、尿囊肿、邻近器官损伤（肠管、肾上腺、肝脏、脾脏、输尿管和肾血管）以及必要时肾切除可能，签署知情同意书。

患者必须知晓囊肿去顶减压术失败、囊肿复发和囊肿去顶减压后症状持续可能性。患者肾囊肿性质不确定、合并恶性病变可能时需要部分或根治性肾切除术。

此外，与其他腹腔镜手术一样，患者必须知晓腹腔镜手术中转可能性。

三、外科技术

（一）患者体位

根据经腹或后腹腔方式分别选择45°和90°侧卧位。体位确定后，骨性突出部位软垫保护，以免术后出现神经肌肉损伤。下肢弹力袜和低分子肝素预防深静脉血栓，术前抗生素预防感染。全麻后留置鼻胃管和Foley尿管，减少胃和膀胱体积。

（二）手术途径

1. 经腹腹腔镜途径

患者改良侧卧位，与手术床呈45°，患肾在上，背部沙袋支持，双手臂胸前交叉抱枕，以免手臂影响AESOP臂，即一种最佳定位的自动内镜系统。不采用AESOP臂时手臂可放置外展手架保护。无须腋窝垫，折叠手术床。下方下肢轻度弯曲，两腿间软垫保护。肩和大腿水平宽布带固定患者于手术床（宽布带和大腿间放置海绵），旋转手术床以检验患者是否固定良好。

2. 后腹腔镜途径

患者 90° 侧卧位，患肾在上，肚脐位于手术床腰桥位置，折叠手术床最大限度，扩大第 12 肋下和髂前上棘间距离，增加后腹腔间隙，必要时肾脏抬高下方软垫，扩大手术间隙。

（三）膀胱镜和输尿管导管置入

单纯、周围型肾囊肿的腹腔镜肾囊肿去顶减压术术前不需常规膀胱镜下留置输尿管导管。肾盂旁囊肿或常染色体显性遗传多囊肾时，肾囊肿与集合系统位置密切，需要术中逆行注射亚甲蓝辨别肾囊肿与集合系统关系。这种情况下，术前需要留置输尿管导管。

（四）手术步骤

通常，采用经腹或后腹腔方式进行腹腔镜肾囊肿去顶减压术，下面进行分别介绍。

1. 左侧经腹腹腔镜技术

单纯肾囊肿经腹腹腔镜去顶减压术手术步骤具体如下：

步骤 1：套管针布局和插入

通常采用 3 套管针法（5mm、10/12mm 和 10/12mm）。肚脐水平 Veress 针穿刺，插入 10/l2mm 套管针，亦可 Hasson 技术进行初始套管针穿刺。直视下，中线剑突下与肚脐中点进行 5mm 套管针穿刺、腹直肌外侧 10/12mm 套管针穿刺，避免损伤腹壁下血管。此 2 套管针为工作通道。腹腔镜镜头采用 10mm、30° 镜头。

步骤 2：推移患侧结肠、显露肾脏

切开左下腹 Toldt 线，从结肠脾曲至盆腔起始部，电凝时注意避免肠管损伤。采用吸引器钝性分离结肠及其系膜，显露

Gerota 筋膜内肾脏，离断结肠肾脏韧带，在 Gerota 筋膜和结肠肠系膜血管间正确解剖平面内进行分离。

分离过度靠近结肠肠系膜时可损伤肠系膜血管、导致肠系膜血管窗口形成。未及时发现或修补，可导致术后肠管内疝形成。

分离肾脏上极进行肾囊肿手术时，必须分离膈结肠、脾肾和脾结肠韧带，旋转手术床以便肠管内侧移位、提供更大手术空间。

分离肾脏前方肾囊肿时，可保留肾脏外侧韧带；分离肾脏外侧或后方肾囊肿时，则需要离断肾脏外侧韧带以便肾脏向内侧移位，暴露肾脏后外侧表面。

步骤 3：显露肾囊肿

肾外型肾囊肿通常突出肾脏轮廓外。电凝钳锐性分离覆盖肾囊肿表面 Gerota 筋膜和脂肪组织，至肾囊肿周围 1cm 皮质范围。

处理多发性肾囊肿时（如常染色体显性遗传多囊肾），尽可能切除覆盖囊肿表面 Gerota 筋膜和脂肪组织，显露所有囊肿。

切除肾内型囊肿时，可采用术中超声定位辨别囊肿位置。

步骤 4：针穿刺吸引囊内液

巨大肾囊肿时可穿刺吸引部分囊肿内液，以便减小囊肿体积、方便手术操作及细胞学检查。采用 20 ~ 30mL 注射器通过 5mm 套管针进行穿刺吸引。此外，亦可采用 18 号脊髓穿刺针经皮穿刺吸引。

典型良性肾囊肿液体为淡黄色，如果出现血液和脓性液体时，考虑囊肿恶性病变或感染可能性。

步骤 5：切除囊肿壁

肾囊肿体积缩减后，电凝钳锐性分离切除囊肿壁及少许皮质，充分止血，囊肿壁送病理检查。通常，仅需要切除囊肿前壁（肾脏外部分），切除覆盖皮质的囊肿内壁时可导致皮质出血。

步骤 6：活检及电凝囊肿基底部

切除囊肿外壁后，仔细检查基底部，排除恶性病变和结节。需要时活检、冷冻切片检查。特别注意活检时避免损伤集合系统，特别是与集合系统关系密切囊肿。怀疑穿透集合系统时，逆行注射亚甲蓝检查，确定后 2–0 或 3–0 肠线缝合修补。如果集合系统缺损较大，缝合后局部加用纤维凝胶。进行集合系统修补手术时，术后留置引流管和输尿管导管。局限性肾囊肿基底部电凝时可采用单极电凝或氩气电凝，避免损伤集合系统。

冷冻切片发现恶性病变时，选择腹腔镜或开放性部分或根治性肾切除术。

步骤 7：填补肾囊肿缺损

将肾脏周围脂肪或大网膜填补、缝合固定肾囊肿缺损内，预防囊液再次聚集。此外，亦可采用氧化凝胶材料填补缺损。

步骤 8：引流

巨大囊肿、感染囊肿或怀疑进入集合系统时留置闭合式引流 1 ~ 2 天，引流管头位于肾囊肿附近位置。

步骤 9：肾脏腹膜后化

完全切除肾囊肿壁和充分止血后，患侧结肠复位肾脏表面，固定于侧腹壁，采用 2–0 肠线缝合重新建立 Toldt 线。肾脏、囊肿部位和引流管腹膜后化，以便术后出现尿囊肿或血肿时不污染腹腔。

步骤 10：退出和关闭皮肤

降低腹腔内压力（5 ~ 10mmHg），检查手术视野内是否继续出血。缝合 10/12mm 套管针穿刺孔筋膜（0 号肠线）和皮肤（4–0 肠线）。

2. 右侧经腹腹腔镜技术

右侧经腹腹腔镜肾囊肿去顶减压术时，套管针位置与左侧呈镜像对称（如第 2 个 10/12mm 套管针位于腹直肌外侧），内侧推移升结肠，解剖肾蒂附近肾囊肿时必须游离十二指肠。钝性和锐性分离十二指肠和肾脏间纤维附着，以 Kocher 方式分离，避免电凝损伤肠管。分离肾脏上极附近囊肿时，锐性离断冠状韧带，向前牵拉肝脏右叶，显露肾脏上极。必要时第 4 孔穿刺牵拉肝脏，随后步骤与左侧相同。

3. 后腹腔镜技术

后腹腔镜技术采用 3 通道技术方式（5mm、10/12mm 和 10/12mm）和 10mm、0° 腹腔镜镜头。第 12 肋尖下 1.5cm 横切口，进入后腹腔间隙后手指钝性分离，插入带球囊套管针，在腰大肌前方和 Gerota 筋膜后方，腹腔镜镜头直视下扩张（800 ~ 1000mL 气体），建立后腹腔手术空间。囊肿位于肾脏上极时球囊继续向上行二次扩张。拔出球囊扩张器，插入 10/12mm 套管针，缝合固定防止漏气。直视下腋前线髂前上棘上方 2 横指插入 10/12mm 套管针和竖脊肌外侧第 12 肋缘下插入 5mm 套管针。各套管针间距离保持至少 3 ~ 4 横指距离，以免器械操作过程中相互碰撞。

后腹腔解剖标志包括：腰大肌和腰方肌，肾动脉搏动、输尿管、下腔静脉（右侧）和主动脉（左侧），有助于辨别后腹腔空间方向和肾囊肿位置。与经腹腹腔镜途径相比，后腹腔途径手术空间小、解剖标志不清晰。因此分离过程中必须仔细操作，不能将肝脏（右侧）和脾脏（左侧）误认为肾脏皮质。后腹腔途径优点在于无须分离结肠等腹腔内脏器，避免干扰腹腔内脏器。

经腹或后腹腔途径选择取决于肾囊肿部位和数量、既往腹部手术史、手术空间和局部解剖熟悉情况以及医生手术经验等。具体如何选择表现在：

（1）肾囊肿部位和数量：肾囊肿部位和数量是决定手术方式选择最重要因素。经腹腹腔镜适合肾脏前方和肾盂旁单纯肾囊肿，肾脏后方肾囊肿则适合后腹腔镜方式。多发性肾囊肿（常染色体显性遗传多囊肾）时，需暴露整个肾脏表面，适合经腹腹腔镜方式。

（2）既往腹部手术史：既往腹部手术史时患者腹腔内组织粘连会妨碍经腹腹腔镜分离，显露肾囊肿困难，且可能损伤肠管。因此，为避免上述情况发生可选择后腹腔镜途径。

（3）手术空间、局部解剖熟悉情况和医生手术经验：通常，经腹腹腔镜途径手术空间更大，局部解剖更熟悉。但后腹腔镜途径可直接、迅速抵达肾脏后方囊肿，避免干扰腹腔，减少腹腔内脏器损伤概率。

第四节　腹腔镜肾射频消融术

医学领域技术进步，改变肾脏肿瘤诊断和治疗方式。现在许多肾脏偶发性肿瘤发现，得益于各种新的诊断技术应用，如超声、CT 和 MRI。腹腔镜和微创外科技术出现，改变了肾脏肿瘤治疗方式，在达到抗肿瘤效果同时，使患者并发症发生率更低、恢复更快。1990 年，首次报道腹腔镜肾切除术，初步显示肾脏肿瘤微创治疗方式可行性。随后证明腹腔镜根治性肾切除术作为肾脏肿瘤治疗方式，不仅技术上可行而且抗肿瘤作用有效。与此同时，保留肾单位手术，即开放性或腹腔镜肾部分切除术手术方式，被证明是一种肾脏小肿瘤（< 4cm）安全、有效治疗方式。

目前，诸多肾脏肿瘤治疗方式的出现，对传统开放、根治性肾切除术这一肾细胞癌治疗金标准提出了挑战。开放、肾部分切除术在保留肾单位同时达到相同肿瘤治疗效果。肾部分切除术适应证患者选择腹腔镜肾部分切除术时其并发症发生率更低、恢复更快。非切除性、消融技术如冷冻消融和射频消融的可选择性，使得泌尿外科医生具有更多选择方式治疗肾脏肿瘤，其最终目的在于：有效消除肿瘤细胞、使抗肿瘤效果最大化。同时，最大限度降低患者并发症发生率。

最近，肾脏肿瘤消融治疗技术亦不断改进，进一步降低这种保留肾单位手术并发症发生率。与传统肾部分切除术相比其技术挑战性更低。在更有前途的高能量聚焦超声、立体定向放射外科等新技术临床应用确定之前，冷冻消融和射频消融，仍然是目前临床消融主要治疗方式。本节将讨论射频消融治疗技术及其效果。

一、患者选择

肾脏肿瘤射频消融适应证与传统保留肾单位手术相同，具体见表 4-3。

表 4-3 肾脏肿瘤射频消融适应证和禁忌证

腹腔镜射频消融适应证	腹腔镜射频消融禁忌证	经皮射频消融禁忌证
造影剂增强（≥ 10 ~ 12HU）	腹腔粘连	前位肾脏肿瘤
肾脏小肿瘤（＜ 4cm）	腹膜炎病史	邻近结肠或小肠 1cm 内肿瘤
孤立肾肿瘤	肺通气障碍	巨大肝脏或脾脏
双侧肿瘤伴肾功能不全		邻近输尿管和肾盂肿瘤

二、术前准备

通过 MRI 或 3mm 薄层 CT（增强和平扫）界定肾脏肿瘤大小和部位。经皮射频消融方式时患者可选择俯卧位或侧卧位，CT 引导定位有助于针穿刺以及避免穿刺针损伤肠管和其他主要脏器。俯卧位可使肾脏向前移位，观察仰卧位时显示不清的肿瘤，以便更好穿刺。

术前准备包括血液凝血功能、尿液分析、电解质和血清肌酐。患者肠道准备：术前 1 天服用枸橼酸镁。

三、腹腔镜射频消融技术

腹腔镜射频消融适用于肾脏前位、内侧以及一些外侧肾脏小肿瘤。距离输尿管、结肠或小肠 1cm 内肿瘤手术风险大。肾脏后位肿瘤采用经皮射频消融时，偶有被巨大肝脏、脾脏或肺叶阻碍情况，这种情况下选择腹腔镜射频消融方式。具体手术步骤为：

第一步，患者改良侧卧位，3 ~ 4 套管针经腹腹腔镜入径（腹腔镜肾切除术），Gerota 筋膜内游离肾脏，超声辨别定位肾脏肿瘤，显露肿瘤。

第二步，肿瘤表面脂肪标本活检。

第三步，采用XL星爆式探针，由可活动性9针齿组成，其中5针齿包含电热调节器，以近垂直方式插入肾脏肿瘤。

第四步，根据术前CT或超声数据，展开探针可活动性齿，对准肿瘤及周围0.5 ~ 1.0cm边缘进行射频消融，使肿瘤及边缘正常皮质完全凝固性坏死。XL星爆式探针特别适合肾脏肿瘤消融。探针齿展开时可垂直于肿瘤表面，将探针最大能量对准深部肿瘤，即血流最丰富和最难以完全消融部位。维持至少150W能量，直至探针齿温度达到105℃。达到靶向温度后根据肿瘤大小维持3 ~ 8分钟。30秒冷却后行相同第2次循环。肾脏肿瘤非球形或超过4cm时，需要改变探针位置重新展开针齿。

射频消融温度敏感系统优点在于冷却过程中可实时监测组织温度。治疗组织温度高于65 ~ 70℃即可达到肿瘤细胞死亡。治疗完成后探针拔出过程中，需要进行腔道消融。预防出血及最大限度降低肿瘤细胞种植风险。探针肾脏拔出后，停止腔道消融。

腹腔镜射频消融时不需阻断肾蒂。尽管血管阻断后由于循环热扩散使得射频消融治疗直径增大、达到要求温度时间缩短。但是，存在血管栓塞和不可预知正常皮质损伤风险。

第五步，根据肾脏肿瘤大小和部位，可旷置或切除消融肿瘤。内生型或中极肾脏肿瘤时，常规采取旷置方式。

第六步，腹腔镜下肿瘤消融后5mm活检钳病理活检。射频消融前不活检，避免出血和肿瘤种植。

第七步，外生型或上、下极肾脏肿瘤射频消融后可完全切除，不阻断肾蒂。

第八步，标本装袋，手术结束时通过套管针部位取出。为预防肾脏迟发性出血，可采用辅助止血剂如氩气电凝、纤维凝胶、氧化凝胶等。

现将上述手术步骤归纳总结，详见表 4-4。

表 4-4　腹腔镜射频消融总结

1. 套管针插入同标准腹腔镜肾切除术或肾部分切除术，下腹 12mm 套管针用于容纳超声探头
2. 采用腹腔镜初始探头定位肿瘤
3. 肾脏内侧分离肿瘤表面 Gerota 筋膜
4. 完全显露肿瘤表面
5. 无须分离肾蒂、游离肾脏
6. 肾脏后方肿瘤采取后腹腔途径
7. 按生产商说明书操作视频探头
8. 射频消融探头垂直插入肿痛
9. 根据术前 CT，探头齿超过肿瘤边缘 0.5cm
10. 超声实时监测射频消融
11. 根据肿瘤大决定消融参数

四、经皮射频消融技术

静脉诱导和局麻下或全麻下进行经皮射频消融治疗。全麻方式时可更好定位肾脏肿瘤。全麻后，静脉给予抗生素、留置 Foley 尿管和鼻胃管，患者仰卧位或侧卧位，CT 引导下穿刺。此外，亦可采用超声定位，但其分辨度不高。具体如下：

第一，20 号千叶针作为“查找针”对准肾脏肿瘤边缘，CT 确定后插入。

第二，沿千叶针插入 18 号活检针穿刺活检位。

第三，沿 20 号千叶针插入 XL 星爆式探针，CT 确定后拔出 20 号千叶针。

建议采用这种“查找针”技术，最大限度地减少 XL 星爆式探针穿刺次数，降低肿瘤细胞种植风险。与腹腔镜射频消融方式一样，展开射频消融探针，对肿瘤及周围 0.5 ～ 1.0cm 边缘正常皮质同时射频消融。反复 CT 影像确定整个肿瘤被探针覆盖并包括深部肿瘤边缘。

经皮射频消融操作与腹腔镜射频消融相同。如果由于肿瘤大小或形状难以充分覆盖肿瘤时，其他部位重新插入射频消融探针进行第二次治疗。消融完成时 Gerota 筋膜内缓慢拔出探针及“腔道消融”，预防出血和“理论上”肿瘤种植风险。腔道消融时温度至 75℃或更高。射频消融术后立即增强 CT 检查，了解肿块是否成功消融，手术步骤详见表 4–5。

表 4–5　经皮射频消融总结

1. 射频消融前俯卧位 CT，排除消融针穿刺障碍
2. 确定肠管和输尿管未遮挡肿瘤
3. 采用 18 号针穿刺肾脏 CT 肿瘤
4. 探针齿展开，确定覆盖肿瘤
5. 一旦探针插入，行 Trucut 活检
6. 按照生产商说明书进行消融
7. 追踪移动探针，通过腹壁时避免烧伤皮肤
8.CT 增强检查，确定消融效果

第五节　腹腔镜膀胱扩大成形术

膀胱扩大成形术，是目前普遍接受的膀胱重组手术方式，用于构建顺应性、扩大的膀胱，保护上尿路功能。同时，对无顺应性或顺应性功能减退所致排尿障碍患者，可起到恢复排尿功能的作用。

膀胱扩大成形术，可同时构建尿控、导管插入式乳头，以便更好排空膀胱尿液。临床上，必须根据需要膀胱扩大术患者的个体化情况，选择具体肠管进行开放性或腹腔镜方式手术。肠管膀胱成形术，可有效改善膀胱容量或顺应性。但是，手术并发症和术后患者不适应，成为这种开放性手术主要顾虑所在。如果患者既往存在严重神经系统疾病和其他并发症，开放性手术术后患者住院时间、切口愈合时间和术后恢复时间等将明显延长。相比较而言，腹腔镜手术具有术后疼痛轻、并发症发生率低、住院时间短、恢复时间快、美容以及术后腹腔粘连亦明显减少优点。

目前，腹腔镜已成为泌尿外科手术中成熟的诊疗手段。但是，由于重组性手术技术难度大，腹腔镜手术在其中应用有限。腹腔镜膀胱扩大术技术，模拟开放性手术原理，在缩短患者恢复时间同时，达到了与开放性手术相同效果。

一、患者选择

膀胱扩大术目的是恢复膀胱顺应地储存尿液功能。非顺应性、小容量膀胱保守治疗无效时需要外科干预。通过去管化肠管扩大膀胱方式，打破了膀胱原有神经支配和肌肉结构，伴随而至的是膀胱自主排空机制效率降低。通常，神经源性膀胱患者需要术后一段时间内间断性导尿训练，逐渐达到有效排空膀胱目的。此外，患者神经疾患所致身体残疾或障碍限制患者尿道导尿能力时，有必要考虑膀胱扩大术同时，建立尿控、导管插入式腹壁乳头。

患者腹腔和盆腔存在广泛肠管粘连时，是腹腔镜膀胱扩大术相对禁忌证，使得腹腔镜肠管分离困难。既往脑室腹腔分流患者，腹腔肠管粘连严重，妨碍腹腔镜手术成功完成，也是一种相对禁忌证。

腹腔镜患者术前必须进行常规实验室检查，包括血清电解质、血液分析、尿液分析以及必要时尿液培养。当然，上尿路和下尿路检查亦很重要。此外，尿流动力学和膀胱镜有助于了解患者膀胱逼尿肌功能和膀胱内病理情况。

二、术前准备

腹腔镜手术前必须进行肠管和抗生素准备，包括 2 天低渣、流质饮食，术前 1 天给予抗生素预防肠道和泌尿系统感染，必要时给予抗真菌药物。既往神经疾病并发慢性便秘患者，肠道准备时间更长。

手术时患者仰卧位，双下肢给予气垫弹力袜，全麻及气管插管后留置鼻胃管。低截石位，上肢固定保护，以便必要时深入盆腔内手术。术中有效尿管尿液引流及盆腔吸引，清除盆腔内过多液体积聚。

三、外科手术步骤

（一）套管针插入

肚脐下切口，直视下腹腔内插入球囊和袖套封闭一次性

10mm 套管针。导入 10mm、0° 腹腔镜镜头，引导其他套管针插入。医生右手操作，腹直肌外侧肚脐水平分别插入 10mm（右侧）和 5mm（左侧）套管针。其中，10mm 套管针用于缝合及打结。双侧髂前上棘分别置入 5mm 套管针。此外，根据肠管游离需要和医生习惯，可再插入其他套管针。

（二）肠管选择和游离

根据患者临床需求，选择不同肠管。通常，20cm 长度肠管足够用于扩大膀胱容量。选择合适肠管主要基于以下标准：

（1）肠管无张力抵达膀胱。

（2）游离肠管必须具备良好动脉弓。

腹腔镜回肠膀胱成形术时，首先辨认回肠结肠连接部。采用腹腔镜小肠钳，距连接部最少 15cm 处钳夹一段 20cm 段肠管，分离肠管远、近端肠系膜。

腹腔镜乙状结肠膀胱成形术时，采用同样技术选择一段乙状结肠。许多神经源性膀胱患者常伴随富余乙状结肠。如果患者选择间断性尿道插管引流而不是连续性乳头插管引流方式时，乙状结肠为最佳选择肠管。通过扩大左下腹穿刺孔，进行乙状结肠体外操作；如果患者要求制备腹壁乳头，进行连续性插管引流时则选择右侧肠管和末端回肠：盲肠和升结肠用于膀胱扩大时，10mm 末端回肠用于制备插管通道和肚脐乳头。Z 型切开盲肠和升结肠外侧腹膜以及末端回肠处腹膜，整个右侧结肠和末端回肠通过扩大肚脐穿刺孔，进行体外操作。低截石位时降低患者大腿高度，以便腹腔镜器械通过下腹穿刺孔，更好游离右侧结肠弯曲。

（三）切断和再吻合肠管

放气、拔出肚脐套管针，圆周式扩大切口（肥胖患者向下延长 2cm）。通过切口将选择肠管游离至体外，进行肠管体外操作（乙状结肠膀胱成形术例外）。注意避免扭曲肠系膜蒂以及混淆肠管襻近 – 远方向。采用传统开放性技术，分离一段 20cm 长度、血供良好肠管进行回肠膀胱成形术。开放技术恢复肠管连续性、关闭肠系膜窗。吻合肠管并恢复肠管连续性。各种操作完成后还纳肠管，避免反复肠管进出和膀胱扩大术操作所致肠管水肿。

（四）离断肠管成形术

覆盖离断肠管以便保温、保湿。生理盐水冲洗肠管至清亮。电凝切除离断肠管对侧边。小肠或乙状结肠时，采取 2–0 肠线侧 – 侧吻合肠管形成 U 型结构。还纳重塑肠管人腹腔内进行膀胱扩大术，插入套管针恢复气腹。

回肠膀胱成形术时，建议采用球囊和袖套封闭的一次性 10mm、钝头套管针，最大限度减少漏气。乙状结肠膀胱成形术时，缩窄左下腹切口后插入 5mm 套管针。建立气腹、插入腹腔镜镜头，检查离断重塑肠管方向，避免肠系膜蒂扭转。

如果患者要求连续性导管插入式乳头时，则采用右侧结肠和末端回肠。盲肠和近端结肠去管化，切除阑尾，采用胃肠吻合器缩窄末端回肠（插入 F16 红色尿管），回盲肠连接处采用 2–0 不吸收线重叠及套叠缝合回盲瓣，以增加其尿控作用。标记重塑肠管近 – 远端，以便腹腔镜操作时辨别方向。F16 红色尿管缝合固定于回肠，以便体内无损伤性牵拉末端回肠至肚脐进行乳头制备。重塑肠管还纳腹腔内，建立气腹完成膀胱扩大成形术。

当然，亦可通过腹腔镜体内方式，采用吻合器完成肠管的切除和肠管连续性恢复。理论上，可降低肥胖患者肠系膜体外不当牵拉所致并发症。目前，尚无肥胖患者体外操作肠管所致并发症报道。采用上述肚脐或下腹穿刺孔进行体外肠管操作目的在于：

（1）精确测量肠管长度，更好切除肠系膜，保证良好血供。

（2）更好吻合肠管。

（3）冲洗离断肠管，避免污染腹腔，消除术后盆腔脓肿形成可能性。

（4）更好地肠管去管化和肠管设计。

（5）肠系膜长度允许肠管体外操作而无肠管缺血表现，则表明重塑肠管可无张力地抵达膀胱。

（6）体外方式缩短手术时间、降低手术成本。

（五）游离和切开膀胱

过度 Trendelenburg 体位有助于使肠管移出盆腔，方便盆腔手术操作。充盈膀胱，从左脐内侧韧带内侧缘覆盖膀胱腹膜处直线切开至右脐内侧韧带，电凝剪切除脐正中韧带，必要时沿脐内侧韧带切开外侧腹膜，以便更好暴露膀胱。钝性分离膀胱表面疏松网状组织，显露膀胱颈前壁和膀胱周围间隙，从膀胱顶至两侧三角区水平弧形切开膀胱壁，形成一巨大膀胱切口，最大限度增加膀胱壁与肠管吻合的线性长度，尤其是女性子宫存在时。这种充分暴露膀胱后进行肠管膀胱吻合方式，避免关闭膀胱后壁切口时不被肠管和离断重塑肠管遮挡。

（六）肠管膀胱吻合

体内肠管膀胱吻合具有几种吻合方式，可从膀胱“后壁”开始，由中间至两侧连续将肠管与膀胱顶吻合方式。这种由中间至两边膀胱内吻合方式暴露效果最佳，可达到水密性吻合效果。如果先吻合肠管膀胱前壁，由于盆腔解剖限制，则难以显露、吻合膀胱后壁。因此，采用肠管膀胱后、前壁顺序方式，完成弧形、全层、连续、单层式肠管膀胱吻合。手术过程中可采用徒手腹腔镜体内缝合和打结技术，将膀胱前壁瓣固定于腹壁方式更好显露手术部位。不仅扩大手术视野亦更好辨别膀胱和肠管黏膜边缘，快速完成缝合。肠管膀胱吻合完毕后，检查吻合水密性效果，下腹 5mm 穿刺孔留置盆腔引流管。术后膀胱引流：女性可采用 F24 尿管，男性患者可采用 F22 尿管耻骨上引流。

全层缝合肚脐和其他 10mm 穿刺孔。患者选择肠管乳头时，将成型回肠部分拉入肚脐穿刺孔部位，腹腔内放气后肚脐水平采用 4–0 铬线、V–Y 皮瓣方式将末端回肠缝合至腹直肌前层和皮肤。肥胖患者可采用肚脐作为乳头，从而减少所需回肠长度。乳头留置 F16 尿管引流膀胱尿液，有助于术后乳头早期愈合。

四、术后处理

拔出鼻胃管和气管插管，盆腔引流少于 25mL 或化学分析为腹腔液时拔出盆腔引流管。患者无发热及连续三餐无腹胀时可出院。尿道及乳头内留置尿管进行膀胱冲洗使用 100mL 生理盐水，3 次 / 日，术后 3 周维持低剂量抗生素预防感染，尿管拔出后开始间断性插管引流膀胱尿液。

第六节　腹腔镜肾上腺切除术

1991 年，首次报道肾上腺血肿患者腹腔镜肾上腺切除术以来，许多学者相继报道肾上腺肿瘤的腹腔镜肾上腺切除术。目前，腹腔镜肾上腺切除术已成为大多数良性肾上腺疾病标准外科治疗方式。比较性研究发现腹腔镜肾上腺切除术在术后疼痛、恢复、住院时间、美容等方面较具有一定优势，同时达到与开放性手术相同的远期手术效果。

腹腔镜肾上腺切除术可采取经腹或后腹腔途径进行单侧或双侧手术。最初，由于熟悉经腹开放性手术途径，医生通常选择经腹腹腔镜方式。最近，腹腔镜技术进一步扩展，出现了现在的各种腹腔镜肾上腺切除技术，如经胸腔途径、左侧胃上途径、手辅助技术和针式腹腔镜技术以及现在的机器人腹腔镜手术。下面将从肾上腺病变的临床表现、诊断、手术适应证和禁忌证、术前准备及各种手术方式进行阐述，其中重点介绍各种手术方式。

一、患者选择

（一）适应证

1. 功能性病变

醛固酮腺瘤是腹腔镜肾上腺切除术主要适应证之一。这种病变体积小、患者身体指数良好，特别适合腹腔镜手术。大多数学者认为醛固酮腺瘤腹腔镜肾上腺切除术可作为医生“学习曲线模板”。Cushing 综合征患者肾上腺周围脂肪丰富，对于初学者手术较困难，特别是后腹腔途径。如果原发性垂体治疗无效或异位

ACTH 依赖 Cushing 综合征时不能定位时，可考虑双侧肾上腺切除术。亚临床 Cushing 综合征约占肾上腺皮质腺瘤 20%，表现为正常皮质醇昼夜节律消失和地塞米松不能抑制，但尿皮质醇水平正常。这些病变会进展为临床症状明显的 Cushing 综合征或表现为术后肾上腺危象。因此，这种患者最好选择手术切除方式而不是监测（表 4–6）。

表 4–6　腹腔镜肾上腺切除术适应证

功能性病变	醛固酮腺瘤
	ACTH 非依赖 Cushing 综合征（腺瘤和增生）
	ACTH 依赖 Cushing 综合征（难治性垂体肿瘤或非局限性异位 ACTH）
	良性 / 恶性嗜铬细胞瘤
	先天性肾上腺增生
	皮质腺瘤
疑恶性病变	原发肾上腺瘤
	3 ~ 5cm 病变，影像学怀疑恶性病变或侵犯特征
	＞ 5cm 病变
	转移
良性症状性病变	囊肿
	髓脂肪瘤

经历最初争议，腹腔镜肾上腺切除术已成为单侧或双侧嗜铬细胞瘤肾上腺病变的标准治疗方式。与开放性手术相比，这种腹腔镜手术方式对患者血流动力学影响小、创伤程度低、术后恢复快。腹腔镜肾上腺切除术优点在于术中早期控制肾上腺中央静脉，特别是经腹腹腔镜嗜铬细胞瘤的手术。后方后腹腔途径由于术中可早期抵达肾上腺中央静脉，特别适合右侧肾上腺病变腹腔镜手术。

2. 疑似恶性病变

腹腔镜手术是否能够治疗肾上腺疑似恶性病变存在争议。首先，目前手术切除无功能、偶发性肾上腺肿块体积标准仍未确定；其次，疑似恶性病变肾上腺病变是否适合腹腔镜手术亦仍未确定。

通常，92% 肾上腺癌体积超过 6cm。但由于 CT 扫描存在低估病变实际大小情况，故以 5cm 大小作为肾上腺癌的经验判断标准。其他考虑因素包括患者年龄、并发症和淋巴结肿大情况。高龄患者无功能腺瘤可能性大、年轻患者需要监测多年以排除恶性病变。对 3 ~ 6cm 无功能腺瘤是否处理存在争议。如果影像学检查怀疑恶性病变或发现继续生长或患者年轻、健康时可考虑腹腔镜肾上腺切除术。

肾上腺手术另一争议在于学者质疑腹腔镜肾上腺切除术治疗皮质癌和转移性病变的肿瘤安全性。有些学者认为肾上腺恶性病变是腹腔镜手术绝对禁忌证，另一些学者认为恶性病变无局部侵犯时，即使直径 15cm 肿瘤亦可采取腹腔镜手术方式治疗。即使经验丰富的医生，肿块直径超过 10cm、局部侵犯或存在肿瘤癌栓时也考虑选择开放性手术。体积小、单个、孤立转移性病变或原发性癌可考虑选择腹腔镜切除术。尽管腹腔镜治疗原发性和转移性肾上腺肿块已有报道，但可能出现腹腔镜切除术术后局部肿瘤复发。现在普遍观点：器官内局限、无局部组织侵犯的肾上腺肿瘤，手术医生腹腔镜经验丰富时可考虑选择腹腔镜肾上腺切除术。肾上腺肿块表现局部器官侵犯或静脉癌栓时则不适合腹腔镜手术，因为这种情况下完全切除肿瘤非常困难。但是，亦有学者认为即使如此亦可考虑选择手辅助腹腔镜手术。

与原发性肾上腺皮质癌相比，肿瘤转移性病变通常体积小、局限器官内，适合腹腔镜手术。原发肿瘤患者全麻耐受良好时，可考虑同时手术切除肾上腺和其他部位转移性病变。

3. 良性病变

为控制局部症状，良性、无功能性肾上腺病变可选择腹腔镜手术治疗。超过 4cm 肾上腺髓脂肪瘤由于可能出现危及生命出血，亦应该考虑手术切除。

（二）禁忌证

1. 绝对禁忌证

腹腔镜肾上腺切除术绝对禁忌证包括严重心肺疾病、难以纠正凝血功能障碍和侵犯性肿瘤或肿瘤癌栓患者。此外，嗜铬细胞瘤患者必须术前进行 α 和 β 肾上腺素能受体阻滞剂治疗，充分扩充血容量，避免术中出现高血压危象（表 4–7）。

表 4–7　腹腔镜肾上腺切除术禁忌证

绝对禁忌证	相对禁忌证
一般：严重心肺疾病，难以纠正凝血障碍	妊娠 既往腹腔内或腹膜后手术
特殊：难以控制的嗜铬细胞瘤或侵犯性肿瘤或肿瘤栓形成	原发性肿瘤 恶性嗜铬细胞瘤 肿块＞ 6cm

2. 相对禁忌证

腹腔镜肾上腺切除术相对禁忌证包括妊娠，特别是妊娠晚期时最好选择分娩完成后进行。妊娠时手术注意事项总结如下：

（1）选择妊娠中期手术。因为早期手术可导致流产和先天性异常、晚期手术可导致早产。

（2）最好开放性手术，避免二氧化碳栓塞导致子宫供血不足。或采取肋骨下 Veress 针建立气腹。

（3）气腹压力控制 12mmHg 以下。

（4）整个腹腔镜手术过程中进行胎儿监测。

尽管肥胖患者腹腔镜手术比较困难，但是腹腔镜手术将使肥胖患者受益。在术后疼痛和恢复方面腹腔镜手术较开放性手术具有明显优点。

既往腹腔手术史时不考虑经腹腹腔镜手术，可选择后腹腔途径腹腔镜手术方式；同样，既往后腹腔手术史时不考虑后腹腔镜手术，可选择经腹腹腔镜手术方式。极少数情况下，既往腹腔和后腹腔手术史患者可考虑经胸腔腹腔镜手术。如前所述，原发性和转移性肾上腺病变是否适合腹腔镜手术存在争议，能否安全性切除肿瘤学者意见不统一。过去，认为肿块直径 6cm 为腹腔镜手术最大标准，现在有超过直径 15cm 肿瘤腹腔镜手术报道。其实，肿块直径大小并不是手术成功与否主要因素，医生经验、患者身体指数、肿块周围解剖等才是手术成功决定因素。此外，身体不同侧肾上腺病变对手术成功性亦有影响，如右侧肾上腺肿瘤时与下腔静脉关系密切、左侧时则与左肾静脉关系密切。

目前，直径 6cm 作为腹腔镜手术切除上限是合理的，病变体积越大，手术越困难。年龄本身不是手术禁忌证。儿童患者亦可采取经腹和后腹腔途径腹腔镜肾上腺切除术，但由于其后腹腔空间小，选择经腹腹腔镜手术方式更佳。

二、术前准备

术前准备包括：

（1）腹部手术一般准备和肾上腺病变代谢和内分泌准备。

（2）知情同意书告知患者手术中转风险、邻近器官损伤和输血可能性。

（3）术前交叉配型和术前 6 小时禁食。

（4）术前手术部位定位和标记。

（5）准备手术阅片。

（6）抗血栓形成弹力袜和皮下肝素注射预防深静脉血栓。

（7）术前静脉给予抗生素。

（8）由于肠管损伤发生率极低，肠道准备不做常规要求。

患者电解质和代谢异常时可请内分泌医生纠正，醛固酮腺瘤患者低钾血症必须补钾和保钾利尿药物；嗜铬细胞瘤要求通过 α

和 β 肾上腺素能受体阻滞剂术前控制血压，术中进行动脉血压和中央静脉压监测。

三、腹腔镜技术

肾上腺手术方式主要包括经腹和后腹腔途径。经腹途径可采取前方途径（患者仰卧位或半侧卧位）、侧方途径（患者侧卧位）；后腹腔途径（患者侧卧位或俯卧折刀位），通过后方抵达肾上腺。最近，学者介绍一种经胸腔手术方式。关于经腹和后腹腔途径腹腔镜手术优缺点文献已有详细说明。

（一）侧方腹膜途径

这种手术方式中，侧卧位使得腹腔内脏器通过重力向内侧移位，以便于手术抵达肾上腺。与前方途径相比，肾上腺位于手术视野的“最合适部位”。这种手术方式主要优点为最早暴露肾上腺中央静脉或肾上腺周围组织。这在嗜铬细胞瘤腹腔镜手术中非常重要，早期控制血管最大限度减少肿瘤细胞播散，达到肿瘤手术治疗原则。右侧手术时几乎不需要游离结肠；左侧手术时需要游离结肠脾曲和降结肠以抵达左肾上腺静脉。经腹腹腔镜其他优点包括手术空间大和腹腔内解剖标记清晰。因此，腹腔镜新手和体积较大肾上腺病变适合采取这种手术方式。

这种手术方式的缺点包括邻近器官损伤风险增加和术后恢复慢。但是，文献报道比较经腹和后腹腔两种手术方式效果，发现二者并无明显区别。

（二）前方腹膜途径

这种前方经腹途径采取仰卧位或半侧卧位，由于直视肾上腺较困难，现在很少采用。腹腔内脏器不能在重力作用下一侧移位，肾上腺位于手术视野的“相对合适部位”（不及侧方途径显露好），肾上腺灌注血流丰富（止血要求更高），暴露肾上腺需更多穿刺孔和牵拉器械。

这种手术方式适合双侧腹腔镜肾上腺切除术，避免术中更换体位。

（三）侧方后腹腔途径

同样，侧方后腹腔途径具有术野直接抵达肾上腺、术后恢复快、并发症发生率低等优点，尤其是病态肥胖或既往腹腔内手术史患者可受益于这种手术方式。

这种手术方式缺点包括手术空间小、解剖标志不清晰，难以辨别肾上腺周围脂肪，及双侧手术时需要更换体位。因此，肾上腺病变超过 5 ~ 6cm 或腹腔镜新手时不建议选择这种手术方式。术中超声波探查有助于显露、游离肾上腺。尽管有学者报道可早期控制肾上腺静脉，但是需要广泛游离组织后才能控制血管。因此，嗜铬细胞瘤患者不建议选择这种手术方式。

（四）后方后腹腔途径

选择这种手术方式时患者采取俯卧折刀位。除了上述后腹腔优缺点外，还可同时进行双侧肾上腺切除术。这种手术方式可早期控制肾上腺静脉，尤其是右侧肾上腺更多位于腔静脉后位置，效果更好。其主要缺点是长时间俯卧折刀位所致并发症及手术空间小。因此，肾上腺病变直径超过 5 ~ 6cm 时不建议选择这种手术方式。

（五）经腹与后腹腔途径的比较

目前，经腹和后腹腔镜肾上腺切除术优缺点一直为学者所关注。比较性研究并未发现二者在手术效率和患者恢复方面存在明显区别。

最初研究提示经腹腹腔镜手术时间较长。但这是将后腹腔和手术时间较长的前方经腹途径进行比较，而不是侧方经腹途径。比较后腹腔和侧方经腹腹腔镜研究发现二者手术时间并无明显区别，甚至发现侧方经腹途径手术时间更短。一般，左侧肾上腺切除术经腹途径手术时间相对后腹腔途径较长、右侧则无明显区别。

同样，早期研究显示与后腹腔途径相比，前方经腹途径患者失血量较多。但是，随后研究发现侧方经腹腹腔镜亦无明显区别。

目前研究表明，经腹和后腹腔途径两种手术方式在术后麻醉剂使用、口服进食时间、下床活动早晚、住院时间、恢复、手术中转和并发症发生率方面无明显区别。研究发现，医生腹腔镜手术经验和患者身体指数决定手术时间长短，失血量与手术时间和肿瘤大小相关。肿瘤大小、肥胖和学习曲线是决定手术效果最重要因素。

总之，目前研究并未发现后腹腔和经腹腹腔镜手术效果存在明显区别。与手术方式相比，医生经验、患者身体指数、肿瘤大小对手术效果影响最大。鉴于经腹和后腹腔手术方式相同手术效果相当以及侧腹腹腔镜可早期控制肾上腺静脉的优点，可考虑选择侧腹腹腔镜手术方式。但是，不论采取何种手术方式，医生必须同时熟悉经腹和后腹腔腹腔镜。因为，针对每种肾上腺病变，医生必须采取最适合的手术方式（表 4–8）。

表 4-8 经腹和后腹腔途径手术方式的优缺点

途径	优点	缺点
侧方经腹	早期控制静脉 手术空间大 解剖熟悉 重力因素暴露肾上腺	游离内脏（肝、脾和降结肠） 双侧手术需更换体位
前方经腹	早期控制静脉 手术空间大 解剖熟悉 双侧手术无须更换体位	游离内脏（肝、脾和降结肠） 暴露困难
侧方后腹腔	避免干扰腹腔	抵达静脉困难 手术空间小 解剖不熟悉 双侧手术需更换体位
后方后腹腔	避免干扰腹腔 早期控制静脉 双侧手术无须更换体位	手术空间小 解剖不熟悉 俯卧折刀位

四、侧方经腹腹腔镜技术

（一）手术室准备

上腹部手术室布局。肾上腺侧方经腹腹腔镜技术时需要做相应调整：手术室内手术床斜行放置，麻醉机位于手术床头部、摄像立架系统位于手术床脚部，包括充气机、监视器、光源和相机。这样，洗手护士可观看监视器，电凝设备靠近立架系统。显示器放置手术室一角。患者侧卧位，医生面对患者，手术助手位于医生左侧、器械托盘右侧（放置施夹器、电凝钩、电凝剪等），洗手护士托盘放置电凝设备，洗手护士坐立以免影响医生观看显示屏。同样，助手坐立或站立或医生站立，使得医生手臂和助手手臂不在同一平面，避免二者术中相互碰撞。

（二）步骤

经腹腹腔镜肾上腺切除术手术步骤包括：

（1）患者体位。

（2）手术入径和套管针插入。

（3）暴露。

（4）控制肾上腺静脉。

（5）游离肾上腺。

（6）取出标本和关闭。

（三）患者体位

麻醉诱导后，留置 F16 尿管，留置鼻胃管。患者标准侧卧位，手术床腰部折叠。腰部放置软垫，双肘屈曲，前臂支撑。上侧下肢垂直、下侧下肢弯曲。两腿之间、膝关节和踝关节之间软垫放置软垫，宽带固定患者于手术床上，电凝器械放置于患者大腿或臀部。

手术部位皮肤消毒铺巾，准备手术中转手术器械。整理电凝线、光源线、吸引器管等，患者体表再次铺巾覆盖，手术粘胶固定手术部位皮肤和铺巾。吸引器护套放置于医生对面、电凝护套放置于医生同侧。

（四）外科技术

1. 右侧肾上腺切除术

目的是早期结扎肾上腺静脉。其实，手术主要是分离下腔静脉。

（1）入径和套管针：采用 4 个一次性套管针。开放技术，在肚脐与第 9 肋尖中间部分进行第一套管针穿刺（靠近腹壁下动脉），余下 2 个工作穿刺孔直视下完成，即第一套管针两侧、中线和腋前线位置进行第 2 和第 3 个套管针穿刺，第 4 个套管针位于髂棘上方腋中线，用于牵拉组。可采用 0° 腹腔镜镜头，有助于助手正确调整镜头方向。二氧化碳充气达到并维持气腹压力

15mmHg。

（2）暴露：套管针插入后，检查手术视野解剖标志，辨别肾上腺及其周围组织结构：结肠肝曲、肝脏右叶、下腔静脉和十二指肠。下腔静脉位于腹膜后，通常不需要游离结肠肝曲和十二指肠（特殊情况下除外）。

助手通过第4套管针轻柔牵拉肝脏，必要时可固定于手术床。采用剪刀和电凝钩进行钝性和锐性分离，亦可采用超声刀分离。

切开右冠状韧带下方以便向上牵拉肝脏，肾上腺病变体积较大时可切开右三角韧带。切开下腔静脉表面腹膜，采用钝性和锐性方法向上分离，使用血管夹进行止血，避免分支血管出血，最大限度降低下腔静脉损伤风险。

（3）血管控制：一旦肾上腺静脉辨别确定后施夹（下腔静脉侧2个、肾上腺侧1个）、离断。注意避免肾上腺静脉损伤，因为肾上腺静脉位于肝肾隐窝内，出血后控制这种静脉将非常困难。

根据学者经验报道，可不必完全分离肾上腺静脉后方组织，避免出现难以控制的肾上腺出血。因此，一定程度分离后即可钳夹肾上腺静脉。而且，由于静脉较短，血管夹尽可能靠近两侧以便剪刀离断肾上腺静脉。有时，如果肾上腺静脉较宽时可采用吻合器离断。此时，需要更换套管针以便通过吻合器器械。

（4）游离肾上腺：肾上腺静脉离断后可钳夹静脉抬高腺体，采用电凝钩分离腺体：依次内侧、上方、下方和外侧，离断肾上腺上、中、下动脉。每种病例并不需要完全要求按照这种分离顺序。通常，最后分离腺体外侧，因为外侧附着组织有助于悬吊腺体，保持肾上腺分离时张力。肾脏上方分离显露腺体下方时，必须紧贴腺体进行分离，避免切割或撕裂腺体，最大限度降低血管损伤可能性。

（5）取出标本和关闭：一旦肾上腺腺体完全游离则进行标本装袋。腹腔内放气，手术视野部位止血，轻度静脉渗血可采用明胶海绵。通过套管针取出标本，不需常规留置引流管，关闭穿刺孔部位肌肉和筋膜，然后拔出鼻胃管。

2. 左侧腹腔镜肾上腺切除术

目的是早期结扎肾上腺静脉，切除肾上腺及其周围脂肪。其实，手术主要是分离左肾静脉。

与右侧腹腔镜肾上腺切除术相比，左侧手术时必须向内游离、推移降结肠和结肠脾曲，以便更好分离左肾静脉。

（1）入径、套管针和暴露：套管针插入与右侧呈镜像对称分布。采用电凝和剪刀钝性和锐性分离，切开 Toldt 线，后方腹膜和前方 Gerota 筋膜间平面进行分离，内侧推移结肠。锐性分离脾脏，避免撕裂脾脏包膜。

（2）控制肾上腺静脉：内侧推移结肠分离完成后分离显露肾门，拉钩向上牵拉肾脏，寻找肾上腺静脉汇入左肾静脉处。

通常，膈下静脉沿肾上腺静脉内侧缘走行，可用作寻找左肾上腺静脉标记。但是，有时肾静脉较膈下静脉更容易辨别。一旦肾上腺静脉确定后采取与右侧相同方式离断。

（3）游离、取出和关闭：钳夹肾上腺静脉向上提起腺体，建立腹壁后方肾上腺分离平面。采用电凝钩以钝性和锐性方法游离腺体上方、下方和外侧。肾上腺腺体内侧游离后注意非常邻近的胰腺尾和脾静脉，有时可将胰腺尾和肾上腺混淆。但是，肾上腺通常表现为特有的金黄色外观。

结扎分离过程中可能遇到肾上腺上、中、下动脉。在肾上极与肾上腺下方平面间分离肾上腺下部分，离断脾肾韧带，在脾脏下面分离肾上腺上部分，向上牵拉脾脏以便分离。离断脾脏外侧与膈肌间纤维附着，以便更好地显露腺体上部分。一旦腺体完全游离则标本装袋，与右侧相同方式关闭穿刺孔肌肉和筋膜。

五、前方经腹腹腔镜技术

如前所述，这种前方经腹腹腔镜技术手术方式基本被侧方经腹腹腔镜手术方式取代。通常，患者仰卧位或半侧卧位，肋下进行套管针穿刺。右侧肾上腺手术时向上牵拉肝脏，切开腔静脉旁后腹腔直接进入下腔静脉及肾上腺解剖平面。先离断肾上腺静脉再游离肾上腺；左侧肾上腺手术时，向内侧游离结肠脾曲，内侧推开胃和胰尾，显露肾上腺，离断肾上腺静脉后游离、切除肾上腺。

六、侧方后腹腔镜技术

侧方后腹腔镜技术是侧方腹膜技术的一种转变，现将这种手术方式总结如下：

（一）患者体位和入径

患者侧卧位，开放方式进行第 12 肋尖下第 1 套管针穿刺：钝性分离腰部肌肉，血管钳或手指尖分离腰背筋膜，寻找腰大肌前方和肾脏 Gerota 筋膜后方手术平面，进一步球囊扩张。

根据后腹腔肾盂成形术和肾切除术经验，采用手指进行后腹腔间隙扩张时切记不能进入 Gerota 筋膜前方，否则可能撕裂腹膜导致腹膜穿孔。建议采用手指沿腰大肌及 Gerota 筋膜外进行分离的技巧，亦可采用带球囊套管针扩张。当然，亦可采用自制球囊扩张：F18 尿管、8 号手套中指部分、500 ~ 700mL 生理盐水进行扩张（根据患者身体指数）。

（二）套管针插入

第 1 穿刺孔部位 10min 套管针穿刺，建立 15mmHg 二氧化碳气腹压力。插入 30° 腹腔镜镜头，辨别腰大肌等解剖标志，腋前线髂前上棘上方 3cm 进行 5mm 套管针穿刺、竖脊肌和第 12 肋交界处外侧 2cm 进行 5mm 套管针穿刺。根据需要，可在第 1 套管针部位外侧进行第 4 个 2mm 套管针穿刺，牵拉肾脏或肝脏。

（三）控制肾上腺主要静脉

肾上极部位横向切开 Gerota 筋膜，游离肾脏上极使肾脏向后下方移位，更好显露肾上腺。

左侧手术时，在肾脏上极和肾上腺间解剖平面向肾门血管方向分离。然后，沿肾动脉或静脉向内侧分离直至显露肾上腺静脉，钳夹、离断肾上腺静脉。仍不能发现肾上腺静脉时，继续分离肾上腺外上方膈肌，然后分离肾上腺下内侧寻找膈下静脉后即可发现肾上腺静脉。

右侧手术时，沿下腔静脉外侧向上分离即可发现肾上腺静脉，钳夹、离断肾上腺静脉后切除腺体。

当然，除了切开 Gerota 筋膜进入肾脏上极和肾上腺下方平面进行分离方式，亦可采取首先切开腰大肌前方 Gerota 筋膜，向内分离进入肾门，然后再沿右侧腔静脉或左侧主动脉分别向上分离。右侧向上分离时较容易发现肾上腺中央静脉，左侧必须圆周式游离肾上腺腺体后方可发现肾上腺主要静脉。

（四）标本游离、取出和关闭

控制肾上腺静脉后圆周式游离肾上腺，仔细止血。一旦分离完成，腋前线穿刺孔插入 5mm 腹腔镜镜头，第 1 穿刺孔插入 10mm 标本袋取出标本，降低气腹压力彻底止血，关闭穿刺孔。

七、后方后腹腔镜技术

后方后腹腔镜技术方式手术时患者俯卧折刀位，腰部屈曲。开放技术在第 12 肋尖下 2cm 进行第 1 穿刺孔穿刺，进入肾旁间隙后继续球囊扩张。通常采用 3 套管针穿刺方法：第 12 肋下方 3cm 骶棘肌外侧缘 12mm 套管针穿刺、11 肋间隙腋后线 5mm 套管针穿刺和第 12 肋尖下 2cm12mm 套管针穿刺。根据需要，髂棘上方腋后线位置进行第 4 个 5mm 套管针穿刺，牵拉肾脏。

沿腰方肌内侧和膈肌脚切开 Gerota 筋膜，横向切开肾上腺腺体表面筋膜，离断膈肌脚发出的肾上腺中动脉。右侧手术时在膈肌脚发出的肾上腺中动脉水平即可发现下腔静脉，肾上腺静脉以腔后方式进入下腔静脉，背后途径容易分离，钳夹、离断肾上腺静脉。横向切开 Gerota 筋膜，进入肾脏上极和肾上腺下方分离平面，继续肾上腺外侧和上方分离，控制肾上腺上方血管。

有学者采用经皮超声波肾脏和肾上腺定位方法。所有 3 个套管针位于第 12 肋下方，球囊扩张位于 Gerota 筋膜内。第 12 肋下进行第 1 个 12mm 套管针穿刺，用于 0° 腹腔镜镜头，其两侧再行第 2、3 个 12mm 套管针穿刺，超声波探头确定肾上腺及其病变，采用超声刀及无损伤吸引抓钳分离。依次分离肾上腺上方、外侧和下方，最后分离内侧，钳夹、离断肾上腺静脉，采用标本袋取出肾上腺。

第五章　胃癌

第一节　胃癌的流行病学

尽管胃癌的发病率在下降，它依然排在全球癌症相关病死率的第三位。2008 年，估计有 100 万新的胃癌病例登记在册。这些癌症患者中多达 2/3 发生在东亚、东欧和南美，其病死率为 78%，这与发达国家 65%的病死率形成了鲜明对比。在诊断时，几乎一半的患者为进展期胃癌，其 5 年的生存率常常低于 30%。

胃癌是一类异质性很强的上皮恶性肿瘤，包含了多种易感因素和不同的病因学因素。95%以上的胃癌是腺癌，组织学上分为肠型和弥漫型。鳞状细胞癌、腺鳞癌、未分化癌和髓样癌是较为罕见的类型。肠型胃癌是目前为止最为常见的胃癌亚种（占总数的 50% ~ 70%），其地理分布特点与幽门螺杆菌感染的分布特点相重叠。

胃癌的全球分布与大多数其他成人肿瘤的分布明显不同。与大多数环境相关的癌症一样，胃腺癌在年轻群体中的发病风险很低，其风险随年龄增加，在 55 岁至 80 岁之间达到稳定（取决于不同危险因素间的可变相互作用）。一般来说，男性胃癌的发病率是女性的 2 倍。

在男性人群中，胃癌发病率最高的是亚洲东部地区（韩国、蒙古、日本和中国，波动于 40 ~ 60 人 /10 万人），东欧地区（约

35人/10万人），以及一些拉丁美洲国家（特别是美洲中部和安第斯地区，比率为20～30人/10万人）。非洲国家（0.6～3人/10万人）和北美洲（5～6人/10万人）的发病率最低。

值得注意的是，同一地理区域的不同种族胃癌的风险也有显著差异。例如，在美国西班牙裔、非洲裔美国人和印第安人，比白种人更易受影响。然而，这些差异不能简单地认为仅与种族相关，还重叠了社会经济地位的差异，社会经济地位的高低与幽门螺杆菌的患病率和胃癌的风险均呈负相关。几个在不同地区进行的研究都表明，较低的社会经济地位本身就是增加（胃）恶性肿瘤发生风险的不利变量。

从高发病率到低发病率地区（例如从亚洲到北美洲）迁移的人群，其后代胃癌的发病风险降低，这进一步证实了“环境病因学”的影响。

在过去的50年中，世界许多地区胃癌的发病率一直在稳步下降，这在一定程度上与冰箱的使用，新鲜水果和蔬菜的可得性，以及用盐量的减少（在餐桌上和食物保存中）有关。其他可能的相关因素包括许多国家幽门螺杆菌感染的减少和某些工业化国家吸烟人数的下降。

一、胃不同部位的发病率变化趋势

虽然有一些明显的例外，胃癌的发病率在整个工业化世界中都在稳步下降。然而，仔细观察这些流行病学趋势，并通过它们的局部解剖来辨别胃恶性肿瘤，人们一致观察到胃癌已经从胃远端向胃近端“爬行”。

这种现象最初被归因于肿瘤局部解剖记录的不一致，但它在许多国家已得到证实，来自美国国立癌症研究所的“监察，流行病学和结果”（SEER）数据库的数据显示胃食管结合部腺癌的发病率在1973年至1992年间大约增长了2.5倍，而在过去20余年则保持稳定。按种族和性别划分的亚群体中也出现了类似的比例趋势，白人男性的比例明显更高。

最近在美国的另一发现是，在25 ~ 39岁之间的高加索成年人中，不论男女，远端胃癌的发病率增加。在过去的30年里，这种上升的趋势一直在持续，其原因至今仍不清楚，根据我们的经验，这些患者通常是来自中美洲和南美洲高发病率地区的年轻的新移民。

二、胃癌的遗传全景

胃癌的分子特征是有异质性的，部分原因是使用了不同的分类系统，也因为大多数分析仅考虑了非常有限的病例数。因此，尽管收集了大量的数据，但目前为止，还没有可靠的新型分子标志物被引入二级预防策略中。然而，在这个方向上的努力已经取得了成果，如最近很有前途的创新技术领域[第二代测序（NGS）、高通量微阵列技术]的出现，以及新型生物标志物[microRNA（miRNA）和长非编码RNAs]的意外发现。

全基因测序研究组最近揭示了胃癌中的新分子和机制。特别是RHOA突变已被认为是弥漫型胃癌（而不是肠型胃癌）最重要的驱动因素之一。包含于癌症基因组图谱（TCGA）项目中的295例原发性胃癌数据指向了一项新的四型胃癌分子分类：

1.EB病毒阳性的胃癌

显示出反复PIK3CA突变、极端DNA超甲基化和JAK2、PD-L1和PD-L2扩增。

2. 微卫星不稳定的胃癌

其突变率升高。

3. 基因组稳定的胃癌

其富含弥漫性组织学亚型、RHOA 突变或者 RHO 家族 GTP 酶活化蛋白的融合。

4. 染色体不稳定的胃癌

其表现出受体酪氨酸激酶显著的非整倍性和局部扩增。

全外显子测序研究进一步剖析了肠型胃癌的癌变过程。经常突变的基因包括 TP53、PIK3CA、FAT4 和 ARID1A，后两种基因已被认定为新型胃癌标志物。FAT4 是钙黏蛋白基因家族的成员，它在 5%的胃癌中突变，在 4%的胃癌中缺失 ARID1A 编码的蛋白是 SWI-SNF 染色质重塑复合物的附属亚基，参与 DNA 的修复、分化和发育，以及细胞增殖的稳态过程。在 47%的胃癌中发现染色质重塑基因的突变，如 ARID1A，mLL3 和 mLL。

TP53 基因的改变与贯穿胃肿瘤发生的组织学损伤相关。在 14%的胃黏膜肠化生和 22%的不典型增生病变中均证实有 TP53 基因座的杂合性缺失。最近，在 15 个匹配的一系列高级别上皮内瘤变（IEN）和早期胃癌中，对 50 个癌症相关的基因进行了热点区域的 NGS 分析，揭示了两种病变之间的分子相似性，并进一步支持 TP53 在侵袭表型中的相关角色。

表观遗传机制在最早期改变（如萎缩性胃炎和肠化生）和癌症晚期阶段中起着中心作用幽门螺杆菌和 EB 病毒感染的研究表明，这两种病原体的致癌作用是通过诱导胃黏膜甲基化而增强的。肿瘤组织中的甲基化状态与血清样品中类似，因此甲基化状态有可能成为一种可开发的非侵入性肿瘤标记物，可用于胃癌的早期诊断，可能成为癌症预防的新靶点。

与其他人类癌症一样，miRNA 异常表达是胃癌的一个特征。Ueda 等最近进行了迄今为止最大的胃癌研究。使用数量相当大的胃癌组织样本与非肿瘤组织样本配对，Ueda 鉴定了 22 个上调和 13 个下调的 miRNAs，利用样品中 19 个最显著失调的 miRNAs，也可以根据其组织类型来区分胃癌。特别是聚类分析表明，miR-105、miR-100、miR-125b、miR-199b、miR-99a、miR-143、miR-145 和 miR-133a 在弥漫型胃癌中表达上调，而 miR-373-3p、miR-498、miR-202-3 和 miR494 在肠型胃癌中表达上调。值得注意的是，miRNAs 可以作为胃癌的非侵袭性生物标记物，在各种身体标本（包括血液、胃液、粪便、唾液等）中易于检测，并且可重复检测。

第二节 胃癌的诊断、分期与检查

胃癌仍然是威胁着人们健康的主要恶性肿瘤，在全世界癌症发病率排在第 4 位，癌症致死率排在第 2 位，尽管发病率有下降趋势，但早诊断的概率无明显提高，因为胃癌的症状往往与其他常见良性疾病的症状类似。此外，很多患者不重视，未能及早就医，甚至不少病例就医时病情已至晚期。正因为胃癌症状不典型，尽管诊断胃癌的手段方法不断更新，但确诊胃癌仍只能通过组织病理学诊断。近些年来随着内镜、超声以及影像学等技术的巨大进步，为临床诊断胃癌、评估预后提供了更加丰富的手段。

虽然外科手术仍然是胃癌最主要的治疗方法，但是大量的临床数据显示，化疗、放疗等辅助综合治疗可以明显提高胃癌患者生存率。因为治疗手段多样化，综合治疗的方式方法及各种治疗的先后顺序变得更加复杂，因此，准确的临床分期对于制定最佳的治疗方案越来越重要了。美国癌症联合委员会（AJCC）制定的第 7 版肿瘤分期手册，较之前的版本更多地强调和细化了胃癌临床分期评估中淋巴结转移的状况，这对胃癌患者整体生存和治疗方法选择上有重要的意义。

此外，列线图模型可根据各种患者的肿瘤临床病理特征信息提供比 AJCC 更准确的预后评判。分子和基因检测的进展可能在患者出现临床症状之前或在造影检查发现病灶之前提示胃癌的发生，进而达到在完全发生癌变之前预警有发生癌症风险的患者。分期方法未来有望较当前应用的 AJCC 分期更加个体化。任何癌症治疗的最终目标都应该是提高患者的生存率和生活质量。因此，胃癌组织在病理诊断明确后应立即考虑患者接受手术抑或接受新辅助化疗，取决于哪种方案能最大限度让患者获益。此外本着提高生存率提高生活质量的目的，对于已发现远处转移的胃癌患者应给予姑息性化疗，对于并发有出血或梗阻的患者应考虑进行姑息性手术，应以高效和协作的方式，运用如高分辨率 CT、MRI、诊断性腹腔镜、超声内镜检查术（EUS）和 PET 等为临床诊断治疗胃癌服务。内镜应该是诊断胃癌的首选手段，内镜直视下可以进行组织活检，内镜获得的信息将指导后续进行的一系列必要检查。对于诸如腹痛、腹胀或胃食管反流等模糊症状，通常首先由横截面成像检查提示是否有胃癌的征象。高分辨率 CT 是评估系统性疾病、评估淋巴结转移以及为外科医师提供原发肿瘤、周围血管和附近器官的解剖信息的一种非常精确的方式。诊断性腹腔镜探查应有选择地运用于影像学检查明确提示有隐匿性恶性疾病或存在手术切除禁忌证的患者，诊断性腹腔镜探查还可让诊断不清且无明显器质性病变的患者免于剖腹探查的痛苦。对于新发现的胃癌患者，应选择性地应用各种诊断手段以期用最短的时间制定最合理的治疗方案。

一、诊断

胃癌患者早期往往无明显症状，早期症状与消化不良或溃疡病类似，这些症状通常会被认为是反酸、嗳气、胆道疾病以及肠易激的表现，往往在使用抗酸治疗后症状得到缓解而掩盖病情，从而导致延误诊断。这些症状包括厌食，不明原因体重下降，吞咽困难，反复呕吐，或早期饱腹感，为尽量避免延误诊断，临床医师对于这些症状应高度警惕，并尽早完善内镜检查。纪念斯隆－凯特林癌症中心（MSKCC）的 1121 名胃癌患者中，最常见的症状主要是厌食、体重减轻、疼痛和呕吐。由胃癌引起的疼痛往往表现为轻微上腹痛，与消化性溃疡引起的疼痛非常相似，甚至可以通过进食缓解，随着病情的进展疼痛症状可以逐渐加重。胃癌原发肿瘤部位的不同，主要症状也会存在差异，贲门或胃食管结合部肿瘤可能表现为吞咽困难，而胃窦的肿瘤可表现为幽门梗阻。早期饱胀厌食应警惕弥漫型胃癌，因为皮革胃往往造成胃扩张受限。还有一种少见情况是胃癌侵犯横结肠而出现结肠梗阻的表现。

大多数胃癌患者没有明显的体征，而明显的体征通常是由转移性疾病引起的，体检触及锁骨上淋巴结（Virchow 征）及脐周淋巴结（Sister Mary Joseph 征）或体查发现腹腔积液蛙腹征往往提示病情已至晚期而预后差。少数患者可表现为癌性小肠梗阻，此外直肠指检扪及直肠腔外肿块（Blumersshelf 征）提示盆腔种植转移。肿瘤隐匿性出血表现为大便隐血，然而发生消化道大出血的病例很少，肿瘤破碎脱落会造成慢性缺铁性贫血，这些患者可能存在重度贫血、乏力、气促、晕厥、心动过速以及直立性低血压。

（一）诊断方法

由于胃癌患者明显的阳性体征通常提示已出现远处转移，所以 X 线下钡餐吞咽摄影或上消化道内镜检查仍然是目前诊断可治疗胃癌的主要手段。当临床不能排除胃癌诊断时，应及时进行钡餐或内镜检查以免延误诊断和治疗。本章中将要提到的持续或难治的上消化道症状也是进行影像学检查和内镜检查的指征。钡餐检查，过去经常使用，但在胃癌和上消化道疾病的诊断中发挥的作用有限，某些典型的钡餐表现，如腔内肿块、不规则皱褶和胃壁增厚等特征是潜在的恶性肿瘤的征兆，但是钡餐检查的敏感性低，仅有 14%的胃癌患者早期能通过 X 线钡餐造影发现。钡餐造影的优点是对于皮革胃的诊断，钡餐造影较内镜可以更早观察到胃壁呈皮革样改变及扩张受限。美国胃肠病协会推荐在55岁以上患有新发消化不良的患者中进行内镜检查，出现某些症状时，如不明原因体重减轻、呕吐，应早期进行内镜检查。此外，应大力推荐易患胃癌的高危人群进行内镜检查，如亚洲人、美洲原住民、有胃癌家族史以及使用抗溃疡治疗，停止使用非甾体类药物后仍表现出持续症状的患者。对于这些易患胃癌的高危人群，应该进行细致的内镜检查。内镜检查可以直视上消化道，并可以对肿块或溃疡的进行鉴别和活检。内镜检查对胃癌的诊断和检测的准确率可高达90%～96%。

早期胃癌在内镜下表现为浅表斑片状改变或凹陷，多颗粒样突起或黏膜小溃疡，进展期胃癌通常表现为大的占位性肿块、深部溃疡病灶或局部异常浸润和增厚。内镜最大的优势在于可以对可疑异常病变部位进行活检，毕竟良性或恶性溃疡仍然很难单纯通过内镜直视下进行鉴别。一般来说，良性溃疡倾向于呈圆形或椭圆形等规则形状，并有光滑均匀的基底，溃疡与周围黏膜之间的边界有明显的界限。相反，恶性溃疡病变往往有不规则的形状，可能出现坏死的基底和不规则的边界。活检的目的是明确恶性溃疡的诊断，推荐从溃疡的边缘至底部取材6～8块，这样操作对于恶性溃疡的确诊率可以达到98%。对于可疑病灶甚至可以在同一部位重复深部取样，以提高恶性肿瘤检出率，这对于弥漫型胃癌、皮革胃患者尤为重要，因为此类患者肿瘤病变往往于黏膜下层或肌层，表浅的黏膜活检往往为阴性。此外，还可以在疑似病变区域周围随机进行活检以提高检出率。最新的消化内镜悉尼共识推荐，在胃窦及胃角处随机采样活检可提高胃癌的检出率。除活检之外，脱落细胞学检测也被用来作为明确诊断的补充方法，然而如果内镜下取材足够的话似乎细胞学检测并无必要。

（二）增强内镜

虽然胃癌的诊断主要是通过标准的白光内镜（WLE）来实现，但新技术的出现，可以帮助识别更小的病变，精细内镜还可观察到黏膜的更多细节。内镜技术的发展，使得越来越多的恶性病变得以在早期接受内镜下黏膜切除，因为在许多情况下小病灶可能表现为扁平或浅表凹陷，很难与良性疾病鉴别。新内镜技术，如放大内镜、窄带成像内镜和共聚焦激光显微内镜等，可以对可疑区域进行高分辨率评价，这些先进的方法结合局部染色，如醋酸和靛蓝胭脂红染色，大大提高了内镜医师对良性和恶性病变的鉴别率，这些微小病变是通过内镜下评估黏膜的异常变化，如缺乏上皮下毛细血管网型或存在不规则微血管而实现的。研究还表明，相较良性病变，癌变区域染色后褪色往往更快。在对 136 例患者的研究中，Dinis Ribeiro 等人运用高分辨内镜结合黏膜染色识别肠上皮化生的敏感性和特异性分别为 76% 和 87%，异型增生的识别率分别为 98% 和 81%，尽管这类技术还没有被规范地认同和实施，但是它们的确能够识别出普通白光内镜无法发现的异常病变。随着这些技术的发展，较小的病变得以在早期阶段被发现并实施内镜下黏膜切除术或早期行胃切除术，而有益于患者获得较好的生存预后。

（三）筛查方案

由于胃癌患者就诊时往往已至晚期，为了早发现、早诊断胃癌，某些高发病率的国家制定了一系列的筛查方案。日本对于在 40 岁以上有任何疑似症状体征的患者，会常规进行 X 线钡餐造影及内镜检查，此外血清胃蛋白酶原检测也常规用于筛查有萎缩性胃炎风险的患者，自从执行胃癌筛查以来，日本胃癌患者病死率明显降低，5 年生存率明显提高。尽管这种筛查选方案已经被证实有效，但在美国，胃癌的发病率仅为东亚国家的 20%左右，一套类似的筛查项目的花费预计将高出 10 倍，因而限制了这一方案的普及。理论上更合理的方案是综合评估危险因素并选择性地进行筛查，这些危险因素包括既往胃切除术史、家族性腺瘤性息肉病、遗传性非息肉病性结直肠癌或胃癌家族史。现有资料显示，对这些高危人群进行内镜检查的最佳时机及频率并不明确，也没有充分的证据说明这套筛查系统能改善胃癌患者的生存率。在大多数情况下，医师根据患者的病史、危险因素和最初的内镜检查结果酌情进行随访筛查，目前在胃癌发病率低的国家，大规模筛查似乎并不实际。

（四）肿瘤标记物

许多肿瘤标志物已被证明与胃癌有关联。这些指标包括 CEA、CA19-9、CA724，然而，基于肿瘤负荷的检测手段检测出这些肿瘤标志物的实际意义与灵敏度和特异性有关。当前，检测 CEA 和 CA19-9 被公认是最有意义的指标。在 Na-kane 等人的研究中，在 865 例胃癌患者中有 249 例 CEA 水平升高，且 CEA 的升高与临床分期及预后密切相关，CEA 水平小于 10ng/mL 的患者生存期较长。此外，一些小型的研究提示术前检测 CA724 水平可以评估患者的预后。然而，这些肿瘤标记物尚未被广泛应用于胃癌的筛选、预后或长期随访。这些标志物敏感性和特异性的不确定性，限制了它们的临床应用。肿瘤标记物水平的升高可能提示病情恶化或复发，同样，治疗后其水平下降可能提示治疗有效，但是，临床决策从来不是单独依赖肿瘤标志物进行的。因此，美国国立综合癌症网络（NCCN）指南目前并没有将肿瘤标志物纳入胃癌患者的治疗、分期或随访的评估指标。

（五）临床分期

临床分期是当前为任何恶性肿瘤患者制定最佳治疗方案的关键环节。尽管不同类型的肿瘤具体的临床分期方法不同，但临床分期的目的是一致的，从临床医师的角度来看，恶性肿瘤的临床分期是目前评判预后最重要的指标，主要包括肿瘤的浸润深度，肿瘤大小，淋巴结是否有转移，以及是否有远处脏器的转移，所有这些要素最终都能影响生存预后。一旦患者完成临床分期评估，就可根据疾病严重程度进行分级，并制定最佳的治疗策略明确治疗目标，从而使患者能够得到长期持续的治疗，即便是无法治愈的肿瘤患者，也可指导其进行姑息性治疗，力争延长患者的生存时间，提高生活质量。

胃癌临床分期最终被分成四期及相应的几个亚分期，实际工作中往往首先确定是否患有远处脏器的转移，然后评估是否为可切除病灶。对于评估为可切除病灶的患者，临床分期有助于确定患者是最好先接受手术治疗还是先接受新辅助化学治疗，然后在手术后，根据临床病理分期指导患者是否进行辅助治疗。当然，这些决定最好在外科医师、医学肿瘤学家，有时还有放射肿瘤学家的多学科团队（MDT）中做出。

进行临床分期的另一个好处是总体预测患者的生存预后，依据这一标准，向患者解释化疗或放疗之类具有毒性及不良反应的治疗是合理的选择时，以及向患者解释选择手术或非手术治疗的原因时患者更容易接受，因为大多数患者还认为切除实体器官治疗是治愈或长期生存的唯一选择。对于被纳入临床试验的患者，合理准确的分期非常重要，当前大多数新的治疗方法是针对有远处转移的病例，因此合理的诊断Ⅳ期胃癌可能使患者有机会接受其他和新的治疗方法。对于被纳入辅助或新辅助治疗性试验的患者，合理准确的分期可以避免试验偏差而导致无法解释的数据。最后，分期作为不同肿瘤人群的重要统计数据，可以通过大数据比较分析不同治疗模式的疗效，从而为各地制定各种公共卫生决策及法案提供参考。

胃癌分期系统经过了多次修订。主要的肿瘤分期系统是AJCC与国际抗癌联盟（UICC）颁布的TNM分类，它评估原发肿瘤的深度、淋巴结受累和远处转移的存在（表5-1）。由于许多原因，开发一种有效的胃癌分期系统特别困难。首先，积累的数据显示不同解剖部位的胃癌的生存预后差异较大，胃近端和胃食管结合部（GEJ）癌已被证明比胃远端胃癌预后差。GEJ肿瘤往往体积大，无法确定确切来源，这就造成了将此类肿瘤纳入食管或胃进行分期的两难境地。由于这种原因，GEJ癌已经进一步按Siewert分型分类，如下所述。第7版的胃癌AJCC分期也更加强调淋巴结转移，区域淋巴结转移已经被公认为是影响胃癌生存的主要决定因素。第7版AJCC分期要求清扫和检出的淋巴结数目发生了巨大的变化，每级N分期从原来老版本的1枚或2枚阳性淋巴结评估转变为多枚阳性淋巴结评估方法。这些变化都是为了更准确地分析和评估患者生存。最后，人们认识到腹腔细胞学阳性与远处转移性疾病有相似的预后，这也在当前的分期系统中得到了恰当的反映。

（六）GEJ肿瘤

第7版《AJCC癌症分期手册》对胃癌分期的主要变化之一是GEJ肿瘤的治疗。过去由于肿瘤的来源模糊不清，往往由临床医师主观评判后再按照食管癌或胃癌进行进一步分期。在分析了由全球食管癌合作组织整合的大数据之后，形成了使用食管癌临床分期对GEJ肿瘤进行评估分期的共识，具体来说，瘤体位于E–G线近端5cm以内以及跨越E–G线的GE；肿瘤按照食管癌进行分期。瘤体位于E–G线以远，5cm以内近端胃未跨越E–G线的则按照新版胃癌分期系统进行分期。这反映了近端胃与远端胃肿瘤在肿瘤行为学上的差异。

1.T分期

修改后的T分期见表5–2。T分期基于原发肿瘤的浸润深度，重要的变化包括整个胃肠系统T分期的标准化，与第6版《AJCC癌症分期手册》相比，现在T_1分为T_{1a}和T_{1b}。T_{1a}表示侵犯到黏膜肌层的肿瘤，T_{1b}表示侵犯黏膜下层的肿瘤。这种区别非常重要，因为胃癌与其他恶性肿瘤不同，即使在局限于黏膜固有层时也有淋巴结转移的倾向，所以对T_{is}、T_{1a}和T_{1b}做出亚类区分是有重要意义的，在第6版《AJCC癌症分期手册》中，T_2期被细分为T_{2a}和T_{2b}，分别表示侵犯固有肌层和浆膜下。现在将侵及浆膜下的肿瘤归类为T_3，这反映了这些肿瘤侵犯深度增加，预后越差。从T_2到T_3的评估升级后将每个肿瘤置于更高的分期评判，另一个需要注意的是T_3还包括侵入胃结肠韧带或肝胃韧带但肿瘤并未穿透浸润内脏腹膜。

表 5-1 第 7 版《AJCC 癌症分期手册》

0 期	T_{is}	N_0	M_0
Ⅰ A 期	T_1	N_0	M_0
Ⅰ B 期	T_2	N_0	M_0
	T_1	N_1	M_0
Ⅱ A 期	T_3	N_0	M_0
	T_2	N_1	M_0
	T_1	N_2	M_0
Ⅱ B 期	T_{4a}	N_0	M_0
	T_3	N_1	M_0
	T_2	N_2	M_0
	T_1	N_3	M_0
Ⅲ A 期	T_{4a}	N_1	M_0
	T_3	N_2	M_0
	T_2	N_3	M_0
Ⅲ B 期	T_{4b}	N_0 或 N_1	M_0
	T_{4a}	N_2	M_0
	T_3	N_2	M_0
Ⅲ C 期	T_{4b}	N_2 或 N_3	M_0
	T_{4a}	N_2	M_0
Ⅳ期	任何 T	任何 N	M_1

穿透浆膜的肿瘤的分期评估也发生了变化。以前被归类为 T_3，但在第 7 版的《AJCC 癌症分期手册》中它们已经升级到 T_{4a}。这反映了浆膜受累是不良预后指标，应予以更高分期评估。T_{4b} 现在是指肿瘤侵犯邻近局部结构，按照新版本分期系统，T_{4b} 合并阳性淋巴结，仍然被归类为第Ⅲ期，应考虑行受累器官整块切除及淋巴结清扫，这类患者的生存预后与明显存在远处转移的患者是有差异的。总的来说，第 7 版的《AJCC 癌症分期手册》中的 T 分期倾向于对所有胃肠道肿瘤取得一致，并且有助于更好地理解不同浸润深度总体预后的差别。

表 5-2 第 7 版《AJCC 癌症分期手册》命名——胃癌 T 分期定义

T_x	原发肿瘤无法评估
T_O	无原发肿瘤的证据
T_{is}	原位癌：上皮内肿瘤没有侵犯固有层
T_{1a}	肿瘤侵犯固有层或黏膜肌层
T_{1b}	肿瘤侵犯黏膜下层
T_2	肿瘤侵犯固有肌层
T_3	肿瘤穿透浆膜下结缔组织而不侵犯内脏浆膜或邻近结构
T_{4a}	肿瘤侵犯浆膜
T_{4b}	肿瘤侵犯邻近结构

2.N 分期

N 分期是基于区域阳性淋巴结的数目进行划分，仍然分为 N_1、N_2 和 N_3，然而每个分期所需的阳性淋巴结数目已经显著改变（表 5-3）。第 7 版《AJCC 癌症分期手册》将胃癌 1 ~ 2 枚区域淋巴结转移归为 N_1，之前的版本为 1 ~ 6 枚，新版本中 N_2 是 3 ~ 6 枚区域淋巴结转移，之前的版本为 1 ~ 15 枚，现在 N_3 则代表 ≥ 7 枚区域淋巴结转移，之前为＞ 15 枚。这种变化是由于已经公认胃癌区域淋巴结受累数目的增加可以显著改变生存预后，并且是重要的预后评估因素，即多一枚淋巴结受累就可以改变患者的临床分期等级并提示预后不良。第 6 版和第 7 版《AJCC 癌症分期手册》的一个重要区别是 N_3 的类别。在先前的分期中，将 N_3 的病例划为Ⅳ期，在新的分期中，经过综合评估后 N_3 病例可以划分为Ⅱ期或Ⅲ期，这一变化体现了尽管区域淋巴结转移数目增加提示不良预后，但和存在远处转移的Ⅳ期病例存在本质区别。第 6 版《AJCC 癌症分期手册》有一个问题，就是如果淋巴结清扫得不够，这类病例的分期很可能会被低估。根据第 7 版《AJCC 癌症分期手册》说明只需要较少的阳性淋巴结参与分期评估，只要采集的淋巴结数目超过 7 枚就能获得较准确的分期，这就减少了分期偏差的可能性。不过这一改变也可能是为了弥补外科手术的不足，尽管目前仍然要求外科医师手术中进行规范的区域淋巴结清扫并仍然推荐病理诊断需采集 15 枚以上区域淋巴结，但总的来说，N 分期的改变体现了淋巴结受累是不良预后的指标，淋巴结受累应显著提高临床分期级别的共识，此外，试图通过减少所需的淋巴结转移个数进行评判每个相应的 N 分期以减少低估分期偏差风险，然而这种改变不应降低对规范手术的要求。

表 5-3　第 7 版《AJCC 癌症分期手册》淋巴结名称——胃癌 N 分期的定义

N_x	局部淋巴结无法评估
N_O	无局部淋巴结转移
N_1	1 ～ 2 枚淋巴结转移
N_2	3 ～ 6 枚淋巴结转移
N_3	大于等于 7 枚淋巴结转移
	远处转移（M）
M_O	无远处转移
M_1	有远处转移

（七）Ⅳ期胃癌

第 7 版《AJCC 癌症分期手册》其中最大变化之一是将第 6 版中所述的部分Ⅳ期胃癌分类为Ⅱ期和Ⅲ期胃癌，原第 6 版《AJCC 癌症分期手册》认为，如果患者有远处器官受累，归类为Ⅳ期转移，如果患者有大量淋巴结阳性，则归类为Ⅳ期胃癌。现已知无远处转移的胃癌预后相对较好，因此Ⅳ期淋巴结类别已被移除，并重新分期以反映生存率的提高。

另一个重大变化是 M_1 的划分。第 6 版《AJCC 癌症分期手册》仅规定远处器官参与 M_1 分类。长期生存资料显示，腹膜脱落细胞学阳性的患者预后极差，且具有与远处转移性疾病患者相似的生存率。因此，阳性的腹膜细胞学现在被划分为 M_1，其预后与远处器官受累患者相似。

（八）列线图分期

AJCC 分期倾向按疾病的严重程度将胃癌患者归类分期，但并不能反映个体的具体情况。其他因素如年龄、性别、肿瘤大小和位置往往也是临床需要考虑的重要指标，AJCC 分期未对这些变量进行权重分析，然而列线图模型试图这样做，在纪念斯隆－凯特琳癌症中心一项对 1136 例胃癌患者进行 R0 切除术的研究中，创建了一个列线图评估患者 5 年生存率。列线图通过结合患者和肿瘤进行多因素分析，与 AJCC 分期系统相比，列线图具有更好的生存预测能力。列线图分析每个个体的生存率，而不是将患者大致分成几个组别，然后将存活率与组别进行匹配。相比 AJCC 分期，列线图可能可以更准确地决定辅助治疗方案或临床试验治疗分组。

（九）分子生物学分类与靶向治疗

目前的胃癌分期包括肿瘤浸润深度、区域淋巴结转移状态和是否远处转移。尽管这些变量很重要，但是还有许多其他的因素，如解剖位置和组织病理学特征，它们会影响肿瘤的生物学行为以及对治疗的反应。例如，胃远端胃癌和弥漫型胃癌与 GEJ 肿瘤相比，GEJ 肿瘤的生物学行为和临床表现不尽相同。依据 Lauren 组织学分型将胃癌细分为肠型、弥漫型或混合型，每个亚型都已知具有不同的临床表现。尽管存在这些公认的差异，但是胃癌的治疗方法目前并没有基于解剖学或组织病理学的差异而有所不同。此外，胃癌的辅助治疗方案应用于所有疾病亚型，这与目前其他恶性肿瘤（如乳腺癌）已经开始针对不同分子亚型进行靶向治疗形成了鲜明对比。同样，胃癌也可以通过分子和基因表达分析来更好地分类，并更有针对性地进行靶向治疗。

Shah 等人检查了 57 例胃癌患者，并使用基因组分类识别各种胃癌亚型的基因表达，验证了他们之前的假设，通过基因表达分析区分不同的胃癌亚型（近端胃、远端胃、弥漫性病变），这项研究表明，基于解剖位置或组织病理学特征的胃癌亚型确实具有将它们与正常胃组织区分开的特异性基因，以及能够区分不同类型胃癌的基因表达。通过基因表达区分胃癌亚型的能力可达 85%，这为胃癌亚型分子鉴别技术的应用提供了证据。分子靶点检测目前正逐步在胃癌中得到应用，目前确定胃癌的生物标志物之一是人表皮生长因子受体（HER2-neu），它在大约 25% 的患者中存在过表达，这类 HER2 过表达的胃癌患者在使用包括曲妥珠单抗（抗 HER2 抗体）在内的化疗方案治疗时提高了生存率。因此，随着肿瘤分子分类的改进，可能更多的靶向治疗分子靶点将被发现，从而为患者提供更好的治疗选择。尽管 HER2 的状态目前未写入胃癌分期中，但在将来的版本中它可能被纳入，它也很可能是对列线图分期非常有用的补充。

二、全面检查

（一）病例全面检查的目标

全面检查的目的是收集整理临床资料，最终将用于指导治疗建议。一旦这个流程完成，患者往往被分为两组，第一组为可切除或可能切除组，第二组为经多学科诊治后不可切除组，且需要接受姑息性治疗的患者，当然这其中仍有可能需要手术的病例。还需要综合分析实验室检验、影像学检查以及相关的有创检查，以便为患者提供最佳治疗。

NCCN 指南为胃癌患者的评估和治疗提供了统一的指导意见。起初，所有胃癌患者应进行完善的体检和实验室检查。检查应包括完整的电解质检测，肝功能检测及全血细胞计数。此外，应完成对患者的营养评估，这不仅包括乳清蛋白和前清蛋白等标志物，还包括患者的体重和食物摄入量评估，因为这些可能影响未来的外科治疗。

术前评估还应包括胸部、腹部和盆腔的CT检查，以评估转移情况。接下来，患者应进行内镜检查与疑似病变处或肿块的活检(活检技术在本章之前已被描述)。活检不仅提供了组织学诊断，而且能评估病变的位置和胃组织的其余部分。此时，如果没有远处转移的证据，则可以进行内镜超声检查。诸如PET扫描或腹腔镜分期手术可能会在特定临床情形下被应用。完成这一初步工作后，患者现在可以纳入两个临床阶段分组。第一组患者病情尚局限，临床评判为Ⅰ～Ⅲ期，另一组为Ⅳ期患者，该组患者将进入姑息性治疗程序。进一步对Ⅰ期患者细分评估，则包括适于用内镜黏膜切除术（EMR）的早期胃癌患者以及需行胃切除术的患者。仅浸润至黏膜层的胃癌（T_{is}或T_{1a}）患者应由经验丰富的胃肠病内镜医师评估后行EMR手术，通常，首先需要超声内镜来确定病变是否确实是T_{1a}期或者更早期。这种内镜黏膜切除技术避免了胃切除吻合术的并发症。由于这些患者几乎不会发生淋巴结转移，所以EMR对于早期胃癌最适合不过。不幸的是，这类早期胃癌在北美洲非常少见。Ⅰ～Ⅲ期患者，技术上讲可切除肿瘤，但在医学上不适合做手术或选择不做手术的患者，应推荐进行化疗和（或）放疗，但应告知患者进行化疗或放疗是无法治愈的。也有不是Ⅳ期但局部晚期经外科医师评估认为不可切除的患者。患者可能处于临床Ⅲ期，但由于主要血管或邻近脏器被包绕侵犯，肿瘤切除困难或外科医师选择新辅助治疗。外科医师需要与多学科团队的其他成员沟通交流，无论其他成员是否相信切除困难的评判，并且需要在化疗和放疗的最初几个周期动态监测并再次评估病灶切除的可能性。

对于临床评估为可切除的病例，仍需进行多种诊疗措施给予确定，包括 CT 扫描、超声内镜、腹腔镜分期手术和 PET 扫描等，将用于进一步明确可切除性，下文将逐一进行说明。接下来这类患者将接受多学科诊疗包括手术切除、放化疗等综合治疗，综合治疗的顺序也是由一个多学科团队的评估决定的。此时，所有患者的临床分期都已根据肿瘤侵犯深度和区域淋巴结状态以及远处转移病灶等进行了综合评估。在完成第一阶段治疗后，下一步的治疗将根据术后病理评估和/或对新辅助治疗的反应分级而进行。最后，评估所有患者的全身功能状态和其他合并疾病情况后对治疗方案再进行相应的删减或更改。

（二）CT 检查

CT 检查是在胃癌患者的早期检查阶段完成的，它应用广泛且无创，为转移性疾病提供了直接评估依据。CT 采用静脉造影和平扫对比，提供良好的分辨率和在胃足够扩张的情况下评估病变部位。CT 可以发现腹腔积液、肝脏及卵巢是否存在有转移，也有助于评估邻近器官或主要血管受累的情况，并协助手术计划的制定。主要血管或邻近器官侵犯的情况可能改变手术治疗方式。此外，CT 还能够评估胃周肿大的淋巴结，主动脉周围或胰下区的肿大淋巴结在规范的根治性手术切除范围之外是被视为不可切除的。

CT 检查的一个缺点是它不能对小于 5mm 的转移病灶进行评估，然而腹膜或肝脏可能存在小于 5mm 的转移病灶，这时病情已至晚期已属于手术禁忌，但术前 CT 无法发现，有 20% ~ 30%

的患者在手术探查时发现CT检查中未发现的腹腔转移病灶，这些情况必须在手术之前充分告知患者。

临床分期的一个重点是评估胃癌的浸润深度，根据NCCN指南，累及固有肌层（T_2）或更深的胃癌可选择新辅助治疗以提高手术切除率。以往的研究显示CT评估浸润深度不理想，准确率为43%～82%，这是因为以往的CT扫描仪是单排探测器，并且为5～10mm厚层扫描，扫描速度慢，运动假影常见，随着多排探测器高分辨率CT（MDCT）的出现，情况得到了极大的改观。Bhandari等人比较分析后，发现MDCT与超声内镜在评估T分期和腹膜受累的准确性、敏感性及特异性方面没有差异。随着技术的进步，以及3D重建技术的广泛应用，CT可能成为评估T分期越来越可靠的方法。

（三）超声内镜

NCCN指南中包含了超声内镜在胃癌患者检查中的应用，然而不同的机构实际应用效果不尽相同。超声内镜的两个主要用途是评估T分期以及胃周淋巴结的情况。内镜末端的超声探头用于分辨胃壁的不同层次，可以评估肿瘤的浸润深度。根据超声成像类型的不同，可以将胃壁分为5～9层，依据高分辨回声影像中任一层次的中断及异常变化可判断肿瘤浸润的深度。因为早期胃癌内镜下黏膜切除和进展期胃癌采取新辅助治疗的方案已经被逐渐认可和推广，因而为了更加合理地指导治疗，对于T分期的准确评估越来越重要。

已有许多研究评估了EUS对胃壁层的区分能力。近来通过对54项研究数据进行Meta分析后显示，EUS在评估T_1～T_2和T_3～T_4的准确率分别为86%和91%。然而，EUS对于T分期的精准评估能力仍然有限。此外这些研究评估 EUS 是基于旧版 TNM 分期系统完成的，所以当结合到当前第 7 版分期时，EUS 的分辨力度实际上指的是 T_1 ~ T_3 与 T_4 的差别。当考虑给予患者新辅助治疗时，其中 T_1 和 T_2 的辨别至关重要，EUS 可能不能精准地提供这一信息。EUS 的主要缺点可能是不能准确判读 T_3，多数内镜专家认为这是因为 T_3 病变的定义本身就容易被高估或低估。

当考虑患者行内镜下黏膜切除手术时,需要排除固有肌层(T_2)的侵犯，因为它是这种治疗方式的禁忌证。EUS 是鉴别 T_2 期病变的有效工具,最近的一项大型研究发现,EUS 在鉴别早期胃癌(T_1)和晚期胃癌方面具有良好的敏感性（83%）和特异性（96%）。然而，区分 T_{1a} 与 T_{1b} 病变的能力各不相同，但进一步的研究揭示 EUS 可能是一个用来评估筛选 EMR 治疗的有效方法。

EUS 的另一个应用是评估胃周淋巴结的情况。不幸的是，EUS 对淋巴结受累检测的敏感性仅为 69%，特异性为 84%。EUS 的一个优点是能够对可疑淋巴结在超声引导下进行细针穿刺活检，包括直径大于 1cm、低回声或轮廓饱满锐利为特征的阳性淋巴结。

尽管 NCCN 指南推荐 EUS，但 EUS 在胃癌诊断治疗检查过程中的应用需要仔细选择，它能够对 T 分期提供良好的预估，并能够检测到受累淋巴结，这可能使临床医师倾向于采用新辅助治疗或腹腔镜分期手术。然而，EUS 确有局限性，胃的某些特定区域，如胃底后壁和小弯侧胃壁可能无法充分评估。EUS 也可用于转移性疾病的评估，肝右叶病变适合超声以及超声引导下细针穿刺。此外，EUS 已被发现能够检测到微量的腹腔积液。虽然这不能代替腹腔镜分期手术，但它可能有助于预测腹膜转移。在以往的研究中，EUS 被视为评估 T 分期的优选方法，但是随着多排螺旋 CT 的更新进步，两者之间的精准度已经非常接近。根据患者和肿瘤的特点，当通过 CT 能够获得病变的高分辨率成像时，可以不需要 EUS。

（四）腹腔镜分期手术

腹腔镜分期手术可以对脏表面、腹膜、胃壁、局部淋巴结以及腹腔积液进行详细评估。这种方式拥有几大好处，其中一大好处是可以进行腹腔脱落细胞学检测，脱落细胞细胞学检测阳性的患者预后差，术后复发风险高。在第 7 版的《AJCC 癌症分期手册》中，腹腔脱落细胞学阳性被视为是 M_1 期病变，为手术切除禁忌证。此外，这些患者可通过化疗延长存活时间，因此当前首选推荐向这些患者提供化疗。

腹腔镜分期手术的另一大好处是能够探查转移性病变，使患者不必接受剖腹探查。用于胃癌患者术前分期的检查包括内镜、EUS、CT 和 PET 扫描，即使这些方式分期结果是阴性的，据报道仍然有 30% 患者在术中发现肝或腹膜转移病灶或非区域性淋巴结转移，这类患者除外梗阻或出血等原因很少需要姑息性手术，没有证据表明手术切除能够获益，反而非治疗性剖腹探查不仅延长了住院时间，耽误了化疗的进行，还有发生围手术期并发症的风险。因此，许多专家建议在计划性根治性手术之前，将腹腔镜分期手术作为一种手段，用来评估转移性病变。在纪念斯隆 - 凯特琳癌症中心的一项研究中，对 65 岁以上的胃癌患者进行腹腔镜分期手术评估。在 8 年的时间内，对 11759 例胃癌患者进行了评估，6388 例患者接受了手术治疗，506 例患者（7.9%）进行了腹腔镜分期手术，151 例（29.8%）经腹腔镜评估为不可切除或发现远处转移。腹腔镜分期手术避免了这些患者接受剖腹探查，而且与剖腹探查比较其住院病死率更低，住院时间更短。回顾性研究显示，有相当一部分肿瘤可切除的患者术后病情很快进展且出现远处转移，并不适合接受根治性切除。非根治性剖腹探查手术还存切口相关并发症、术后肠梗阻，以及更长住院时间可能造成的虚弱，所有这些都可能导致最需要接受全身治疗的患者延迟开始化疗。相比之下，腹腔镜手术则是一种耗时短的门诊手术。

NCCN 指南 2B 类推荐，怀疑有浆膜下侵犯（T_3）或淋巴结侵犯的患者，应考虑行腹腔镜分期手术并行腹腔脱落细胞学检测。这有助于让相当一部分晚期患者在不进行剖腹手术的情况下明确转移性病变的存在。尤其那些有肿瘤切除可能但却存在隐匿性远处转移的患者可以避免剖腹探查手术的并发症。此外，转移病灶是以腹腔镜手术这种微创方式发现诊断的，能使这类患者及早开始接受化疗。

（五）PET-CT

PET-CT 在各种恶性肿瘤的检测、分期和管理中是一种越来越多的应用方式。NCCN 指南确实推荐在有临床指征时使用 PET 和 PET-CT，但是没有给出具体的临床应用方案。PET 显像在胃癌诊断中的应用存在许多问题，PET 扫描机制是通过检测体内放射性标记的葡萄糖分子水平来工作的，而许多类型的胃癌，如黏液性和弥漫型，并不适合用 PET 显像进行诊断，这降低了 PET 对胃癌诊断的敏感性。此外，PET 空间分辨率较差，评估胃癌 T 分期和淋巴结受累不敏感。PET-CT 对 T 分期评估的敏感性和特异性为 43% ~ 82%，对局部淋巴结转移评估的敏感性为 56%。PET 的一个潜在用途是评估远处器官转移。Kinkel 通过 Meta 数据分析后揭示 PET 成像仍然是胃癌诊断最敏感的无创成像方法。由于脱氧葡萄糖（FDG）分布在全身，对全身的成像评估可能比 CT 扫描更容易。

另外，PET-CT 在评估局部淋巴结受累方面的特异性有报道可高达 92%。因此如 PET-CT 在 D_1 和 D_2 淋巴结清扫范围以外的区域发现阳性受累的淋巴结，可以叫停外科治疗并改变治疗策略。尽管 PET-CT 有许多局限性，但是它可以用于检测其他检查发现的模棱两可的病灶或用于评估胃癌复发。需要不断积累更多的经验来明确 PET 扫描使用的最合理临床应用方案。

（六）结论

胃癌的诊断会随着科技的不断进步而提高。所追求的理想目标应是以最优廉的方式筛查胃癌发病的高危人群，并力争早日发现病变，结合了分子遗传学先进技术的诊断方法将有助于更好地描述肿瘤特征和制定更个体化的治疗方案。本着这样的目的，胃癌的临床分期评估可以更好地预测患者总体生存率，更好地预测复发和治疗失败的风险。患者则可以通过最佳的模式评估自身肿瘤的特征，从而接受最佳的综合治疗。

第三节　胃癌内镜下治疗

胃癌是全世界最常见的肿瘤之一。在美国，胃癌发病率在过去 50 年显著下降。目前每年大约有 22220 名患者被诊断为胃癌，并且预计有 10990 人死于该疾病。虽然其发病率有所下降，但病死率仍很高，5 年总生存率为 25%。这也反映了晚期疾病在临床表现和侵袭性生物学上具有相似性。胃癌组织学分型以腺癌为主，常通过内镜检查和组织学评估来确诊。早期胃癌的临床表现多不明显，包括消化不良、上腹痛、早期饱腹感或恶心。因此，通过内镜筛查和监测早期病变至关重要。由于亚洲胃癌发病率高，早期胃癌的筛查主要是通过（X 线）钡剂造影和内镜检查。

目前，对早期胃癌的定义是病变浸润不超过黏膜下层，无论有无淋巴结转移（T_1，任何 N）。早期胃癌 5 年总体生存率超过 90%，而黏膜内癌接近 100%，黏膜下癌是 80% ~ 90%。早期胃癌中黏膜内癌淋巴结转移率为 2% ~ 3%，黏膜下癌淋巴结转移率为 20% ~ 30%。因此，累及黏膜固有层但局限于黏膜层的胃癌可行内镜下切除。其主要优点是能够对肿瘤进行完整的组织病理学评估。病理学分析能够帮助我们评估淋巴结转移风险分层及制定后续诊疗计划，其包括病变浸润深度、细胞分化程度及淋巴血管受累范围。

一、早期胃癌的大体分类

在日本，胃癌的发病率很高，为对特定病变进行内镜描述，因此制定了一种宏观分类法。日本胃癌协会根据肉眼所见将胃癌病变分为6类（0～Ⅴ型）。0型病变为浅表性肿瘤，浸润深度不超过黏膜下层，并进一步将此型分为数个亚型。根据这一分型，在2002年提出了巴黎分型并达成全球共识。在直径小于5mm的肿瘤中，0–Ⅱ的比例为58%。0–Ⅰ和Ⅱa型病变的淋巴结转移风险性低。

二、临床分期

胃癌患者在内镜切除术前应先行超声内镜、CT及PET–CT对病变进行临床分期。无淋巴结转移风险或低风险患者适合行内镜切除术。

在最近一项包含22项研究的Meta分析中，Cardoso等人认为超声内镜对肿瘤T分期的准确度是75%，其中对T_3期肿瘤最准确，其次是T_4期、T_1期和T_2期。另外，超声内镜对N分期的准确度、灵敏度和特异度分别为64%、74%和80%。此外，有研究报告认为即使用高频探针（12～20MHz），超声内镜对T_1期肿瘤浸润深度的评估仍不可靠。综上所述，超声内镜在确定肿瘤尤其是表浅病变浸润深度方面准确度较低。因此，超声内镜主要用于排除明显的淋巴结侵犯。

另一方面，以往相关研究表明，氟脱氧葡萄糖–正电子放射断层扫描（FDG–PET）在检测淋巴结侵犯和远处转移方面的特异度高（分别为89%～100%和35%～74%），而灵敏度则不同（分别为21%～40%和35%～74%）。Koga等人已经表明，胃内不同位置对葡萄糖的生理摄取量不同。其他研究结果认为，早期胃癌、印戒细胞癌以及低分化腺癌的氟脱氧葡萄糖摄取量较低。因此，FDG–PET主要用于评价胃癌远处转移。

由于超声内镜和FDG–PET对T分期有其局限性，故最终分期只能依靠组织学评估。内镜下病变切除最常用于进行T分期。为更好地分析浸润深度与淋巴结受累之间的关系，黏膜和黏膜下层各自又被细分为3层。黏膜层（M）胃癌和黏膜下层（SM）胃癌，共有6种不同类型：M_1 ~ M_3（M_1 病变局限于上皮层；M_2 病变侵及固有层；M_3 病变侵及黏膜层但不突破黏膜肌层）和 SM_1 ~ SM_3（黏膜下层分成等份的3部分）。

三、内镜下切除的适应证

目前，早期胃癌内镜下切除已被外界广泛认可，并在日本顺利开展。早期胃癌内镜下切除的最初标准是在EMR对直径大于20mm的病变不能整体切除的基础上制定的。因此，根据目前相关指南，EMR的指征是：

（1）组织学分化型（高度和/或中度分化和/或乳头状腺癌）。

（2）非溃疡型病变并且浸润深度局限于黏膜层（T_{1a}）。

（3）肿瘤直径≤20mm。

（4）无淋巴血管受累。EMR不适用于低分化腺癌或印戒细胞癌。

然而，临床观察表明，胃癌内镜下治疗的适用标准可能过于严格，可能会导致患者进行不必要的胃切除手术。为放宽内镜黏膜下剥离术（ESD）适用标准，Gotoda等人分析了5000多例胃切除术联合 D_2 淋巴结清扫术患者的相关情况，以确定早期胃癌患者淋巴结转移风险。根据该研究，有四组早期胃癌患者无淋巴结转移风险：

（1）分化型（高分化和/或中分化和/或乳头状腺癌）黏膜内癌，无淋巴结、血管受累，无论有无溃疡型病变和肿瘤直径小于30mm（n=1230；95% CI，0 ~ 0.3%）。

（2）分化型胃腔内腺癌，无淋巴结、血管受累，无溃疡，无论肿瘤大小（n=929；95% CI，0 ~ 0.4%）。

（3）未分化（低分化腺癌和 / 或印戒细胞癌）黏膜内癌，无淋巴结、血管受累，无溃疡，肿瘤直径＜ 30mm（n=141；95% CI，0 ~ 2.6%）。

（4）分化型微小黏膜下癌（SM_1），无淋巴结、血管受累，肿瘤直径＜ 30mm（n=145; 95% CI，0 ~ 2.5%）。尽管有这些数据，但对于未分化黏膜内癌是否适合行内镜下治疗仍有争议。然而，最近相关研究表明，在 310 例未分化黏膜内癌（无溃疡或淋巴结、血管受累，肿瘤直径＜ 20mm）的患者中未发现淋巴结转移（95% CI，0 ~ 0.96%），这表明早期未分化胃癌可行内镜下切除。根据以上研究结果，可以放宽早期胃癌内镜下切除的适用范围，即可包括分化型黏膜内腺癌（M_1 ~ M_3，无溃疡，无论肿瘤大小或有溃疡但病变直径≤ 30mm）和直径≤ 30mm 并位于黏膜下层浅 1/3 的分化型腺癌（SM_1）（表 5–4）。此外，以上病变都应无淋巴结、血管受累。

表 5–4　早期胃癌 EMR 和 ESD 的扩大治疗标准

指南标准（EMR）	提议的扩大治疗标准（ESD）
黏膜内肿瘤（M）	黏膜内肿瘤（M）
隆起型病变≤ 20mm	无溃疡型病变＞ 20mm
平坦 / 凹陷型病变≤ 10mm，无溃疡	有溃疡≤ 30mm
无黏膜下层浸润征象	黏膜下层病变（SM_1）≤ 30mm
中分化或高分化腺癌	中分化或高分化腺癌
无淋巴结、血管受累	无淋巴结、血管受累

四、内镜下切除术：EMR 和 ESD

EMR 和 ESD 用于内镜下微创切除胃肠道内的良性及早期恶性病变。EMR 通常用于切除直径小于 20mm 的病灶，也可用于分片切除较大的病灶。ESD 适用于整体切除直径大于 20mm 的病灶。由于分片切除复发风险高和组织学分析受限（仅次于放射状切缘），所以整体切除是更为理想的术式。

（一）EMR

EMR相关技术包括黏膜下注射切除法、透明帽法和套扎器法。

黏膜下注射切除法首先在病变基底部黏膜下层注入溶液，形成一个“安全垫”。“安全垫”能使病变隆起，方便病变切除和防止并发症发生（如由机械外力和电切对深层组织损伤导致的穿孔）。然后再用息肉套扎切除的方法，使用单腔内镜套住病灶。术中注射的溶液，特别是0.9%氯化钠注射液，能于几分钟内在黏膜下层扩散，所以重复注射可能是EMR成功的必要条件。此外，通过电灼法对病变边缘进行标记能让术者在病变因黏膜下注射溶液变形之后还能准确识别切缘。

黏膜下注射切除法应用之后又发展了黏膜剥离活检术。该技术是使用双腔内镜在钳住病变并将病变拉向内镜的同时进行套扎。Kondo等人报道了一种与之不同的技术，即通过体表胃造口使用组织钳钳住并牵拉病灶的同时进行黏膜下切除。

目前，内镜下透明帽切除术（EMR–C）和内镜下套扎器切除术（EMR–L）在美国得到普遍应用。一项随机试验表明，这两项技术治疗早期食管癌具有相同的疗效和安全性。内镜下透明帽切除术也是在黏膜下层注射溶液使病变隆起。专用的黏膜切除设备包含有边缘的塑料帽和特制的新月形电套扎器。套扎器必须展开并放置在内镜末端的塑料帽顶部内缘。一旦内镜发现病灶，吸引器就会将病变吸入透明帽内形成假息肉，接着套扎器套住假息肉基底部并切除病变。根据肿瘤大小和位置选取不同尺寸和形状的透明帽。直帽通常用于胃和结肠的病变，斜帽通常用于食管，因为切除食管病变通常按切线方向进行。

EMR-L 是使用带有套扎装置的透明帽。使用该装置是不需要黏膜下注射溶液使病变隆起，而是通过吸引器将病变吸入透明帽中，接着使用套扎环套住病变基底部形成假息肉，最后使用电套扎器切除病变。套扎环有足够的收缩力套住黏膜及黏膜下层，但它还不能套住固有肌层。为避免套扎及切除病变时反复进镜和退镜，最近研发出一种多边套扎装置并广泛应用于实践。该装置包括一个特制的六边套扎器，息肉切除套扎器可以从中通过，并且结扎和切除这一系列操作可以在不退镜的情况下连续进行。

EMR-C 和 EMR-L/EMR-MBL 优点是它们的简便性，只需要使用标准内镜即可完成。然而，EMR 的局限性在于它不能用于整体切除直径大于 2cm 的病变。而且，对大于 2cm 的病灶进行分片切除会导致局部复发风险增高以及病理分期证据不足。因此有人研发出能够切除较大直径病灶的术式。

（二）ESD

ESD 是由日本研发出来用于整体切除直径大于 20mm 的病变，是一种使用特制的针刀直接切除黏膜下层的先进内镜切除技术。从日本第一次 ESD 使用绝缘尖刀开始到现在已经研发各种类型的针刀并投入使用。病灶整体切除使病变切缘病理学评估更加准确，并且降低了局部复发的风险。ESD 包括数个步骤，而且需要往消化道腔内注入二氧化碳以充盈管腔。首先用电灼法标记病变边缘（病变周围正常黏膜），这是成功整块切除病变的关键。然后，黏膜下注射液体使病变隆起。在实际操作中，最好使用与肾上腺素（0.01mg/mL）和靛蓝胭脂红（0.04mg/mL）混合的透明质酸钠溶液（约 0.5%溶液），这种混合溶液相较于其他溶液，如 0.9%

氯化钠注射液和甘油，能够在黏膜下层保持较长时间。接下来，用针刀在标记的病变边缘外 5mm 处切开黏膜。一旦切开黏膜并形成进入黏膜下层的通路，便将内镜插入黏膜下层，并利用内镜头端的透明帽保持合适的张力和反张力。然后在黏膜下层使用针刀剥离黏膜下组织及血管。大血管应该使用止血钳进行电凝止血。在手术完成时，不论病灶大小都应将其整块切除，保留一层薄薄的黏膜下组织覆盖在固有肌层上。为防止术后出血，对肉眼可见的血管应用止血钳进行电凝止血。为使黏膜－黏膜下层和固有肌层之间保持足够的牵引力，黏膜与切口非常重要。应首先部分切开病变近端和远端处黏膜，建立黏膜下通道，利用通道两侧完整黏膜所产生的牵引力将两端开口连接起来。然后从通道将侧面黏膜切开，从而将病变游离出来，并且应从病变近端向远端剥离以便让病变在重力作用下被牵拉。

五、病理分期

对切除标本进行正确的病理评估是准确诊断和评估转移风险的关键。内镜切除标本后应立即将标本摆放至合适的位置，再将其放入甲醛溶液中浸泡。标本应展开固定在软木板或橡胶板上，并且黏膜面朝向外侧。标本被甲醛溶液固定后，应将标本按间隔 2mm 连续切片，切片方向与标本最近的切缘平齐，以评估标本切缘情况，与此同时也应评估肿瘤浸润深度（T）、细胞分化程度和淋巴结、血管受累情况。

六、术后管理及其并发症

术后患者应在麻醉监护病房（PACU）进行麻醉复苏治疗直至意识清醒。对于行 EMR 的患者来说，除非有出血、穿孔相关证据，否则不需要接受胸部 X 线片或血液检验等检查，并且可以在手术当天出院。相反，对于行 ESD 的患者来说，根据术中及患者情况，可能需要进行胸部 X 线片、血液相关检验或上消化道造影等检查。

早期胃癌内镜切除术的并发症包括出血、疼痛和穿孔。术后疼痛通常很轻微并且可以通过药物缓解，如局部麻醉药（利多卡因等）。患者通常需要在术后禁食 12 小时，然后进软食 1 周。至少 6 周内应避免使用非甾体类抗炎药，并且使用质子泵抑制药治疗 8 周，每日 2 次。除此之外，还可以服用 H_2 受体阻滞药和黏膜保护剂（如硫糖铝）等。内镜下病变切除最常见的并发症是出血，行 EMR 和 ESD 的患者出血发生率分别为 8%和 7%。出血通常发生在术中或术后 24 小时内并常发生在胃部上 1/3 的病灶切除创面。迟发性出血发生在术后 0 ~ 30 天，表现为呕血或黑便，应在液体复苏治疗后用止血钳、氩气激光、血管夹或注射肾上腺素行急诊内镜下治疗。迟发性出血更常见于 ESD 患者，常发生在位于胃部中下 1/3 的直径较大的病灶（ > 30mm ）切除之后。行 EMR 患者穿孔不常见，但 ESD 患者穿孔风险率高达 4%。直径较小的穿孔可以在内镜下夹闭，但较大的穿孔可能需要急诊手术治疗，以防止发生腹膜炎。

七、结论

内镜治疗是一种微创、保留器官功能的消化道癌前病变或早期癌症治疗方法。精确的内镜检查和完整的组织学评估和分期对于确定是否适合内镜治疗至关重要。根据指南标准确定的早期胃癌患者可行内镜下治疗，并且疗效较好。目前，EMR 适用于切除直径小于 20mm 的病变。但对于直径大于 20mm 的病变，由于分片切除局部复发率高，可采用 ESD 整体切除病变。由于前期结果较为乐观，所以适当放宽黏膜下内镜治疗的适用指征，但还需要进一步通过前瞻性研究来证明放宽指征的合理性以及 ESD 的实际应用价值。

第四节 开放胃次全切除和全胃切除术及重建方法

过去的 20 年，因为消化性溃疡行胃切除术所引起的并发症已经急剧减少，施行远端胃切除和全胃切除术绝大多数用于治疗胃恶性肿瘤。两项前瞻性随机临床试验已经证实了全胃切除术和胃次全切除术在治疗远端胃癌上具有同等作用。尽管如此，近端胃癌的手术方式仍具争议，大多数外科医师倾向施行全胃切除术，以最大可能减少胆汁反流和胃瘫的风险。赞成近端胃切除术的医师认为近端胃手术的并发症发生率和生存率与全胃切除相似。最近的一项系统回顾和文献荟萃分析表明，胃癌患者行近端胃切除术后的肿瘤复发率、反流性食管炎和吻合口狭窄的发生率高于接受全胃切除术的患者。根据目前外科医师喜好，结合近端胃切除术后存在胆汁反流、缺乏生活质量及需要口服药物等不足，医院外科医师目前并不施行近端胃切除手术。本节将重点介绍胃次全切除术切除远端胃癌和全胃切除术治疗近端胃癌的外科技术。

一、概述

（一）术前评估

术前评估从病史和体格检查开始，包括目前症状、体重减轻、并发症、既往手术史和体格检查。尽管临床教科书中所叙述的检查到远处淋巴结转移，在临床实践中确实很少见到，体格检查还是应该包括锁骨上淋巴结的评估以确定远处淋巴结是否受累。基本的实验室评估应包括完整的血细胞计数、血液生化和肾图检查以及营养指标（通常是白蛋白和前清蛋白水平）的测量。NCCN制定的《胃癌治疗指南》是一份长达93页的文书，可以指导新近诊断胃癌的检查和治疗方式。所有胃癌患者可能已经进行过上消化道内镜检查和活检诊断。根据术前计划，内镜检查结果应该再评估，可能需要再次内镜检查或行EUS检查。

胃癌术前分期的方法包括EUS、计算机断层扫描（CT）、正电子发射计算机断层扫描（PET-CT）和诊断性腹腔镜腹腔冲洗等检查。NCCN目前推荐胸/腹部CT和盆腔CT作为临床常规检查。如果在先前的影像学检查中没有发现转移性疾病，PET-CT和EUS则不做推荐术前检查。这些诊断性检查可根据本地专家的专业知识、围手术期辅助或新辅助治疗计划而定。因为胃癌的转移概率很高，故应高度重视诊断性腹腔镜检查，按照美国癌症联合委员会新纳入的指标，腹膜脱落癌细胞阳性（CYT+）检查结果都是Ⅳ期胃癌。NCCN指南推荐对T_3肿瘤或淋巴结转移阳性患者应考虑做腹腔镜下的腹腔冲洗以指导分期。

（二）新辅助、围手术期、辅助治疗的考虑

胃癌切除后辅助化疗或放疗主要有三种方式，这些方式已在本书的其他章节详细叙述。在这里再简要讨论，因为制定化疗和放疗计划可以影响诊断性腹腔镜手术时机、营养管放置以及术后过程的决定。

第一种方法是辅助放化疗。SWOG指导的组间研究0116是一项临床Ⅲ期试验，纳入559例≥T_3肿瘤和/或淋巴结阳性的胃癌患者，在R0切除后被随机分成观察组和辅助放化疗组，辅助放化疗组显著减少了整体复发与局部复发。辅助放化疗组可提高存活率，但是值得注意的是放化疗组的患者中只有65%完成了所有方案治疗。对于合并出血梗阻的患者、拒绝围手术期治疗或新辅助治疗的患者，先做手术的方法是一个很好的选择。

第二种方法是围手术期化疗。这种方法是基于英国医学研究理事会辅助胃注射化疗（MAGIC）试验的结果。在此方案中，患者在术前和术后接受三个周期的表阿霉素、顺铂和氟尿嘧啶治疗。在MAGIC试验中，接受化疗的患者总体生存率高于对照组，尽管化疗组的患者中只有42%完成了所有方案治疗。MAGIC研究的方法有几个优点。有一定比例的患者术前至少接受一周期的化疗，即使这些患者不能完成所有既定的治疗。对于施行更广泛第2站淋巴结清扫的患者，放疗可能必要性不大也不太有效。此外，MAGIC的方法不仅允许医师评估患者的治疗反应，而且选择对化疗反应不确定的患者进行手术。

第三种方法是新辅助治疗。在手术切除前进行诱导化疗和放化疗，这种方法是基于美国德克萨斯大学安德森癌症中心进行的Ⅱ期试验的结果。这种方法的好处是，由于化疗和放疗是在手术前进行的，所以患者完成所有治疗方案的比例很高。然而，没有研究直接将新辅助治疗与其他两种方法比较。诊断性腹腔镜检查的时机在辅助治疗、围手术期治疗或新辅助治疗中也很重要。如果有指征，腹腔镜检查可以首先在手术（如组间116试验）组患者进行充分手术探查之前进行，但是对于围手术期治疗和新辅助治疗的患者，用于诊断性腹腔镜需要进行一次全身麻醉诱导。新辅助治疗的患者在化疗和放化疗诱导时，也应考虑在诊断性腹腔镜手术中放置喂养管，因为喂养管有利于防止放化疗延误。

二、手术技术

（一）在剖腹探查术前的诊断性腹腔镜

是否在全面探查和手术切除之前进行诊断性腹腔镜检查需要仔细权衡。如果患者在术前化疗或放化疗之前已经进行了诊断性腹腔镜检查，我们的经验是剖腹手术前，仅对有可疑的病变或腹膜播散的高危患者进行重复腹腔镜检查。用开放的置管技术从脐部上方或下方的腹部进腹，用二氧化碳（CO_2）充气。在大多数情况下，行一个5mm的左侧腹部戳孔。如果需要，这个戳孔以后可以用来放置空肠营养管。具体的步骤为：检查所有的腹膜表面；吸出任何腹腔积液并立即进行细胞学分析；腹腔冲洗，如果先前没有执行，此时可以收集腹腔积液并进行分析。置入腹腔镜后，也可以活检任何异常的腹膜病变，活检标本的冷冻切片分析通常需要30分钟，腹腔积液或冲洗液的细胞学分析通常需要45分钟。

（二）剖腹探查术

在行根治性切除术之前，施行详细的剖腹探查。通过腹正中切口进入腹部。如果需要，保留镰状韧带的长度，以便将来在十二指肠残端上放置皮瓣。具体步骤：适当显露腹部，通常使用汤普森拉钩充分探查腹部，并评估腹腔镜中未能直视的区域；考虑保留大网膜，从源自胃网膜右动脉或胃网膜左动脉的区域建立网膜蒂皮瓣，以后用于加固胃空肠吻合或食管空肠吻合口。

（三）胃次全切除术

胃远端和胃窦部肿瘤的患者，可以考虑进行胃次全切除术，并且术前评估显示胃近端可以获得足够的无肿瘤切缘，而且能保留足够的胃用于重建。从横结肠系膜分离大网膜；如果需要，保留源自脾血管的网膜蒂皮瓣的血供。游离大网膜和横结肠系膜之间的无血管平面到胰腺的水平。

在大弯侧沿胃网膜血管外的胃结肠网膜组织分离到胃近端预切断点。扩大左侧游离范围将有助于胃网膜血管的显露和分离。向下追踪结肠中血管至胃结肠干，辨认胃网膜右血管。通常必须清除淋巴组织和可辨认的淋巴结以利于识别胃网膜血管，并且淋巴组织可以与标本一起向幽门清扫，或者清扫后单独标记。用2–0或3–0丝线结扎胃网膜静脉和动脉，为确切止血安全，可在动脉的近端另外用4–0聚乙烯线缝合止血。切断胃网膜右血管，游离，结扎，并将胃右血管在接近肝动脉处切断。游离十二指肠，一些小的滋养血管必须结扎和切断。3.5mm胸腹（TA）吻合器闭合十二指肠，用刀切断十二指肠。也可以使用胃肠吻合器（GIA）闭合或者锐器切断十二指肠后手工缝合。

从十二指肠边缘获取标本，并立即送至冷冻切片分析，以记录阴性手术切缘。横断小网膜的薄层无血管组织。在术前影像指导下，注意识别潜在的副肝左或代替的肝左动脉。游离、结扎和切断胃左血管，胃左血管解剖可先将胃向前方和头部拉开。胃左静脉（胃冠状静脉）通常可见在接受胃小弯前后壁分支，然后进入门静脉。用3–0丝线结扎胃左静脉。在识别胃左动脉之前将遇到数量不等的腹腔淋巴结组织。胃左动脉最常见于腹腔干的中部。用2–0或3–0丝线将胃左动脉结扎，并在胃左动脉的近端再用4–0聚丙烯线缝合，以确切止血。确定胃近端切断的合适位置，为了获得阴性手术切缘，完整评估术前及治疗前的影像学、内镜检查结果，术中触诊，并实行术中内镜检查。用4.8mmGIA吻合将近端胃横断。也可以在肠钳之间切开胃，或者用TA吻合器闭合胃，用刀切除标本。钉线处移除标本，送交至病理科，并固定标本。

在决定是否术中分析胃切缘及环周切缘时，应考虑胃癌组织学类型（肠型与弥漫型）。

在等待病理切片确认近端胃手术切缘组织学是否阴性的同时，清扫D2组淋巴结，冲洗腹部，确切止血。用Billroth Ⅱ式胃空肠吻合术或Roux-en-Y胃空肠吻合术进行重建（两者方法在后面描述）。

（四）Billroth Ⅱ式胃空肠吻合术

一般来说，用3-0Lembert丝线缝合小弯侧吻合口的一部分不但可以加强预防可能存在瘘口的高风险区域，而且可以控制吻合口的大小，因为全胃空肠吻合是不必要的。在横结肠系膜中做一个小口，以结肠后方式进行胃空肠吻合。对于用手工缝合的吻合方式，将小肠的输入袢对胃大弯，将输出袢对应胃小弯。另一种方法是，从胃后壁进行吻合器吻合，将小肠提至胃后壁，3-0丝线缝合吻合口拐角处。切开胃和小肠，用蓝色或绿色GIA进行吻合，并闭合胃肠吻合口的共同开口。

（五）胃空肠Roux-en-Y吻合术

使用蓝色GIA将空肠肠袢切断，该肠袢适合建立在Treitz韧带远端（通常约20cm）。

使用透照法，识别肠系膜供血血管并决定无张力吻合所需的长度。在结肠中血管左侧的横结肠系膜中做一小口，以通过Roux肠袢。确认Roux肠袢无张力。建立60cm空肠袢后，用手工缝合或使用吻合器行空肠、空肠吻合。用3-0Lembert丝线缝合胃小弯侧闭合线部分。在确认Roux肠袢活性后，进行手工缝合或吻合器行胃空肠吻合术。

（六）全胃切除术

当术前不能确定胃食管结合部（EGJ）的肿瘤是否需要全胃切除术或IvorLewis食管切除术时，保持胃网膜右血管和胃右血管的血液供应，直到决定进行全胃切除且食管边缘阴性为止。沿横结肠系膜分离大网膜；如果需要网膜带血管瓣，保留胃网膜右血管或脾血管的血液供应。结扎胃短血管增加胃大弯侧游离度。横断左三角韧带，把肝脏牵拉至侧方。将食管与左右内侧膈脚之间的附着物分离。横断小网膜。锐性分离食管周围，使食管成为单管状。游离食管以获得所需的足够长度，为了获得足够的食管长度和良好视野，横断膈肌脚，切开前膈肌，或者使用手持拉钩牵引。在食管裂孔处以沙氏钳钳夹以防止食管回缩。横断食管，取食管边缘标本，立即进行冷冻切片分析。移除沙氏钳之前，放置留置缝合线以防止食管壁各层分离，并防止缩回。分离、结扎并切断胃左静脉和动脉。当食管边缘的冷冻切片结果表明不需要行食管切除术后，分离、结扎和切断胃网膜右血管。横断胃右血管，用蓝色TA吻合器闭合十二指肠，用刀切断十二指肠；也可以用GIA闭合并切断十二指肠。取十二指肠切缘标本，立即进行冷冻切片检测。在等待手术切缘组织学病理切片阴性时，如果必要，清除D_2组淋巴结。冲洗腹腔并确切止血。用60cm的Roux-en-Y肠袢进行肠–肠吻合重建。用蓝色GIA横断距离Treitz韧带远端约20cm的空肠。注意空肠系膜的长度，选择一个合适的部位，使其有足够长度，防止食管空肠吻合口产生张力。在结肠中血管的左侧系膜中做一小口。横断Roux肠袢的系膜，使其无张力进入上腹部。手工缝合或吻合器行空肠–空肠吻合，使其有60cm的Roux肠袢。检查Roux肠袢，确认良好的活力和血液供应。手工缝合或使用吻合器行端侧吻合的食管空肠吻合术。将鼻胃管置于吻合口远端约 10 ~ 15cm 处。吻合后进行空气测漏试验。再次冲洗腹部，确切止血。将网膜蒂皮瓣围绕食管空肠吻合口放置，并将镰状韧带瓣在十二指肠残端处起保护作用。放置引流不仅可诊断和治疗食管空肠瘘，还有治疗第 2 站淋巴清扫术后胰漏的作用。在离空肠 – 空肠吻合口 15 厘米的远端肠管放置一根喂养管：做一个小的 Witzel 隧道，注意不要影响到肠腔，因为在此平面发生的肠梗阻足以影响空肠 – 空肠吻合口和十二指肠残端的完整性。

三、术后管理

在胃次全切除术后，患者通常需要留置 2 至 3 天的鼻胃管。一旦移除鼻胃管，患者就可以开始进流质饮食，逐渐地过渡到普食。全胃切除术后，患者需要留置 3 天鼻胃管；如果患者恢复顺利，则拔除鼻胃管。除非临床怀疑有瘘发生，一般不进行上消化道造影检查。如果需要，在术后第 2 天开始进行管饲；根据患者的临床状况缓慢注入，密切监测患者腹胀情况或是否能够耐受管饲。根据美国胸科医师学会关于预防非骨科手术患者静脉血栓栓塞的指南，患者应维持深静脉血栓预防治疗 4 周。

第五节 腹腔镜下胃次全切除和全胃切除联合 D_2 淋巴结清扫术

自从日本学者 Kitano 在 1991 年首先开展早期胃癌行腹腔镜辅助下远端胃切除术后，腹腔镜下胃切除成为了治疗胃癌的一个有效方法。随着手术器械的进步和经验的积累，各种腹腔镜技术和腹腔镜胃切除术已被应用于临床，特别是应用于破坏性较小但技术要求高的手术，如腹主动脉旁淋巴结切除术（PAND）和残胃癌切除。

目前腹腔镜下远端或全胃切除术和重建的趋势是完全腹腔镜下进行，而不是腹腔镜辅助下完成。各种腹腔内吻合方式已被引入临床，如三角吻合术、β 吻合术和使用线性吻合器的吻合方法。

一、腹腔镜下根治性胃切除术的安全性

（一）腹腔镜下胃切除术治疗早期胃癌

早期胃癌行腹腔镜下手术在临床上开展得越来越普遍，这是因为有来源于 6 项前瞻性随机对照试验的强大证据。然而，这些临床试验中的大部分有样本量小、单中心，随访时间短的缺陷。

目前两个大型多中心随机对照试验正在进行中，以阐明腹腔镜下胃切除术的长期肿瘤学结果：韩国腹腔镜胃肠手术研究（KLASS）–01 试验和日本临床肿瘤学组（JCOG）0912 试验。KLASS–01 试验是第一个多中心随机对照试验，比较开放和腹腔镜下胃切除术患者的远期预后，这些患者来自 15 个中心，胃癌临床分期为 $T_1 \sim T_2N_0$。试验招募了 2006 到 2010 年期间的 1416

名胃癌患者，最终结果在 2015 年公布。在 2010 年，JCOG 开展了一项多中心随机对照试验（JCOG0912），比较了从 33 个机构招募的 920 例Ⅰ期胃癌患者的开放远端胃切除术和腹腔镜辅助远端胃切除术的远期效果。

（二）腹腔镜下胃切除术治疗进展期胃癌

医师们对于腹腔镜下胃切除术治疗进展期胃癌有着巨大的热情。随着外科医师对腹腔镜下胃切除术经验的积累，一些医师将腹腔镜下胃切除术的指征扩展到局部进展期的胃癌。证据显示腹腔镜下胃切除术对进展期胃癌是可行的。Choi 等人进行了一项随机对照试验和 9 项非随机对照试验的荟萃分析，分析 1819 例进展期胃癌（开放组 960 例，腹腔镜组 859 例），发现总体生存率及无病生存率在两组患者中均无统计学差异。Shi-nohara 等人进行了一个回顾性队列研究，336 例 cT_2 ~ T_4 胃癌患者行 D_2 治疗，其中 150 例行剖腹手术，186 例行腹腔镜下胃切除术。腹腔镜下 D_2 手术与开腹手术相比，术中出血量明显减少，住院时间缩短，但并发症和病死率无明显差异。腹腔镜组 5 年无病生存率和总生存率分别为 65.8% 和 68.1%，开放组分别为 62.0% 和 63.7%（两组间比较 P=0.737, P=0.968）。两组在复发形式方面也无明显差异。腹腔镜组肿瘤复发 53 例（28.5%），其中腹膜复发 29 例（54.7%），远处转移或血行复发 23 例（43.4%），局部或淋巴结复发 15 例（28.3%）。开放组复发 34 例（22.7%），其中腹膜复发 17 例（50%），远处或血行复发 15 例（44.1%），局部或淋巴结复发 11 例（32.6%）。Park 等人报道了 239 例进展期胃癌腹腔镜下胃切除术的远期疗效。这些患者是多中心回顾性研究的一部分，术前诊断为早期胃癌，经术后病理确诊为进展期胃癌。Ⅰb 期胃癌患者的 5 年总生存率为 90.5%，Ⅱ a 期 86.4%，Ⅲ a 期 52.8%，Ⅲ b 期 52.9%，Ⅲ c 期 37.5%，这些生存率与剖腹胃切除术报告的 5 年生存率相当。Lee 等人报道 157 例 cT_2N_0 ~ $T_{4a}N_2$ 期胃癌患者的前瞻性Ⅱ期临床试验的近期结果，腹腔镜辅助的远端胃切除组平均收获淋巴结数为 52.7 枚，腹腔镜辅助的全胃切除组的平均淋巴结数为 63.8 枚。总并发症发生率为 25.5%，其中严重（Clavien–Dindo 三级以上）局部和全身并发症发生率分别为 8.3% 和 3.2%。作者认为腹腔镜下 D_2 治疗对进展期胃癌是安全的，技术上是可行的，并发症和病死率是可接受的。

关于腹腔镜下胃切除术治疗进展期胃癌的研究，目前在韩国、日本和中国有三个大型的多中心试验正在进行。在韩国，KLASS–02 试验是评估腹腔镜辅助的远端胃切除和 K2 治疗进展期胃癌有效性的Ⅲ期研究。估计样本量为 1050 例，主要观察重点是 3 年无病生存率。为了进行质量控制，所有外科医师的手术必须是标准化且合格的。他们需要提交 6 份未经剪辑的手术录像（3 例腹腔镜手术和 3 例剖腹性手术），要通过独立审阅者的审查。日本腹腔镜手术研究组（JLSG）发起了一项多中心Ⅱ期 / Ⅲ期研究，名为 JLSSG0901，比较腹腔镜辅助的远端胃癌切除术和剖腹性远端胃切除术在 cT_2 ~ $T_{4a}M_0$ 期胃癌患者中的应用。在招募 180 名患者后开始统计主要并发症的发生率。如果没有因高并发症率而启动“早期的停止规则”，则将继续进行试验，直到招满 500 名患者。最近，中国腹腔镜胃肠外科研究（CLASS）启动了Ⅲ期胃癌临床研究，名为 CLASS–01，其研究设计类似于 KLASS42 试验。

二、肿瘤学安全性现状

在 1998 年 4 月 至 2005 年 12 月 间，Kim 和 9 名 参 与

KLASAS-01 的外科医师进行了 1477 例腹腔镜手术和 1499 例剖腹性手术的大规模多中心回顾性临床研究。最近他们报道了随访 70 个月以上的长期结果，结果显示总体生存率、疾病特异性生存率和复发率在剖腹性组和腹腔镜组均无统计学差异，无论肿瘤分期如何。在配对分析中，剖腹组的并发症率为 15.1%，腹腔镜组为 12.5%（P=0.184），剖腹组的病死率为 0.3%，腹腔镜组为 0.5%（P=1.000）。

三、腹腔镜下远端胃切除术的 D_2 治疗技巧

（一）大弯侧切除及胃网膜左血管的切除（4sb 和 4d 组淋巴结）

腹腔镜下远端胃切除术的手术阵式和布局：建立气腹和 Trocar 置入，手术开始于大网膜的游离，从中心部分开始向左游离。对于早期胃癌患者，大网膜的游离通常距胃网膜弓 3 ~ 4cm（进展期胃癌则行大网膜全切术，即沿横结肠切除），之后继续向着脾脏的下极和胰尾部方向游离，达胃网膜左血管的起始部。胃网膜左血管应该仔细解剖，在其起始部（胰腺前方）用钛夹妥善夹闭后切断。将胃网膜左血管弓的断端上提，胃网膜从胃的近端到远端彻底游离。

（二）幽门下区淋巴结清扫术（第 6 组）

大网膜的分离继续向肝曲进行，助手用右手器械上提胃窦部，用左手器械对结肠系膜进行反牵引。这个手法改善了术野的显露，使术者能够识别幽门下区的解剖。使用超声刀仔细解剖幽门下区，避免小血管的撕裂，以免造成棘手的出血。胃网膜右静脉在其汇入胃结肠干的位置上被识别、结扎并切断。胃网膜右动脉也是在

其起源于臂十二指肠动脉（GDA）处切断，然后将幽门下分支游离，以充分暴露十二指肠球部。此后，继续沿着GDA解剖，直到GDA与肝总动脉汇合的平面。

在十二指肠球部的后方充分解剖后，将一小块腔镜纱布置入十二指肠的后方，在进行十二指肠上方解剖时，纱布后方的血管可以得到保护。

如果计划行Billroth Ⅰ式或保留幽门的胃切除术，在这个阶段的解剖过程中，通过腹壁的单丝缝合悬挂胃的方法可以帮助对胰腺上的区域的显露和解剖。

沿肝固有动脉解剖幽门上淋巴结和肝十二指肠韧带（第5组和第12a组）。

对于幽门上区的解剖，助手右手抓住胃右动脉蒂，左手用一小块腔镜纱布向下按压幽门部。胃右动脉与十二指肠的第一部分之间的间隙在纱布的浅面小心的分离，放置在十二指肠下方的纱布可以作为分离层面的参考。一旦打开这个间隙，GDA就暴露出来了。沿着肝固有动脉右侧分离，淋巴结组织被牵向患者的左侧，以使12a组淋巴结被彻底清扫。在胃右动脉被结扎和切断后，十二指肠球部充分游离后在幽门远端横断，为Billroth Ⅱ重建做准备。

（三）肝总动脉和腹腔干血管的解剖（第7.8a和9组淋巴结）

胃左血管蒂被助手的右手小心地抬起，胰腺被助手的左手小心向下按压。肝动脉的解剖从打开位于胰腺上缘的腹膜开始，用超声刀从肝总动脉到胃后动脉根部。解剖和分离胃左动脉和静脉后，腹腔干血管周围的所有淋巴结组织均应从后腹膜清扫掉。

（四）脾动脉清扫术（11p 组淋巴结）

在切除胃左动脉后，解剖并除去脾动脉和静脉近端周围的软组织，直达脾动脉的近侧。在这一过程中，助手提供一个向下牵引胰腺的力量（使胰腺的上缘外翻）。使用超声刀仔细解剖，以避免脾血管周围丰富的小血管出血。

（五）贲门右和胃小弯侧淋巴结的清扫（第 1 组和第 3 组）

贲门右的上界是小网膜的切割线与右侧膈肌脚的交汇处。该区域周围所有软组织均应清除，沿小弯侧从近端至远端清扫。如果助手能在这个过程中抬高和沿胃壁牵引软组织，将会很有帮助。

四、腹腔镜下全胃切除术的 D_2 治疗技术

（一）贲门左和胃短动脉的解剖（第 2 组和第 4sa 组）

腹腔镜全胃切除术时食管需要充分游离和切断。在横断食管后，助手将远端食管残端和上部胃向尾侧和背侧转起。左膈下动脉的食管贲门支在其起始处被切断，以确保第 2 组淋巴结的完全清扫。继续向膈食管膜和脾膈韧带方向解剖，最后上部胃的后壁与后腹膜的间隙彻底分离。

（二）脾门和脾动脉远端的解剖（第 10 组和第 11 组）

远端脾动脉的解剖从近端脾动脉开始至脾门。脾动脉和静脉应充分暴露，血管周围的软组织和脾门用超声刀仔细解剖以避免热损伤导致的术后假性动脉瘤，造成术后大出血。

（三）腹腔镜下远端胃切除术后 Billroth Ⅰ式重建术

应用 Billroth Ⅰ式行胃十二指肠吻合术是腹腔镜远端胃大部切除术后最常见的重建方法之一。Billroth Ⅰ式吻合保证了生理性十二指肠通路，避免了胃空肠吻合术后相关并发症，如输入袢综

合征或彼得森内疝。应用 Billroth Ⅰ式进行胃十二指肠吻合术比使用 Billroth Ⅱ式或 Roux-en-Y 式进行的重建相对简单和快速。

五、改良体外端 – 端双吻合法

对于改良的体外端 – 端双吻合法，在右上腹部做 4 ~ 5cm 的横行小切口，取出十二指肠并使用荷包钳。在完成荷包缝合后，在荷包钳的近端用 1 把 Kelly 钳，在荷包钳与 Kelly 钳之间横断十二指肠。将钉砧座置入十二指肠残端，收紧荷包缝合线，固定钉砧座。

远端胃壁切开一个小口，通过小口观察定位肿瘤的钛夹，决定胃的近切缘。在预切线上将胃大弯侧用线性切割闭合器部分切断。通过胃壁开口将管形吻合器的杆插入胃腔，然后将吻合器杆对着十二指肠的方向，旋转出中心针，使中心针从大弯侧的钉合线处穿出。

中心针与十二指肠内的钉砧座对合，收拢管形吻合器并击发，通过双吻合器法完成胃十二指肠吻合术。检查吻合口有无出血后，用另一线形切割闭合器切断胃小弯侧。

这种吻合方法与其他 Billroth Ⅰ式吻合方法相比有许多优点：

（1）它能保证近切缘比其他方法更长。

（2）使残胃的前壁和后壁的张力相等。

（3）残胃不需要额外切开一个小口。

六、体外端 – 侧后壁法

体外端 – 侧后壁法的远端胃切除和钉砧座置入与改良的体外端 – 端双吻合器法相同。对于胃的近端切除，分两个步骤：

（1）在胃的大弯侧，在近端的预切线处夹两把大直钳，并在两把大直钳之间用手术刀切断。

（2）剩余的小弯侧在预切线处用直线形切割闭合器切断，将胃标本取出，松开原大弯侧的大直钳，显露出大弯侧裂口，将圆形吻合器通过该裂口置入残胃腔。吻合器中心针穿透残胃的后壁，将管形吻合器收拢，击发，完成端－侧十二指肠胃后壁吻合术，最后使用一个线性闭合器关闭胃大弯侧裂口。

七、体内三角吻合法

自从 Kanaya 等人报道第一例三角吻合法以来，体内 Billroth Ⅰ式重建方法应用得越来越普遍。三角吻合法是一种功能性的端端胃十二指肠吻合直线型吻合器，具有操作技术简单，吻合口更宽等特点，和体外 Billroth Ⅰ式吻合法相比，手术切口具有更好的美容效果。即使在肥胖患者中，也能获得很好的手术视野。然而，它需要足够长度的十二指肠残端和残胃，所以当肿瘤位于胃角近端或非常接近幽门时不建议使用。

在胃十二指肠充分游离后，通过左下 12mm 的 Trocar 口引入 60mm 直线形吻合器，紧贴幽门下方将十二指肠球部横断。钉合方向与传统的肠系膜对肠系膜方向相比更垂直些（从后壁至前壁方向），从而使残端获得良好的血液供应和合适的吻合角度。

用几个直线形吻合器将胃近端横断，通过延长的脐部小切口将标本从腹腔中取出。使用腹腔镜电剪或超声刀，在残胃的大弯侧的尖端和十二指肠残端的后尖部分别打开一个小口。把 45mm 直线线形吻合器的钉仓臂插入残胃，使残胃旋转显露后壁，把此直线形吻合器的另一臂插入十二指肠残端，将十二指肠逆时针方向旋转，显露出后壁，形成侧侧（后－后）胃十二指肠吻合。在击发吻合器并止血之后，用一个或两个 60mm 直线形吻合器关闭共同开口。闭合前将共同开口两侧间断缝合数针，有助于使共同开口对准对齐。

八、其他体内 Billroth Ⅰ式重建方法

有文章介绍了几种使用管形吻合器行体内 Billroth Ⅰ吻合的方法，然而，这些技术并不优于三角吻合术，因为体内荷包缝合有一定难度，且体外操作也费时。

九、腹腔镜下远端胃大部切除术后胃 – 空肠吻合重建方式

（一）体内 Billroth Ⅱ式 /UncutRoux–en–Y 法

在根治性淋巴结切除术和冷冻切片病理确认切缘阴性之后，将距 Treitz 韧带 15 ~ 20cm 的空肠袢用无创伤钳上提到残胃。以逆蠕动的方向摆放小肠，以检查肠系膜是否有张力。使用腹腔镜电钩或超声刀，在残胃的大弯侧的尖端和空肠的对系膜缘上戳孔。通过右下腹 Trocar 引入 60mm 直线形吻合器。直线形吻合器的钉仓臂插入空肠，然后另一钉仓臂插入胃部。将吻合器击发完成胃空肠吻合术。止血后，用另一个直线形闭合器或可吸收线连续缝合关闭共同开口。

然后，以相同的方式，在距胃空肠吻合口下方 25cm 的输入袢空肠与输出袢空肠做侧 – 侧吻合。在输入袢和输出袢肠壁的对系膜缘上分别戳孔，将直线形吻合器置入腔中，击发吻合，共同开口用另一个直线形吻合器或可吸收线做连续缝合关闭。

关于 Uncut 的 Roux–en–Y 胃空肠吻合术，就是在常规的 Billroth Ⅱ方法之后增加 Uncut 的步骤。在输入袢的肠系膜上形成一个小开口，并在胃空肠吻合口和空肠 – 空肠吻合口之间的空肠

上置入并击发无刀片的直线形吻合器。

（二）体内 Roux-en-Y 吻合法

从 Treitz 韧带以远分离出 15 ～ 20cm 空肠袢，用直线形吻合器切断闭合后将空肠袢向头侧上提达残胃位置。在空肠袢的对肠系膜侧，距断端 5cm 处戳孔，用于顺蠕动胃空肠吻合，或空肠袢末端戳孔，用于逆蠕动胃空肠吻合术。接下来的胃空肠吻合术和空肠空肠吻合术的方法与体内 Billroth Ⅱ式法相同。

（三）腹腔镜全胃切除术后通过 Roux-en-Y 食管空肠吻合术重建

腹腔镜食管空肠吻合术是腹腔镜全胃切除术中最关键和最具挑战性的一步。食管空肠吻合的方法繁多，但至今没有标准的方法。

腹腔镜全胃切除后的重建手术方法分为体外吻合和体内吻合，并进一步分为侧侧吻合（使用直线形吻合器）和端侧吻合（使用管形吻合器）。

（四）体外 Roux-en-Y 法

完成全胃切除术的淋巴结清扫，横断十二指肠后，在上腹部做一个 4 ～ 5cm 长的垂直切口。将标本取出，食管用荷包钳钳夹。完成荷包缝合后，在荷包钳远端再上一把食管钳，在荷包钳与食管钳之间切断食管。将抵钉砧置入食管残端，收紧荷包缝合固定抵钉砧。

横断合适长度的空肠，圆形吻合器通过腹部小切口置入 Roux 袢。中心针穿透空肠与食管中的抵钉砧对接。收拢管形吻合器击发，完成端 - 侧食管 - 空肠吻合。取出吻合器后，空肠残端以直线形切割吻合器闭合。

食管空肠造口远端 40cm 处做空肠－空肠吻合，肠系膜裂孔用连续或间断缝合闭合。

（五）用直线形吻合器在体内行侧－侧吻合

采用直线形吻合器行体内侧侧吻合需要将食管从膈肌脚上游离足够长度，再横断食管。对于体内食管空肠侧侧吻合术，用于吻合的食管残端应至少 50mm 长，才能用直线型切割闭合器完成。食管在胃食管结合部的近侧用直线形切割闭合器横断。

横结肠和大网膜用非创伤肠钳提起，找到 Treitz 韧带。上段空肠在适当长度处用直线形切割闭合器切断，Roux 袢通过结肠前路径提到食管残端处。

食管空肠吻合方式有两种，包括半环（semi-loop）法和重叠（overlap）法。对于半环法，在 Roux 袢尖端和食管残端戳孔。对于重叠法，在袢断端以远 10cm 的对肠系膜侧和食管残端右侧戳孔。需要仔细显露食管黏膜以避免在黏膜下层中形成假腔。

通过脐部 Trocar 置入 45mm 直线形吻合器，将线形吻合器的两个臂逐步插入 Roux 袢和食管，击发吻合器，完成吻合，并检查吻合及有无出血。最后，用另一个直线形吻合器或可吸收缝合线关闭共同开口。Roux-en-Y 重建是通过行空肠空肠吻合完成的，这可以通过直线形吻合器在腹腔内行侧－侧吻合完成。

（六）用管型吻合器行体内端－侧吻合术

根治性淋巴结清扫术后，将腹腔镜荷包缝合器（LabJack，GielMe-BioToc，首尔，韩国）通过左下腹 12mmTrocar 导入腹腔。将荷包缝合器的钳口打开，夹住远端食管。双直针的荷包线穿过荷包缝合器，一个腔镜牛头钳夹在荷包缝合器远端，在两者之间横断食管。

左下腹壁 Trocar 孔延长至 3 ~ 4cm 的长度，并应用伤口保护器保护切口。通过此切口将标本从腹腔内取出。将管形吻合器的抵钉砧置入腹腔，通过术中冷冻切片证实切缘阴性后，重建气腹。用腹腔镜钉砧抓钳将抵钉砧置入食管残端内，在腹腔镜下收拢荷包缝合线并打结。在荷包缝合线近侧再次绕线做结，以加固荷包缝合线。

上段空肠经腹部小切口取出，距 Treitz 韧带 20cm 横断空肠，将管形吻合器置入 Roux 袢。在体内完成食管空肠端 - 侧吻合，然后撤出管形吻合器，空肠残端用 60mm 直线形吻合器闭合。

空肠 - 空肠侧 - 侧吻合在体外用直线形吻合器完成，空肠 - 空肠系膜之间的裂孔予以缝合关闭。

（七）经口置入抵钉砧的体内端 - 侧吻合

目前有一种商用的抵钉砧输送装置（Orvil；Covidien，曼斯菲尔德、马萨诸塞州、美国），经口将抵钉砧置入食管，方法类似于插胃管。

用直线形吻合器横断食管后，经口置入 Orvil 导管。当导管尖到达食管残端时，在食管残端戳一小孔，然后拔出导管直到抵钉砧头抵达食管残端。剪断导管与抵钉砧的连接线，将导管与抵钉砧分离，并从腹腔内拔出。

在距 Treitz 韧带最近的上腹壁上做一个 4cm 的垂直小切口，随后的 Roux-en-Y 重建与使用管形吻合器的体内端侧吻合相同。

十、腹腔镜下近端胃切除术后的重建

近端胃癌的发病率近年来逐渐增加，在早期近端胃癌的患者中，近端胃切除术是被广泛接受的保留功能的手术。尽管功能上有获益，如营养改善和预防贫血，但由于反流性食管炎和吻合口狭窄等术后并发症的发生率高，近端胃切除术并没有得到广泛推广。良好的重建方式，如间置空肠和双通道重建可预防近端胃切除术后严重的反流，并且这些手术也可以在腹腔镜下进行。

（一）端－端食管－胃吻合

直接食管胃吻合术因其简单而被广泛应用，但在某些患者中会引起严重的胃食管反流。已经开发了几种方法来代替直接食管胃吻合术，包括抗反流手术、侧－侧吻合术及下食管括约肌保存手术。

为了进行体外食管胃吻合术，腹壁做小切口，通过残胃前壁上的戳孔引入管形吻合器。吻合完成后，使用直线形吻合器关闭残胃前壁戳孔。

Uyama 等介绍了一种腹腔镜下使用直线形吻合器的侧－侧食管胃吻合术（overlap 方法），具体是将食管的后壁与残胃的前壁吻合。

（二）双通道重建

完成食管荷包缝合和淋巴结清扫术后，通过左下腹 Trocar 孔延长的横向小切口取出标本。在保证远切缘安全，胃网膜弓修整后，使用直线形吻合器将近端胃从胃体部位横断。在远端残胃上缝合一针悬吊后重新放回腹腔。

将管形吻合器的抵钉站置于腹腔内，重新建立气腹。钉砧用腹腔镜抵钉砧抓钳置入食管残端内，在腹腔镜下收拢结扎荷包缝合。空肠经腹壁小切口取出，在适当长度处横断。将管形吻合器置入 Roux 袢。在体内完成食管空肠端侧吻合，然后取出管形吻合器，空肠残端用直线形吻合器闭合。

在食管空肠吻合口以远 15cm 行残胃与 Roux 袢侧侧吻合，在体外用直线形吻合器完成。直线形吻合器的两臂向头侧方向插入残胃和 Roux 袢并击发，共同开口用另一个直线形吻合器闭合。以同样的方式，用直线形吻合器在胃空肠吻合口远端 20cm 处行空肠 – 空肠侧 – 侧吻合。缝合空肠系膜裂孔以防止内疝的发生。

空肠间置术与双通道重建相比，腹腔镜下空肠间置术是比较复杂的。首先要建立一个带血管蒂的空肠瓣，再完成三个吻合，包括食管空肠吻合，空肠残胃吻合，空肠空肠吻合。因此，很少有报道描述腹腔镜下近端胃切除后采用空肠间置术重建，尽管该手术能有效预防术后反流。

最近，Nomura 等介绍了一种改良的腹腔镜手术方法。双通道重建后，在胃空肠吻合口尾侧用无刀片直线形吻合器闭合空肠袢，从而完成间置空肠的建立。

十一、腹腔镜下保幽门胃切除术后的重建

保留幽门的胃切除术联合根治性淋巴结切除术已被用于早期胃癌患者的治疗。相比胃大部切除术，保留幽门功能有如下优点，降低倾倒综合征的风险和降低胃肠功能紊乱的发生率。

腹腔镜辅助下保留幽门的胃切除术作为一种微创、保功能的手术，在术后营养和胆结石发病率方面均优于腹腔镜辅助远端胃切除术。

（一）应用直线形吻合器行体外胃 – 胃吻合

对于体外胃 – 胃吻合，需要在腹壁上做一个 5cm 的正中切口。在保留 3cm 长的幽门管的前提下，切断远端胃。在近端胃的预切线处，大弯侧用艾伦钳钳夹后，将胃体部分切开，然后用 100mm 的直线形吻合器切断闭合小弯侧胃体。

使用 3–0 可吸收缝线进行单层连续锁边缝合行胃 – 胃吻合。

吻合完成后将胃放回腹腔。

（二）应用直线形吻合器行体内胃 - 胃吻合

文献介绍了一种全腹腔镜下保留幽门的胃切除术。使用60mm 直线形吻合器在体内完成吻合口，共同开口用另一直线形吻合器闭合。这种技术与三角吻合技术非常相似。

第六节　机器人切除与重建方法在胃次全和全胃切除联合 D_2 淋巴结清扫术中的应用

胃癌的微创手术（MIS）在过去几年中取得了许多进展，和传统剖腹手术相比，具有出血少、疼痛轻、肠动力恢复早，住院时间短等优点。然而，尽管大多数人认为腹腔镜胃切除术是一种安全可行的治疗胃癌的方法，但对于大多数外科医师来说，胃癌淋巴结清扫术仍然是一项技术要求很高的手术同时，尽管对包括机器人手术在内的 MIS 适应证缺乏明确界定，MIS 治疗胃癌的指征已经从早期胃癌扩宽到进展期胃癌，其中第 2 站淋巴结（LN）的清扫是必不可少的。尽管如此，一些在大样本医疗中心的有经验的外科医师已经证实了机器人下第 2 站淋巴结清扫在根治性胃切除术中是可行性。同时，为了克服传统腹腔镜手术的技术局限性，提倡更精准和精细的手术，最近使用机器人手术系统施行的胃切除术越来越多。

一、手术适应证

迄今为止，机器人下胃切除术的适应证与腹腔镜手术相同。目前，在东方各国，微创的胃癌切除术广泛应用于早期胃癌：胃癌微创手术适应证在东西方国家是不同的。机器人下胃切除术联合限制性淋巴结清扫（D_1 或 D_{1+}）适于 $cT_1N_0M_0$ 胃癌，但又不符合内镜治疗的标准，如内镜下黏膜切除术或黏膜下剥离术。机器人下胃切除术联合广泛淋巴结清扫（D_2）适于 $cT_1N_1M_0$，$cT_2N_0M_0$，cT_2N1M_0，$cT_3N_0M_0$，$cT_3N_1M_0$ 胃癌。一般而言，侵犯浆膜的（cT_{4a}）和更晚期的胃癌，以及无法耐受气腹的患者，不适合机器人手术。广泛的淋巴结转移和巨大肿瘤也是机器人手术的禁忌证。然而，在实践中，适应证可以根据外科医师的经验和专业知识而变化。

二、术前评估和准备

机器人手术患者的术前评估包括病史采集、体格检查和肿瘤特征的全面评估，包括肿瘤的深度、位置、淋巴结状态和远处转移情况。为确定手术方式，术前食管胃十二指肠镜，内镜超声和腹部计算机断层成像（CT）扫描是常规检查。根据一些指南，胸部 CT 扫描与正电子发射计算机断层成像（PET-GT）也是经常要做的检查。在遇到小的、不能触及的早期肿瘤时，需要通过术前内镜下夹钛夹标记或术中内镜引导下确定肿瘤的近端切除线。

三、手术技巧

（一）手术室设置与患者体位

最好将患者置于仰卧位，双臂塞在患者的两侧。手术台可以倾斜到 15° 的头高位。手术室的设置如下：机器人手术车应定位在靠近手术床的患者头部附近，外科医师助手站在患者左侧，器械护士站在患者右侧。

（二）打孔，对接，装备

在标准次全胃切除和全胃切除术中，共需要打 5 个套管孔，包括助手的套管孔。于脐下戳孔置入 12mmTrocar，用于安装镜头。1 号臂应放置在患者的左侧腋前线，主要置入马里兰弯头双极钳。2 号臂沿患者的右锁骨中线放置，刚好位于十二指肠尾侧水平，以便于胰腺上区的清扫。该位置便于使用能量装置（超声刀或单极剪刀）和 Cadiere 钳，可在 2 和 3 臂之间交替。一个助手 12mm 的 Trocar 可以放于患者左锁骨中线与脐下镜头 Trocar 和第 1 臂连线的交点尾侧 2 ~ 3cm 处。之后，可将手术车放在手术台上患者头部上方，以对接机器人手臂。

（三）肝脏悬吊与术中肿瘤定位

良好的肝脏悬吊是保证清晰手术视野的关键步骤之一。上消化道手术有各种各样的肝脏悬吊方法，其中一个例子是所谓的使用“缝合纱布技术”的肝悬吊术。无论选择何种方法，肝十二指肠韧带、小网膜和胃食管结合部周围的区域都必须充分显露。在远端胃大部切除术的病例中，在机器人臂对接之前需要将腹腔内肿瘤定位。为了做到这一点，金属外壳夹被放在胃大弯和胃小弯用来大致标记胃的切除线。最终的胃切除线还得通过比较外科夹和术前内镜检查时放置的标记，以及胃内病灶的钛夹之间的位置关系来确定。

（四）远端胃大部切除术中第 2 站淋巴结清扫术

1. 游离大网膜

为了将胃结肠韧带游离开，清扫第 44 和 4d 组淋巴结，外科医师首先应通过 3 号臂上的 Cadiere 钳将胃和大网膜组织朝患者头侧牵拉。利用 2 号臂上的能量装置（超声刀或单极剪刀）沿横结肠中段将胃结肠韧带切开，从而进入小网膜腔。大网膜进一步朝脾脏下极的方向分离。为了更好地显露小网膜腔，通过 Cadiere 钳重新调整牵引大网膜的位置，同时用 1 号臂上的 Maryland 钳对抗牵引横结肠是必不可少的。通过这种方法，胃网膜左血管可轻易地被辨认，并在其血管根部用钛夹夹闭。第 2 站淋巴结清扫通常包括全大网膜切除术，然而，对 cT_1 期或 cT_2 期的肿瘤，也可以行部分大网膜切除术。在清除完4sb组淋巴结后，从预定的近端切除线开始，沿着胃大弯清扫淋巴结及脂肪组织直到胃短血管，完成胃左侧淋巴结的清扫。

2. 幽门下区的解剖

为了完成幽门下区的清扫，应清楚地了解胰头和十二指肠周围血管的解剖结构。在第3臂的帮助下，远端胃可以从胰头前方提到腹侧。第6组淋巴结埋于淋巴脂肪组织中，其边界起于胃网膜右静脉、胰十二指肠前上静脉（ASPDV）和结肠中静脉，这些血管要仔细辨认和解剖。胃网膜右静脉在其与ASPDV的汇合点处夹闭切断。随后，在胃十二指肠动脉（GDA）的末端识别并找到胃网膜右动脉（RGEA），在RGEA的根部结扎切断。大部分情况下，继续解剖可遇到幽门下动脉，予以分离和结扎切断。此后，将十二指肠后壁与胰腺之间的附着处分离，直达GDA根部。

3. 幽门上区的解剖及十二指肠横断

在幽门上区分离时为了防止对肝总动脉（CHA）或胰腺实质的意外损伤，将一块4cm×4cm大小的纱布置入十二指肠后方和胰头之间然后可以将幽门上方的软组织清除，达幽门远侧约2cm，从而为直线形吻合器的插入分离出一条路径。然后，助手使用直线形吻合器将十二指肠球部切断闭合。

4. 胰腺上区的解剖

在十二指肠横断后，将胃右血管牵向患者的左侧，以便在血管壁上产生适当的张力。然后从肝固有动脉（PHA）右侧面开始解剖，也可以在先前暴露好的GDA的引导下开始解剖。然后，在胃右动脉的起点结扎切断，这就完成了第5组淋巴结的清扫。通过对PHA前方和内侧进行解剖，可以清除第12a组淋巴结。通过显露门静脉（PV）可以确保12a组淋巴结被完全清扫。这时，助手可以向下牵引 CHA 或将 PHA 朝向患者的右侧牵引，以便更好显露 PV。此后，继续围绕 CHA 解剖，清扫第 8a 组淋巴结。然后将 LGA 轻轻地向前牵向腹壁方向，以暴露小弯侧。接下来，找到 LGV，并在其汇入 PV 或 SPV 的部位妥善结扎切断。继续在腹膜后解剖，清扫淋巴脂肪组织。沿着 LGA、腹腔干血管和脾血管分布的淋巴结，分别被命名为第 7 组，9 组和 11p 组。一旦充分解剖显露，在 LGA 的根部结扎切断。继续向腹腔干血管的方向分离解剖，可以将第 9 组淋巴结清扫。接下来，将第 11p 组的淋巴脂肪组织从胰腺的上缘和脾动脉（SPA）上清扫下来，直达 SPA 的中点。通常情况下，胃后动脉是存在的，并且可以作为解剖边界的标志。为确保 11p 组淋巴结的彻底清扫，建议将 SPA 和 SPV 的前方和上方充分显露。

5. 小网膜的解剖及胃的横断

接下来，从食管膈肌脚至胃预切除线，沿胃小弯侧分离解剖小网膜及淋巴脂肪组织。此时，需要切断绕食管前方向右后方走行的（右侧）迷走神经干。这样就完成了第 1 组淋巴结的清扫。在胃充分游离后，通过清除第 3 组淋巴结周围区域，助手用两个或三个直线形吻合器将胃体横断，完成远端胃大部切除术及第 2 站淋巴结清扫术。

（五）全胃切除术中的第 2 站淋巴结清扫

全胃切除术联合第 2 站淋巴结清扫包括清扫远端脾血管周围淋巴结（第 11d 组）和脾门淋巴结（第 10 组），以及是否切除脾脏。为了防止与脾切除术相关的并发症增加，可以行保留脾脏的第 2 站淋巴结清扫联合全胃切除术。然而，虽然有经验的外科医师可以成功地完成这种手术，保脾的脾门淋巴结清扫是很有技术难度的。尽管如此，来自机器人系统的放大 3D 视图和机器人手臂的灵活运动，使得这种复杂和困难的手术操作更容易完成。其具体步骤包括解剖远端脾血管和脾门周围的淋巴结组织。首先，在结扎切断胃网膜左血管后，开始游离胃短血管。将胃短血管在其根部切断，将食管 – 膈肌韧带分开，充分游离食管。接下来，将脾血管的分支从脾下极向脾上极予以识别和解剖，从脾门向脾血管的近端予以识别和解剖。

（六）重建方式

根据肿瘤的位置或远端胃大部切除术后残胃的大小，消化道的连续性可以通过胃 – 十二指肠吻合术（Billroth Ⅰ）和胃 – 空肠吻合术（Billroth Ⅱ）来恢复，胃 – 空肠 Roux–en–Y 吻合术也是一种值得考虑的方式。在全胃切除术中，食管 – 空肠 Roux–en–Y 吻合术是最常用的重建方式。在全机器人下全胃切除术中，体内吻合可以用吻合器完成，也可用机器人直接缝合吻合，然而，到目前为止，在机器人手术时，体内吻合器吻合均由助手完成。在腹腔镜远端胃次全切除或全胃切除术中使用的几种重建方法也可应用于机器人手术中。本文描述了几种机器人远端胃次全切除和全胃切除术后的几种体内吻合方法。

1. 体内胃 – 十二指肠吻合（Billroth Ⅰ式）

只要适应证符合，体内胃十二指肠吻合是在远端胃大部切除术后恢复消化道连续性的第一选择。外科医师可以用线形吻合器进行胃十二指肠吻合术，也称为三角吻合术。要做到这一点，应使用 45mm 直线形吻合器将十二指肠从后壁至前壁横断。胃切除术后，在残胃切除线的大弯侧剪开一小孔。十二指肠残端的内侧缘也开一小孔，使用 45mm 线形吻合器，在胃后壁和十二指肠后壁之间形成一个共同的通道开口，其共同开口用另外两个 45mm 线形吻合器关闭，与传统的三角吻合相比，已有一些改进。一些外科医师更喜欢在关闭共同开口时一并切除十二指肠残端以前的钉合线。在这个操作期间，线形吻合器可以通过助手的 Trocar 孔插入和使用。

2. 体内胃空肠吻合（Billroth Ⅱ式）

在远端胃大部切除术后不适合行胃十二指肠吻合术时，可行结肠前顺蠕动的体内胃空肠吻合术。在完成切除后，测量残余胃长度，提起空肠袢，以备侧侧吻合。此后，在残胃大弯侧，距胃的切除线约 6cm 处戳孔，有时需要离断一支胃短动脉。然后，在距 Treitz 韧带 15 ~ 20cm 的空肠对系膜缘戳一小孔。一个 60mm 的线形吻合器可以从患者左侧助手的 Trocar 孔置入。将胃和空肠依次靠拢。空肠被轻轻地提起达食管裂孔附近，然后用机器人手臂轻轻插入。胃空肠侧 - 侧吻合完成后，机器人的 2 号臂需要解除对接，8mm 的 Trocar 应更换成 12mmTrocar，以便于置入线形吻合器。从患者右侧 Trocar 置入 60mm 线形吻合器，关闭共同开口。共同开口的关闭也可通过机器人手工缝合技术来完成。

3. 体内食管空肠 Roux-en-Y 吻合

全胃切除术后常用直线形吻合器行腔内结肠前食管 - 空肠 Roux-en-Y 吻合术来完成消化道重建。对于食管 - 空肠 Roux-en-Y 吻合术，腹腔内食管逆时针旋转后用 45mm 直线形吻合器从腹侧至背侧横断。在食管切除线的背侧戳一小孔，空肠被上提到吻合部位后，在无张力的条件下，将距 Treitz 韧带远端 15 ~ 20cm 处空肠对系膜缘戳一小孔。然后，用 45mm 直线形吻合器插入两个小孔中，完成侧 - 侧吻合。随后用 45mm 直线形吻合器或手工缝合关闭共同开口。然后用直线形闭合器将空肠的输入袢切断。在食管空肠吻合口以远 45 ~ 50cm 处用直线形吻合器完成空肠 – 空肠侧 – 侧吻合术。肠系膜间裂孔可用机器人手缝合技术连续缝合关闭。当横断食管，关闭共同开口，行空肠 – 空肠吻合时，2 号臂应解除对接，换用 12mmTrocar，以便置入直线形切割吻合器。

四、术后管理

术后管理包括适当的液体支持、疼痛控制和恢复经口摄入饮食。以下是主要的术后管理策略：无并发症的患者，其胃肠功能通常在 3 ~ 5 天内恢复。如果可以耐受，则从术后（POD）第 2 天开始喝水；第 3 天开始进流食，在 POD 第 4 天进食半流软食。如果可以忍受，并且没有并发症迹象，建议患者在 POD 第 5 天出院。若无术后并发症，术后住院时间的中位数为 5 天。

五、并发症

机器人胃切除术的并发症发生率与腹腔镜胃切除术基本相似，报道的并发症包括伤口并发症、腹腔积液或脓肿、胰腺炎、胰瘘、肠麻痹、肠梗阻、消化道出血，吻合口瘘。一般来说，根治性胃切除术后的并发症与淋巴结清扫的程度有关，因此，D_2 淋巴结清扫术较限制性淋巴结清扫可能具有更多的并发症。然而，理论上而言，机器人手术能减少并发症的发生，因为机器人能更彻底和准确地行淋巴结清扫。实际上，机器人胃切除术相关并发症鲜有报道。然而，值得注意的是，在没有直视的情况下，不要移动腹腔内机器人手臂，以防意外损伤。

第七节　胃手术后早期和晚期并发症的处理

胃手术因其手术相对复杂，有着较高的并发症发生率、病死率和再住院率。根据术后并发症发生的时间分为早期并发症（术后 30 天内）和晚期并发症。早期并发症主要包括一般普通外科手术后的并发症，如吻合口瘘、伤口感染、脓肿形成、肠梗阻等，以及一般手术后的并发症，如心脑血管意外、呼吸系统并发症以及静脉血栓形成等。无疑，这一系列的并发症将明显增加出院后再住院概率。接受胃切除手术患者术后 30 天内再住院的概率达 10%～20%。而术后远期并发症除了包括一系列早期并发症的迟发表现，还存在胃切除手术后特有的并发症，这就是所谓的胃切除后综合征。它包括胆汁性胃炎、倾倒综合征、输入/输出袢梗阻，Roux 潴留综合征以及迷走神经切断后腹泻。本节主要讨论胃癌切除手术后患者的术后并发症总体发病率和病死率，重点描述胃切除术后早期和晚期并发症的诊断、治疗及手术方法。

一、术后早期并发症

总体并发症率和病死率临床研究常常能提供关于外科手术并发症发生率和病死率的最高质量的数据。多项关于胃癌患者术后前瞻性研究表明，并发症发生率和病死率在不同报道中大致相同。尽管一些研究表明，为达到胃癌第 2 站淋巴结清扫，切除胰尾和脾脏是必要的，仍然有一些临床随机对照研究比较了区域淋巴结清扫和扩大淋巴结清扫的术后并发症的发生率。从荷兰对 711 位胃癌根治术后患者的研究结果表明，行第 1 站淋巴结清扫术（D_1）

患者早期并发症的发生率和病死率为25%和4%，而行D_2淋巴结清扫术的患者并发症率和病死率为43%和10%。同时，英国医学研究理事会胃癌外科试验显示，接受D_1/D_2胃癌根治术后患者的早期并发症中，得出了与荷兰研究相同的结果。这其中，D_1术后患者早期并发症的发生率和病死率为28%与7%，而D_2术后患者并发症率和病死率为46%与13%。意大利的胃癌研究中心进行的一项多中心的前瞻性研究中发现，胃癌患者接受保留胰腺的D_2治疗术后早期并发症的发生率为21%，而院内病死率为3%。而这其中重要的是，接受胃大部分切除的患者院内病死率为1%，而接受全胃切除的患者院内病死率达7%。英国医学研究理事会胃癌辅助化疗中心（MAGIC）开展了可切除胃–食管癌患者（单纯行手术切除或手术联合围手术期化疗）术后并发症发生情况的对照研究。研究表明，受试组患者并发症的发生率和病死率为45%和6%，与化疗或单纯手术组的并发症发生率与病死率基本一致。如表5–5所示，总结了胃癌患者胃切除术后早期并发症的观察结果，提供了一个总体概况，以便深入地讨论胃切除术后的特殊并发症。一项Cochrane综述总结回顾了四项临床随机对照研究，从而评估胃切除手术后留置腹腔引流管对于患者的重要性。研究表明，在一项术后30天内病死率为1.4%的临床观察报道中，胃癌术后留置或不留置腹腔引流管对于并发症的发生无明显影响。

表 5-5 胃癌患者临床观察研究中术后的并发症率和病死率

试验名称，年份	并发症率(%)	病死率(%)	吻合口瘘	再次手术率	住院时间(天)
英国医学研究理事会胃癌外科试验，1996	28 ~ 46	7 ~ 13	11% ~ 25%	没描述	14
意大利胃癌研究中心，1998	21	3	7%	3%	17
荷兰研究，1999	25 ~ 43	4 ~ 10	没描述	没描述	14 ~ 16
MAGIC 研究，2006	45	6	没描述	没描述	13

程序化数据库，如美国外科医师协会国家手术质量提高计划（ACSNSQIP）和退伍军人国家手术质量提高计划（VANSQIP）也提供一系列关于胃癌术后 30 天内并发症发生率和病死率的高质量的研究资料。在一项近期的 ACSNSQIP 研究中统计了 2005 年至 2010 年的胃切除患者术后并发症，随访中发现术后严重并发症平均发生率为 24%，术后 30 天内病死率为 4%。其中，接受全胃切除后患者严重并发症发生率和病死率为 29% 和 5%，而胃大部切除术后患者的严重发生率和病死率为 20% 和 3%（表 5-6）。而一项早期的 VANSQIP 研究项目统计了 1991 年至 1998 年中接受胃切除患者术后 30 天的并发症发生率和病死率为 33% 和 8%。

手术部位感染在接受胃切除手术的胃癌患者总体腹壁浅表感染，深层腹壁感染和腹腔内感染的发生率分别为 6%，1% 和 7%。这其中，接受全胃切除的胃癌患者的上述感染的发生率稍高于接受胃大部切除的胃癌患者。

表 5-6 2005 年至 2010 年接受全胃切除或胃部分切除的胃癌患者术后 30 天内并发症的发生率和病死率

手术方式	严重并发症（%）	病死率（%）	脓毒血症（%）	器官间隙感染（%）	再次手术率（%）	中位住院白（天）
所有胃切除手术	24	5	1	7	8	12
胃大部切除	20	3	6	6	6	12
全胃切除	29	5	9	9	10	13

（1）伤口裂开：1%患者存在术后伤口裂开。呼吸系统并发症术后肺部感染的总体发生率约为7%。而在美国退伍军人医疗系统治疗的胃癌患者，术后肺部感染的发生率高达12%。6%患者术后48小时内不能脱离呼吸机或者再次气管插管，而在全胃切除患者这类情况发生率更高。

（2）术后出血：3%患者发生术后出血，或需输血量达4个单位以上。

（3）心血管并发症：有1%～3%患者术后出现心跳停搏或心肌梗死。

（4）深静脉血栓形成和肺栓塞：有1%～2%患者术后出现深静脉血栓形成。胃大部切除患者术后肺栓塞为1%，而全胃切除患者术后发生率达2%。

（5）泌尿系统感染：约6%患者术后出现泌尿系感染。

（6）再次手术：6%～10%胃癌患者术后需二次手术探查，而这一发生率在全胃切除患者中更高。

（7）胃排空障碍：由于胃周淋巴结清扫损伤了胃小弯曲的迷走神经，早期胃排空障碍并不罕见。保守治疗以全肠外营养和胃管鼻饲营养支持治疗为主，辅助以甲氧氯普胺（胃复安）和红霉素促进胃肠道蠕动。内镜检查结果显示14%～38%胃次全切除术后患者禁食12小时后仍出现胃内食物潴留，但这一比率远远高于临床表现出胃排空障碍症状的发生率。

（8）吻合口瘘：5%～10%的胃癌患者行全胃切除后出现吻合口瘘大部分的吻合口瘘可经过保守治疗后治愈。术后吻合口瘘将增加胃癌患者的病死率，且预示预后不良。一项为期30年超过1000例的大样本调查发现，保守治疗的吻合口瘘患者病死率为19%，而接受再次手术治疗的吻合口瘘患者病死率高达

64%。这样高的病死率导致外科医师寻求非手术治疗吻合口瘘的新方法。针对胃或食管切除术后吻合口瘘的患者，内镜下支架植入术不失为一种有效治愈的非手术方法。尽管这项调查样本量少，但结果显示内镜下支架置入治疗吻合口瘘的有效率达到75% ~ 90%。

（9）十二指肠残端瘘：十二指肠残端瘘是胃大部分切除和全胃切除术后常见的并发症，发生率为2% ~ 3%。含多种炎性因子的十二指肠残端漏出物，严重影响了胃癌患者术后的总体生存率。非手术治疗方式包括经皮腹腔穿刺引流术。再次手术修补十二指肠残端往往极少成功，所以一般手术治疗以留置瘘口旁引流管为主。

二、术后远期并发症

（一）倾倒综合征

倾倒综合征根据发生时间分为早期倾倒综合征和晚期倾倒综合征，根据症状特点分为血管张力型倾倒综合征和胃肠型倾倒综合征。典型的早期倾倒综合征发生于进食后30分钟之内，而晚期倾倒综合征常发生于进食数小时后。早期倾倒综合征的病理机制可能与大量的高渗透性胃内食物快速进入小肠相关。主要表现在，大量高渗食物快速进入小肠，导致相对血容量不足引起的一系列交感神经兴奋的症状。这其中，大量的胃肠道激素的分泌进入小肠，引起小肠的局部蠕动起到了重要作用。早期倾倒综合征的症状表现主要是恶心、腹痛、腹泻、心动过速和低血压。晚期倾倒综合征主要是由高糖类食物快速进入小肠导致的高糖血症，从而胰岛素分泌水平进行性升高引起的反馈，常发生在餐后2 ~ 3小时。这一胰岛素反馈，导致继高血糖后的低血糖症状，主要症状包括头晕、乏力、出冷汗等。血管张力型为主导的倾倒综合征主要症状包括面色潮红、眩晕、心悸和心动过速。胃肠型为主导的倾倒综合征的主要症状包括恶心、呕吐、痉挛性腹痛和腹泻。

1. 诊断

倾倒综合征作为胃切除术后常见的并发症，其诊断主要依赖典型的临床症状和诱导试验（后述）。一项超过 1000 例胃切除术后患者的大样本调查研究显示，68%患者术后表现出早期倾倒综合征，38%患者表现出晚期倾倒综合征。诱导试验是指患者短时间内口服 50g 葡萄糖后，观察患者出现的临床症状。尽管倾倒综合征的诊断标准较前的诱导试验有所改进，但典型的临床症状依旧是主要的诊断依据。同时，通过调整膳食结构，患者症状得到改善，也能作为一项诊断依据。早期倾倒综合征的患者对于膳食结构调整较晚期倾倒综合征患者敏感。胃切除术后体重显著减轻的患者倾向于发生倾倒综合征。

2. 内科治疗

膳食结构的调整是治疗倾倒综合征的主要措施，也是有效的。患者多进食富含蛋白质和膳食纤维的食物，避免高淀粉（糖）类食物。同时少食多餐，建议每天进食 6 ~ 8 餐，同时控制每餐中流质的体积。患者进食 20 ~ 30 分钟后低坐卧位可以改善血管张力型倾倒综合征发生。对少数膳食治疗无效的顽固性的倾倒综合征，采用奥曲肽治疗可获得良好的效果，肌内注射长效型奥曲肽和皮下注射短效型奥曲肽对于改善术后倾倒综合征均有较好的疗效。但是长效型奥曲肽因只需每月肌内注射一次，而短效奥曲肽需每日注射 3 次才能维持有效药物浓度，因此长效奥曲肽治疗能使患者更受益。对照研究表明，长效型奥曲肽治疗能提高患者生活质量。奥曲肽治疗的局限在于长程使用后明显的耐药，同时，不良反应包括胆囊结石形成、腹泻和脂肪泻。

3. 外科治疗

外科治疗倾倒综合征在过去占主导地位。随着消化性溃疡外科手术治疗的减少、倾倒综合征保守治疗的有效性以及胃癌患者的特殊情况，手术治疗极少出现在倾倒综合征的治疗方案中。同时，手术干预对于倾倒综合征治疗的疗效尚没有统一的认识。最常见的手术方式是胃 – 空肠 Roux–en–Y 吻合。如果患者先前行 Billroth Ⅱ式胃肠吻合，将输入袢肠段于胃空肠吻合口处横断，再在胃肠吻合口远端 60cm 处空肠做空肠 – 空肠吻合。如果患者先前行 Billroth Ⅰ式胃肠吻合，于胃肠吻合口处将十二指肠闭合，切除部分残胃，再行 Roux–en–Y 术重建消化道。另外，还有一种报道的手术方式可供选择，即取一段空肠，离断两端后，将两断端逆向吻合于胃和十二指肠，解剖基础是利用此段空肠的逆向蠕动，减缓胃排空的速度。然而，绝大部分的报道都是很老旧的病历，所以到现在看来是否有效仍值得商榷。

（二）输入袢梗阻

输入袢梗阻是指输入袢小肠和胃空肠吻合口部位小肠部分或不完全性梗阻。胃空肠吻合环，这一人为的解剖结构包括输入袢空肠（吻合口近端小肠，主要容纳胆汁和胰液经过吻合口进入残胃），输出袢空肠（吻合口远端小肠，主要容纳胆汁、胰液和胃内容物进入远端空肠）。输入袢梗阻常常继发于肠粘连、输入袢内疝、肿瘤复发或者溃疡引起的肠腔狭窄、肠套叠形成等。就输入袢梗阻的预防措施，目前还有很多争议。但是大部分外科医师认为输入袢过长和输入袢对残胃小弯的吻合方式。结肠后胃肠吻合可以有效预防因粘连引起的输入袢梗阻。但是，由于这一操作使得横结肠系膜的完整性被破坏，又增加了内疝的风险。

1. 诊断

典型的输入袢梗阻的症状是上腹部或者右上腹部间断性绞痛，且胆汁性呕吐后腹痛缓解。胆汁的呕吐常常呈喷射样。术后短时间内发生的输入袢梗阻应与术后胃瘫和肠梗阻鉴别诊断。同时需马上解除梗阻，以防止形成十二指肠残端漏。慢性的输入袢梗阻常常与胆汁逆流性胃炎症状相同。CT 扫描是输入袢梗阻的主要诊断方法，不仅能诊断梗阻的部位，对于有肿瘤病史的患者，还能明确是否由于肿瘤的复发或转移引起梗阻。一位接受胃次全切除术后的患者由于胃肠吻合口处胃癌复发梗阻引起的输入袢梗阻的CT征象。回顾性研究类文献常提及胆管亚氨基二乙酸（HIDA）扫描这一检查。由于这一检查用放射性核素标记胆汁，从而能清晰地明确胆汁梗阻在输入袢的部位。内镜检查能够明确梗阻的性质，如残胃癌、肿瘤复发、吻合口溃疡或狭窄。

2. 治疗

对于术后迅速发生的输入袢梗阻需要急诊手术治疗。同时，应高度怀疑十二指肠残端漏存在。在非急诊情况下，内科治疗包括鼻胃管置入减压和补液治疗。尽管鼻胃管很难充分的减除输入袢肠管的压力。支架置入和内镜下的扩张也是可选的非手术治疗方式。

通常情况下，有两种术式解除输入袢梗阻，而使用整复术整复现有胃肠吻合口却不在这两种可选术式之内。第一，最简单的术式，在输入袢和输出袢肠段间做一空肠侧－侧吻合，这一吻合通常被称为 Braun 吻合。由于这种术式创伤小、无小肠离断，因此作为大多数患者的首选术式。尽管在首次手术中选择建立相对较短的输入袢的胃肠吻合能有效防止输入袢并发症的发生，但这种手术方式也使得输入袢短小，使得 Braun 吻合不能完成，从而不能作为治疗输入袢梗阻的常规术式。第二种术式则是改变原有的手术方式，改用 Roux-en-Y 吻合。这一术式将原有的胃肠吻合口旷置，在近胃肠吻合口处离断输入袢，与距胃肠吻合口 60cm 输出袢肠段做肠 - 肠吻合。如果患者存在胆汁逆流性胃炎的病史，则这种手术方式应作为首选。

（三）输出袢综合征

输出袢综合征是指 Billroth Ⅱ式胃肠吻合口及其远端肠段的机械性梗阻。其症状包括肠梗阻的基本症状，如恶心呕吐，腹胀等，还包括特异性症状——胆汁性呕吐，后者需与胃排空障碍，胆汁反流性胃炎以及输入袢梗阻鉴别诊断。良性梗阻多由吻合口溃疡引起的粘连与狭窄造成，而恶性梗阻常见于恶性肿瘤的复发与转移造成。

1. 诊断

CT 和内镜检查常用于诊断和鉴别诊断输出袢梗阻。HIDA 扫描有助于鉴别诊断慢性不全性输出袢梗阻和胆汁反流性胃炎。胃排空检查或者上消化道 X 线透视或造影常用于鉴别诊断输出袢梗阻和胃排空障碍。

2. 内科治疗方法

对于良性的狭窄或梗阻引起的输出袢梗阻，手术治疗是首选方案。对于恶性肿瘤引起的输出袢梗阻，需综合平衡考虑肿瘤的预后，围手术期的风险，手术的范围以及抗肿瘤的治疗等。可供选择的非手术方法有支架置入，胃管置入和抑酸抑酶（如奥曲肽）等治疗。

3. 手术治疗

与输入袢梗阻一样，输出袢梗阻手术方式也很少选择吻合口狭窄整复术。如果患者第一次手术后解剖结构清晰，且行扩大手术的风险较大，可选择在原有吻合口的基础上使用胃肠吻合器，于吻合口的近端或远端扩大已狭窄的吻合口，残胃、空肠切开部位可用间断缝合或用闭合器闭合。对大多数的患者，尤其是高度怀疑存在有胆汁反流性胃炎的患者，应行胃肠吻合口切除，并用Roux-en-Y 重建消化道。对合并胃排空障碍的患者应考虑行吻合口切除＋ Billroth Ⅱ式吻合＋ Braun 吻合以防止胆汁反流性胃炎的发生。

（四）Roux 潴留综合征

Roux 潴留综合征是由于残胃功能紊乱或者上段小肠动力不足引起的一系列症候群，主要包括恶心、呕吐和腹痛等症状。Roux 潴留综合征的病理生理学基础是由于迷走神经切除和近端小肠被切断引起。近端小肠被切断后，原本有节律性的神经电活动和动作电位将不能传导至远端小肠使之产生协调的节律性肠蠕动。研究表明，接受 Roux-en-Y 吻合的患者的肠道蠕动功能较其他胃肠道重建患者的明显降低。当然，这并不能解释 Roux 潴留综合征的全部症状。胃大部分切除 +Roux-en-Y 吻合后一系列胃肠道动力障碍的症状的原因是多因素的。近期很少有研究探讨这一症候群的诊断和治疗措施。这项综合征的研究更适用于过去提倡外科手术治疗消化性溃疡的年代。因为 Roux 潴留综合征不常见于胃癌手术术后，而且几乎不需要再次手术干预。

1. 诊断

Roux 潴留综合征分为早期 Roux 潴留综合征（术后 90 天内）和晚期 Roux 潴留综合征。拟诊 Roux 潴留综合征的患者常见症状为餐后腹痛，恶心呕吐。Roux 潴留综合征是一项排除机械性梗阻，感染等之外的排他性诊断。

早期Roux潴留综合征：需与术后胃瘫和术后肠梗阻鉴别诊断。CT检查能排除术后机械性梗阻的存在，同时上消化道透视或胃十二指肠镜检查也有助于诊断。只有当CT显示正常结果，而患者出现比术后典型胃瘫和肠梗阻持续时间更久的胃瘫症状时，方可诊断为Roux潴留综合征。

晚期Roux潴留综合征：鉴别诊断应包括吻合口狭窄、粘连性肠梗阻、小肠内疝以及癌性肠梗阻等。CT、上消化道透视造影、胃十二指肠镜和核医学胃排空实验有助于诊断晚期Roux潴留综合征。

2. 内科治疗

对于Roux潴留综合征，少有手术方法能缓解或治愈。因此，内科治疗为潴留综合征的首选治疗方法。缜密的病史询问能找出一些加重餐后症状的因素或者饮食习惯。少量多餐的膳食调整能够有效改善症状。同时，进食流质较固态食物易排空，因而也可以改善症状。在两餐之间进食富含营养的流质是少量多餐并提供足量热卡的关键。甲氧氯普胺和红霉素尽管不选择长程用药，但是它们能短时间内打破患者症状的恶性循环，从而获得良好疗效。

3. 手术治疗

Roux潴留综合征患者手术治疗大致基于以下两种手术方式：一是切除全部残胃后再行空肠食管吻合；二是空肠营养管置入术。

（五）胆汁反流性胃炎

幽门成形术、胃十二指肠吻合（Billroth Ⅰ式）和胃空肠吻合（Billroth Ⅱ式）手术后患者均有可能发生胆汁反流性胃炎。越来越多的证据表明Roux-en-Y吻合术式在胃切除术后消化道重建术式中具有独特的优越性，因而被广泛用于胃癌根治术中。所以，与其他胃切除后综合征一样，胆汁反流性胃炎变得像手术治疗消化性溃疡一样越来越罕见。一项来自日本的研究，通过胃内的胆汁监测器和内镜检查发现，Roux-en-Y 吻合术后患者残胃内胆汁逆流显著低于 BillrothⅠ/BillrothⅡ式吻合术后患者。另一项长期的随机对照研究消化性溃疡胃切除术后患者预后情况表明，Roux-en-Y 吻合术后的患者的主观感受、内镜检查及活检病理结果均优于行 BⅡ式吻合术后的患者。

胆汁反流性胃炎最常见的症状是腹痛、恶心、胆汁性呕吐，同时内镜检查发现胃液含胆汁以及胃黏膜炎症表现。绝大部分甚至是全部均是远端胃大部切除术 +BillrothⅠ/BillrothⅡ式术后患者。一旦内镜发现胃液中含有胆汁及胃黏膜炎症，均应首先考虑胆汁反流性胃炎的诊断。当然，考虑胆汁反流性胃炎的手术指征时，应充分考虑其他相关的病因。常见的病因鉴别诊断包括非胆汁性反流、胃瘫、恶性肿瘤引起的溃疡、消化性溃疡、输入袢/输出袢梗阻、粘连性肠梗阻、癌性肠梗阻以及手术引起的慢性腹痛等。

1. 诊断

由于胆汁反流性胃炎鉴别诊断繁多，同时可能合并多种的病因影响，而且不同手术方式将产生不同的预后。因此，外科医师在手术前，应充分考虑患者可能导致胆汁反流性胃炎的病因诊断，并逐一排除可能的鉴别诊断。首先，内镜检查是最基本的诊断方法。如果患者有恶性肿瘤病史，术前应完善胸腹盆腔 CT 扫描，以排除肿瘤复发和转移引起的反流症状。HIDA 扫描有助于追踪胃内胆汁的反流量。总体来说，外科医师在术前应对上消化道在手术后的解剖结构、功能以及梗阻的情况有充分的估计和认识。

为排除胃瘫引起的胆汁反流，胃排空试验显得尤为重要。一旦胃瘫被误诊为胆汁反流性胃炎，所行手术将会适得其反。

2. 内科治疗

考来烯胺作为一种胆汁酸结合树脂，常常用于减轻淤胆性肝硬化患者的瘙痒症状。而针对胆汁反流性胃炎患者来说，由于药物进入胃内，迅速被胆汁中和，往往没有疗效。在一项考来烯胺联合海藻酸盐治疗胆汁反流性胃炎的研究中发现，用药后患者的主观症状、内镜检查结果以及活检结果与安慰剂组患者无明显差别。硫糖铝作为一种胃黏膜的保护剂，口服后能在胃黏膜表面形成持续 6 小时的保护膜，以对抗胃酸和胆盐。在一项 23 位患者的小样本研究中，接受 6 个月硫糖铝治疗组患者的主观症状较对照组明显好转，但内镜活检显示胃黏膜的炎症情况与安慰剂组无明显差异。熊去氧胆酸的作用机制是降低胆汁中胆固醇的含量，以及抑制小肠对胆固醇的重吸收。一项 12 例患者的研究报道称，熊去氧胆酸能部分缓解胆汁反流引起的症状。

3. 手术治疗

在外科手术作为消化性溃疡的主要治疗时代，手术治疗胆汁反流性胃炎是最终的方法，有效率维持在 47% ~ 91%之间。由于 Billroth Ⅰ /Billroth Ⅱ式患者术后多数出现不同程度的胆汁反流性胃炎，因此，尽可能推荐 Roux-en-Y 吻合作为消化道重建的术式。

对于 Billroth Ⅰ式吻合术患者，于吻合远端切断十二指肠，再切除部分胃，残胃的容量取决于患者胃瘫的情况。胃切除后残胃越少，术后患者胃瘫症状越轻。对于 Billroth Ⅱ式吻合的患者，可选择 Braun 吻合或者 Roux-en-Y 吻合作为再次手术的术式。Braun 吻合应在 Billroth Ⅱ式吻合术患者的输入袢和输出袢之间做吻合，且输出袢吻合口最佳位置应选择在距胃肠吻合口45 ~ 60cm 的小肠处，以防止术后再次出现胆汁反流性胃炎。拟再行 Roux-en-Y 吻合的患者，如果行残胃全部切除，则留足60cm 小肠作为 Y 袢做吻合，如果不切除残胃，则输入袢肠管在近胃肠吻合口处离断，再与距胃肠吻合口 60cm 输出袢远端空肠做吻合。

（六）迷走神经切断后腹泻

迷走神经切断后腹泻是一项病因不明，在少部分迷走神经干切除术后患者出现的一种综合征。虽然迷走神经切断后腹泻不应归咎于胃切除手术，但是这类患者往往同时存在胃部症状，而且与其他胃切除综合征症状密切相关。目前该病的病理生理学机制尚不明确，大多数外科医师认为与内脏神经节律性调节功能紊乱、小肠动力不足、胃酸分泌减少、小肠吸收功能降低、肠道菌群改变等多因素作用相关。

1. 诊断

倾倒综合征同时也发生于胃和迷走神经切除术后患者，因此，倾倒综合征是迷走神经切断后腹泻主要的鉴别诊断。与倾倒综合征不同的是，迷走神经切断后腹泻患者主要表现在与进食无关，且全天发生。少数严重患者出现乏力、血容量不足和营养不良的表现。

2. 内科治疗

膳食调整是迷走神经切断后腹泻内科治疗的重点，同时应积极问诊发现导致腹泻的食物。通常认为，咖啡因和牛奶是腹泻发生的激惹性食物。增加纤维素饮食有助于治疗腹泻。常见的治疗药物包括洛哌丁胺，苯乙哌啶和一些抑制肠道细菌过度生长的抗生素等。关于奥曲肽治疗迷走神经切断后腹泻的研究项目已获批准。由于迷走神经切断后腹泻极少选择外科手术治疗，而且症状的改善往往需要数个月的时间，所以在治疗过程中医患双方都要保持足够的耐心。

3. 外科治疗

外科手术曾经是迷走神经切断后腹泻的首选，但现在已极少推荐。最常见的手术方式是取一段约 10cm 的空肠，保留血供离断后，再逆向吻合于原处。以期该段小肠的逆向蠕动能减缓肠道蠕动，有助肠道吸收。

第六章　烟雾病

第一节　烟雾病和烟雾综合征

烟雾病以双侧颈内动脉（ICA）末端原发性慢性进行性狭窄为特点，这种特殊的脑血管疾病可在大脑基底部形成一些由侧支通路构成的异常网状血管，来代偿原发病导致的脑缺血，这些网状血管又称为“Moyamoya 血管”（烟雾血管 Moyamoya 在日语里表示“一缕烟”的意思），用来描述这类患者的脑血管造影中侧支血管的形态。烟雾病的概念是在 20 世纪 60 年代确立的。脑血管造影可以展示本病独特的病程变化：从初期颈内动脉末端的轻微狭窄到末期双侧颈内动脉闭塞。在疾病终末期，整个大脑血运由颈外动脉系统和椎基底动脉系统代偿。

烟雾病另一个特点是其独特的临床表现。儿童患者多表现为脑缺血：从一过性脑缺血发作（TIA）到完全性卒中不等。儿童 TIA 和完全性卒中可由过度换气诱发，如吹凉热的食物和吹奏管乐器。而半数成人患者表现为颅内出血。许多患者还主诉有偏头痛样头痛。部分患儿可表现为类似于舞蹈症的不自主运动。

一、诊断标准

烟雾病是以其造影的特征表现定义的，尚无明确的实验室检查标准。1977 年，由日本健康劳动和福利省支持的研究小组从基础和临床方面对烟雾病进行了研究。1995 年，该研究小组发布了烟雾病诊断（表 6-1）和治疗指南。

虽然脑血管造影在烟雾病的诊断中非常重要，但是 MRA 和 MRI 也能清晰显示颅内主要血管的病变，并成为烟雾病诊治的独立参考检查。基于磁共振技术的发展，从 1994 年开始，烟雾病的诊断指南把 MRA 和 MRI 作为确诊的检查之一。随着 MRI 技术的迅猛发展，MRA 成为诊断烟雾病的一种具有高特异性和高敏感性的可靠检查手段，逐步替代传统的脑血管造影。

在典型的儿童病例中，仅通过 MRI 即可确立诊断。但是在老年患者中，即使高分辨率 MRI 也不能明确地区分烟雾病和动脉粥样硬化。这种情况下，诊断必须依靠传统的造影。

二、烟雾病发病时的不同表现

如前所述，烟雾病可以在从儿童到成人的任何年龄发病。然而，有趣的是，其有两个发病年龄高峰：一个是 10 岁之前，另一个是中年。发病症状随年龄和烟雾病类型而异。在儿童中，常常表现为脑缺血，尤其是在过度换气后，如大哭、吹奏乐器、吹凉过热的食物等。症状包括运动性瘫痪（四肢瘫、偏瘫、单瘫）、感觉异常、意识障碍、癫痫发作、头痛，多为间断性反复发作。对于多数患者，症状出现在身体的一侧，偶尔左右侧交替发病。部分患者表现为不自主运动，如舞蹈症和肢体震颤。在脑缺血反复发作的患者中，会出现严重的脑萎缩，从而导致智力或精神障碍，儿童患者还可能出现注意力下降或多动症。

烟雾病患者的大脑后动脉在进展期前通常是通畅的。部分后动脉受累的患者会出现视力或视野受损。与成人患者不同，儿童，尤其 5 岁以下的患儿极少表现为脑出血。成人患者中，尤其是 25

岁或以上的患者常表现为突发性脑出血（脑室出血、蛛网膜下腔出血、脑实质出血），因脑出血的位置不同表现为意识丧失、头痛、无力、言语不清等。

组织学上，随着颈内动脉进行性狭窄，代偿性生成侧支血管或烟雾状血管，出血多是由于这些血管脆弱破裂。颅底血流动力学改变也会导致微小动脉瘤形成，颅内出血多表现为脑室内少量出血，因此症状比较轻微。然而，严重出血也会导致多发性神经功能缺失或进展为严重情况，从而导致死亡。此外，患者再次出血的可能性大，大约半数患者因出血死亡。

三、烟雾综合征

烟雾综合征是指与基础疾病相关的颈内动脉末端或大脑前和（或）中动脉近端血管狭窄或闭塞伴有异常血管网形成。在单侧病变的病例中，如果有基础疾病，也为烟雾综合征。

烟雾综合征可影响所有种族的人群。儿童患者常常伴有先天性疾病；成人患者常常伴有获得性疾病。烟雾综合征可表现为癫痫或头痛，或无症状。如果合并基础疾病导致的智力缺陷或者其他类型的脑血管病，会使临床表现更加复杂。

烟雾综合征的治疗和烟雾病类似。有趣的是，伴有激素异常的烟雾综合征，如甲状腺功能亢进，或伴有自身免疫疾病的烟雾综合征，纠正激素水平治疗或免疫抑制剂治疗是有效的。已证实血运重建术（直接和间接）对合并神经纤维瘤病、唐氏综合征、放射损伤的烟雾综合征是有效的，基础疾病的自然病史会影响烟雾综合征患者的预后。

表 6-1 烟雾病诊断标准

A. 脑血管造影是诊断必不可少的检查，至少应该有以下表现：
1. 颈内动脉末端和（或）大脑前动脉和（或）大脑中动脉近端狭窄或闭塞
2. 动脉期，狭窄或闭塞血管周围出现异常血管网
3. 表现为双侧病变
B. 如果 MRI 和 MRA 有以下所有表现，可以不进行传统的脑血管造影：
1.MRA 表现为颈内动脉末端和大脑前动脉、大脑中动脉近端的狭窄或闭塞
2.MRA 表现为基底节区异常血管网。MRI 中一侧基底节区出现两个以上的血管流空信号时即可诊断为基底节区异常血管网
3.（1）和（2）为双侧病变
C. 因为烟雾病病因不清，有以下基础病变的脑血管疾病患者需要排除：
1. 动脉硬化
2. 自身免疫性疾病
3. 脑膜炎
4. 脑肿瘤
5. 唐氏综合征
6. 神经纤维瘤病
7. 颅脑外伤
8. 颅脑放射损伤
9. 其他（如镰状细胞贫血、结节性硬化）
D. 有诊断意义的病理学表现：
1. 颈内动脉末端及其周围的血管内膜增厚和继发的管腔狭窄或闭塞通常为双侧病变。在增厚的内膜中偶尔有脂质沉积
2.Willis 环的组成部分，如大脑前动脉、大脑中动脉和后交通动脉常表现为不同程度的狭窄或闭塞，伴有血管内膜纤维细胞增厚、内弹性膜弯曲、中膜变薄
3.Willis 环周围出现大量小血管（穿支和吻合支）
4. 软脑膜中小血管呈密网状聚集
诊断：参考 A ～ D，标准按以下划分（尸检时没有行脑血管造影的患者只参考 D）
1. 确诊病例：完全符合 A 或 B 和 C。儿童病例一侧符合 A-1 和 A-2（或 B-1 和 B-2），且对侧颈内动脉末端明显狭窄
2. 疑似病例：完全符合 A-1 和 A-2（或 B-1 和 B-2）和 C（单侧病变）

四、单侧烟雾病

单侧烟雾病也指可疑烟雾病，其表现为单侧颈内动脉末端狭窄或闭塞，伴有烟雾血管的形成。这种单侧病变可能合并基础疾病，如甲状腺功能亢进、脑动静脉畸形、唐氏综合征、Apert综合征、神经纤维瘤病、放射性血管病、系统性红斑狼疮、干燥综合征。

当和基础疾病并发时，仍然称为烟雾综合征。如果儿童患者一侧颈内动脉末端狭窄伴有烟雾血管形成，而对侧病变轻微，也可以确诊为烟雾病。这些改变只在烟雾病中可以见到，并且大多数患者最终进展为典型的双侧烟雾病。随着 MRI 的普及，无症状烟雾病的数量越来越多。因此，烟雾病真正的发病率要比目前报道的高。

有 10% ~ 39% 的单侧烟雾病患者进展为双侧病变。有学者认为，发病年龄越小，进展速度越快。然而，也有成人患者从单侧进展为双侧。

第二节　烟雾病的全球流行病学

自发性 Willis 环闭塞症，又称为烟雾病，是一种罕见的、不明原因的进行性脑血管病变。在日语中，“Moyamoya”的意思是“一缕烟”，很好地描绘了在脑血管造影检查中出现的这些具有代表性的颅底异常血管网的特征。1961 年，首例患者在该病最为流行的日本被报道，其发病年龄存在两个峰值。发病率较高的峰值为 5 岁，较低的峰值为 30 ~ 49 岁，根据这一特点，又将烟雾病分为儿童型和成人型。儿童型病理生理机制为 Willis 环由狭窄到闭塞的进行性过程导致的脑缺血，成人型则是因早前形成的侧支血管破裂而造成的颅内出血。家族性烟雾病占全部病例的 10% ~ 15%。

烟雾病的发病率在东亚国家较高，如日本、韩国 1994 年，日本的一项全国范围的调查显示，接受过烟雾病治疗的患者共有 3900 例，患病率及发病率分别为 3.16/100000 和 0.35/100000。男女比例为 1 ： 1.8，其中有 10%的患者存在家族史。更近的一项 2003 年的调查则显示，日本治疗的烟雾病患者数量急剧增加。由 1994 年报道的 3900 例预计增加至 7700 例，几乎翻了一番。男女比例仍为 1 ： 1.8，其中 12.1%的患者存在烟雾病家族史。患病率为 6.03/100000，新发病例的发病率为 0.54/10000。此外，2008 年在北海道（日本的主要岛屿之一，当时的人口为 563 万）进行的一项全面的流行病学调查分析所报道的患病率及发病率分别为 10.5/100000 和 0.94/100000，都大大高于之前的调查结果。其中男女比例为 1 ： 2.18。发病年龄为双峰分布：发病率最高的年龄峰值为45～49岁，其次为5～9岁。15.4%的患者存在家族史。

虽然这些流行病学的调查结果相比之前的研究有着显著的差异，但可以从几个方面来解释。首先，调查方法与之前的研究不同。先前的研究都基于从大型医院所获取的数据，而北海道研究包含了该区域内诊断的所有烟雾病患者。其次，由于近几年磁共振成像检查的广泛使用，可能使得无症状患者的诊断比例升高。最后就是流行病学特征也在逐渐发生变化。尽管原因尚不清楚，但儿童烟雾病的发病率似乎开始下降。虽然如此，烟雾病仍是日本最常见的儿童脑血管疾病，其在儿童中的患病率为3/100000。

迄今为止，只有日本及韩国进行过大规模的、全国范围内的烟雾病调查研究。从2000年开始的一项韩国的合作研究报道了在1995年之前明确诊断的334例烟雾病患者。该研究中，患者的流行病学及临床特点本质上与日本的人群相似。中国烟雾病患者的临床特点则与其他的亚洲国家有所不同。虽然中国患者的年龄分布与日本及韩国的患者类似，但中国患者中男性的比例要高过女性（1.16：1），且成人发病率要高过儿童（3.5：1）。近期的一项在中国省会城市南京所做的研究调查了202例烟雾病患者结果显示，男性与女性的发病率持平，且成人的发病率要高于儿童。总的患病率估计为3.92/100000，比日本的6.03/100000要低，但与中国台湾的报道相似。

这种种族划分的模式暗示着其中可能存在遗传易感性。该研究中一个值得注意的现象是，出血患者的比例要高于缺血患者。在35～45岁这个年龄段，男性患者发生出血的比例高于女性患者。无症状患者在研究中的比例较低，尽管作者已承认这可能是因为经济原因阻碍了磁共振及DSA检查在此庞大人群中的广泛应用。此外，家族性烟雾病的发生率只有1.48%。这些结果都进一步支持了在烟雾病发病率的差异中可能存在遗传因素的作用。

原本认为主要影响亚洲人的烟雾病，如今已在全世界范围内有着众多种族背景的人群中观察到，包括美洲及欧洲。对1972—1989年期间所发表文献进行的一项调查发现，在日本之外被报道的烟雾病患者共1053例，包括亚洲625例、欧洲201例、北美及南美洲176例、非洲52例及大洋洲9例。可惜的是，这项研究不仅包含了烟雾病，还包括了那些“烟雾病现象”，并且烟雾病的诊断是否明确是不清楚的。

烟雾病在非亚洲人群中是极其罕见的。有关高加索患者的有限数据也显示其在临床表现及转归方面有着显著的差异。近期的一项对全美国大型神经血管中心的调查研究显示，72%的中心在调查期间的12个月里收治了不到10例成人患者，且只有2个中心（6%）同期诊治了超过30例烟雾病患者。另一项在华盛顿州及加利福尼亚州进行的研究所报道的年发病率为0.086/100000。在该研究中，特殊种族的发病率最高的是亚裔美国人（0.28/100000），其次分别为非裔美国人（0.13/100000）、高加索人（0.06/100000）及西班牙裔（0.03/100000）。这些结果显示，在移民至美国后，烟雾病发病率的种族差异似乎并没有变化。

美国与东亚国家的烟雾病患者之间的一些差异已得到关注。美国的病例有以下几个点：

（1）成人患者中多数为缺血型，只有20.5%的成人患者表现为出血性卒中。

（2）年龄分布缺少儿童期峰值。

（3）女性患者比例高，男女比例为1 ： 2.7。

（4）发病后的最初几年出现卒中再发的比例相当高。有症状一侧的大脑半球经治疗后，5年同侧卒中的再发率为65%。

表 6-2 全球范围烟雾病分布的主要差异

	日本患者	中国患者	西方患者
患病率	6 ~ 10/100000	4/100000	0.1/100000
男女比例	1 ∶ 1.8	1.6 ∶ 1	1 ∶ 2.7
年龄双峰分布	是	否	否
发病率	儿童较高	成人较高	成人较高
儿童临床表现	缺血性卒中	少见，缺血性卒中	罕见，缺血性卒中
成人临床表现	出血性卒中	出血性卒中概率高	缺血性卒中概率高；复发概率高
家族性病例	10% ~ 15%	1.5%	6%

欧洲的流行病学调查所估算的烟雾病发病率只有日本的 1/10，与美国相似。2008 年的一项对欧洲烟雾病患者人口统计学及临床数据的详细分析显示，其有以下几个突出特点：

（1）发病年龄更大，中位数为 34 岁。

（2）年龄分布缺少儿童期峰值。

（3）出血性卒中少见，发生率为 5%。

（4）在首次发病之后发生反复性缺血性卒中的风险较高，1 年内复发率为 61.9%。

（5）围术期卒中风险高，估计为 27.3%。表 6-2 总结了全球范围内烟雾病分布的主要差异。

尽管有关烟雾病的发病原因及机制还不清楚，但根据其种族性及家族性的特点可以推测，遗传因素发挥着重要作用。在日本，一级亲属受累的家族型烟雾病占 10% ~ 15%，美国所报道的则是 6%。已对其与 3、6、8、17 号染色体相关位点以及特定的人白细胞抗体单倍型之间的关系进行研究。在具有北欧血统的胸主动脉瘤及夹层合并烟雾病且存在这两种疾病家族史的患者中，都发现了肌动蛋白 α（ACTA-2）在血管平滑肌细胞上的亚型的变异。

家族性烟雾病流行病学分析显示，其有着独有的特征：

（1）男女比例为 1 ∶ 5，这与散发病例的 1 ∶ 1.6 截然不同。

（2）平均发病年龄更早，为 11.8 岁，而散发病例为 30 岁。

（3）家族性烟雾病患者之间的预后有很强的相关性。一例报道显示，8 对亲子代组合全部为母亲 – 子代组合。亲代在 22 ~ 36 岁出现症状，而子代则在 5 ~ 11 岁发病。尽管这些证据都强烈暗示着烟雾病存在遗传学基础，但仍存在一些值得注意的问题。曾有报道同卵双胞胎只有其中一个患烟雾病的病例。这一事实可能说明，在具有遗传易感性的亲代中，环境也是促进疾病发生发展的重要因素。

第三节 烟雾病血管内治疗

随着病情进展，烟雾病引起的血管狭窄会逐渐加重，进展为血管闭塞，常需与动脉炎或动脉粥样硬化等其他颅内血管病变引起的血管狭窄相鉴别。烟雾病患者的血管病变在逐渐狭窄的进展同时伴随有过程中穿支血管的小动脉扩张和过度增生，血管造影上表现为明显的侧支血管网代偿，这与动脉炎或动脉粥样硬化引起的脑血管病变不同。烟雾病发病可以表现为一系列脑缺血或者脑出血症状。缺血性症状在儿童和成人中都会出现，而出血症状多见于成人患者。

目前，尚没有药物能够改善或者延缓烟雾病所导致的血管狭窄。通过外科手术进行血流重建来增加缺血区脑组织的灌注是缺血型烟雾病患者的主要治疗方法。对烟雾病患者进行血管内治疗，包括血管成形术和（或）血管内支架以增加缺血区域的脑血流灌注，通过血管内栓塞治疗。在本节中，将对缺血性和出血性烟雾病患者的血管内治疗方法进行回顾。

一、动脉狭窄的血管内治疗

对于动脉粥样硬化引起的难治性、症状性颅内狭窄患者，血管成形术、血管内支架或二者联用是目前应用最广泛的血管内治疗方法，这种治疗方法的目的是提高脑血流灌注并减少症状性狭窄患者的脑缺血的风险。同时，EC-ICBypass 研究和最近的 CAOS 研究两项临床试验的结果显示颅内外血管旁路术并不能使上述患者受益。与此不同，对于烟雾病患者，直接或间接的脑血流重建术均能使患者获益。

在此背景下，血管成形术和（或）血管内支架治疗烟雾病更具吸引力，因为与外科血管重建术相比，血管内治疗的创伤更小。然而，目前只有很少的研究对烟雾病患者的血管内治疗进行了评估，且这种进行性疾病的长期疗效也不确定。迄今为止，只有10例烟雾病患者接受了血管内治疗。与动脉粥样硬化导致的颅内动脉狭窄患者相同，烟雾病患者也可以通过单独血管成形术治疗或者联用血管成形术和血管内支架进行血管内治疗。

Kornblihtt等人报道了第一例进行血管内治疗的烟雾病患者。患者是一名18岁女孩，表现为左侧大脑半球的TIA发作。术者在她的颈内动脉颅内段植入了一枚支架。在术后46个月的临床和造影随访时，患者支架完全通畅且无复发症状。Rodriguez等人对一例37岁双侧病变的男性患者进行了血管内治疗，该患者症状因左侧大脑半球缺血所引起。术者应用球囊血管成形术，使患者左侧大脑半球的血流得到明显改善。术后随访2年，其间无症状再次发作，复查血管造影未再次形成狭窄。

Drazin等人对一例40岁白人女性烟雾病患者进行了血管内治疗。该患者为双胞胎中的一人。患者第一次发病表现为左侧大脑半球的急性卒中，她接受了急诊左侧大脑中动脉血管成形术，术中显示血管成形后左侧大脑半球血供良好。术后不到3个月，患者再次出现左侧大脑中动脉供血区卒中引起的运动性失语症状，血管造影显示上次血管成形处发生闭塞。22个月后，患者出现右侧大脑半球卒中，此次术者对颈内动脉床突上段进行球囊扩张成形后植入了一枚Wingspan支架（马萨诸塞州纳蒂克）。3个月时，发现再次狭窄。再次进行血管成形术，无并发症发生。第二次血管成形术后患者继续随访15个月，临床随访2年无症状发作，血管造影未见明显改变。

El-Hakam 等人报道了接受血管内治疗的年龄最小的烟雾病患者。患儿女性，3 岁，血管造影发现由双侧颈内动脉床突上段延展至大脑中动脉起始部的弥漫性狭窄。患儿因一过性左腿无力入院。住院期间，患儿突发左侧偏瘫，发病 6 小时内患儿接受了急诊右侧颈内动脉床突上段血管成形术，术后患儿右侧半球灌注明显改善，肌力迅速恢复。2 周后，患儿接受了右侧硬膜翻转血管重建手术。术后 2 年，脑血管造影显示右侧颈内动脉完全闭塞，经硬膜的血管侧支循环建立。作者认为血管成形术减轻了即将发生的颈内动脉闭塞所引起的缺血症状，为患儿进行血管重建手术争取了时间。

Khan 等人对 5 例烟雾病患者进行了 6 次血管内治疗。其中 2 例患者的 3 根责任血管进行了颈内动脉血管成形术并植入 Wingspan 支架，1 例患者接受了单纯血管成形术，另外 2 例患者进行了血管成形术并在大脑中动脉植入 Wingspan 支架。所有 5 例患者均出现复发性缺血症状伴 TIA。术后平均 4 个月，3 例因为再狭窄再次接受了血管内治疗。由于缺血症状，反复发作，所有 5 例患者最后均接受外科手术进行脑血流重建。对于这一组病例，作者指出其中可能存在选择性偏倚。本组患者均被转诊至一个烟雾病血流重建术数量很大的中心。该中心手术经验丰富，但血管内治疗经验不足，这有可能是 5 例患者血管内治疗失败的原因之一。

Santirso 等人则报道了一例存在双侧缺血症状的双侧烟雾病的女性患者。患者表现为突发右上肢轻瘫伴失语症，接受了血管成形术并在左侧大脑中动脉植入一枚 Wingspan 支架，术后患者言语功能和右上肢肌力明显改善，但仍未完全恢复。术后随访 13

个月，血管造影结果显示支架内轻度再狭窄，但患者随访期间无缺血相关症状发作。

以上报道的所有病例截至目前均未出现严重并发症，然而血管再狭窄率和（或）症状复发率较高，同时血管内治疗的长期效果尚不清楚。在目前已经报道的10支血管（10例患者）治疗中，9支血管出现血管再狭窄和（或）术后症状复发。3支血管只接受了血管成形术，其中2支术后发生闭塞。9支血管接受了血管内支架置入术，其中7支血管出现术后血管再狭窄或术后症状复发。9例支架形成术中的8例置入的是Wingspan支架。考虑到动脉粥样硬化性脑血管病患者，尤其是年轻患者的血循环（颈内动脉和大脑中动脉）病变中，支架成形术后再狭窄率同样偏高。一些学者据此推断，此类患者可能不同于单纯的动脉粥样硬化性改变，可能有炎性介质参与病变形成或烟雾病的影响。

二、烟雾病合并动脉瘤的治疗

研究认为烟雾病侧支血管在血流动力学应力作用下会发生破裂出血。病理学研究证实：侧支血管的血管壁较正常血管薄以及微动脉瘤形成是导致烟雾病患者出血的危险因素。再出血的概率增高导致患者的病死率明显增高，临床结局较差。有研究认为血管重建手术能够通过改变血流动力学降低侧支血管所受的血流应力来减少脑出血的发生。在一些病例中，血流重建术后的血管造影结果显示外周动脉瘤消失。长期随访结果发现出血性烟雾病患者在脑血流重建术后再出血率降低，但仍有发生。除了通过旁路手术进行血流重建之外，直接手术治疗侧支血管动脉瘤也是一种治疗选择。手术治疗包括动脉瘤切除术和动脉瘤夹闭。由于此类手术病变位置通常较深，且患者本身的脑血流处于脆弱的平衡状态，而手术引起的血流动力学改变可能打破这种平衡，因此手术入路的选择十分关键。

有病例报道对豆纹动脉或脉络膜动脉动脉瘤进行血管内治疗干预导致烟雾病患者脑出血。有学者对 8 例曾发生脑出血或脑室内出血的烟雾病患者进行了血管内治疗。其中 7 例患者颅内动脉瘤成功栓塞，均无并发症发生。另外 1 例患者因为微导管无法进入脉络膜后动脉而治疗失败。8 例患者均未发生再次出血。6 例患者完全恢复。该研究中所有患者均使用 NBCA 栓塞治疗。

Harreld 和 Zomorodi 报道了一例接受豆纹动脉栓塞的烟雾病患者。微导管超选进入为动脉瘤供血的豆纹动脉中，进行阿米妥钠试验后，患者出现左侧面瘫。术者将微导管缓慢向远端推送，并重复进行阿米妥钠试验显示无神经功能缺损，随即使用 NBCA 栓塞动脉瘤，术后患者无任何神经功能缺损症状。

第四节　烟雾病间接血运重建术

在过去的 50 年间，间接血运重建术在烟雾病治疗中的应用有了长足的发展，其术式的多样性是现代医学中外科手术灵巧性和先进性的具体体现。多种富血管的供体组织，如颞浅动脉（STA）、帽状腱膜、硬脑膜、颞肌和骨膜均可单独或联合运用，以增强颅内的血流。与直接吻合术相比，间接血运重建术避免了许多手术过程中潜在的风险，包括临时阻断导致的缺血、相对较长的麻醉时间以及相对较细的颅外和颅内动脉造成的吻合困难。间接血运重建术后供血组织与脑组织会生长在一起，并形成许多侧支血管，这些血管可以增加脑血流灌注。晚期烟雾病成人患者和脑动脉扩张大到最大限度的烟雾病患者都适合行间接血运重建术，其原理是间接血运重建术可以避免直接吻合术后血流突然增加导致的高灌注症状。但行间接血运重建术的患者要等到新生血管生成，才能获得新的脑血流灌注，而血管的生长情况不能确定。

接受间接旁路术的患者和接受直接旁路术的患者在手术过程中有同样的麻醉风险，因此需同样关注抗血小板药物的应用，避免低血压，并维持正常二氧化碳浓度。

本节主要回顾最常见的间接血运重建术：脑－硬脑膜血管融合术（EDS）、脑－颞肌贴敷术（EMS）、脑－硬脑膜动脉血管贴敷术（EDAS）、脑－硬脑膜动脉颞肌血管贴敷术（EDAMS）、大网膜移位术和移植术、颅骨多点钻孔术、颅骨膜转移、帽状腱膜手术。我们主要分析使用动脉、肌肉、硬膜、颅骨膜和帽状腱膜作为供血组织的多种手术技术。同时回顾间接血运重建术联合或不联合直接旁路术的手术方法。

一、脑 – 硬脑膜血管融合术

1964 年，EDS 由 Tsubokawa 等人首次报道，他们将一例栓塞性大脑缺血患者带血管的硬脑膜移植到大脑表面。此后该方法用于烟雾病的治疗。这种间接性吻合术的合理性在于硬膜本身有良好的血液供应，主要由其外侧小叶供血。将硬膜外侧面贴于大脑表面为颅外 – 颅内吻合术提供了机会，EDS 目前较少单独应用于烟雾病手术治疗。

EDS 的手术方法如下：患者取仰卧位，头偏向对侧，头架固定。沿 STA 走行做一曲线形或直线形头皮切口。保留 STA 及其分支。开颅手术中心位于大脑外侧裂。手术范围依据缺血脑组织范围而定。

在显微镜的引导下，在硬膜做十字形切口，保留较大的脑膜中动脉分支。将硬膜瓣翻转置于颅骨边缘以促进下方皮层新生血管形成。打开硬膜后，操作要十分谨慎，避免损伤脑膜中动脉。脑膜中动脉经常从打开的硬膜中间部位穿过。因此，硬膜需在脑膜中动脉周围打开。可将含大脑中动脉的硬膜组织翻转，用两条不可吸收缝线于颅骨小孔或折叠的硬膜瓣边缘缝合。将骨瓣放回并照常关闭切口。

二、脑 – 颞肌贴敷术

EMS 是一个简单的手术过程。患者取仰卧位，头偏向对侧，头架固定。在颞肌边缘做线形或曲线形切口。将颞肌与其下的颅骨谨慎分离以保护血液供应。切口较大可以适应颞肌的形状。将硬膜广泛切开，避开脑膜中动脉，然后翻转。颞肌直接置于脑组织上方。通常用不可吸收缝线缝合肌肉与硬膜边缘。将骨瓣仔细放回，用钛合金缝合器固定。在骨瓣的颞侧横向去除一部分以避免损伤颞肌的血流灌注。

EMS 的主要缺点是颞肌移位造成畸形影响美观，同时会在颅内产生占位效应。而将颞肌分离后再进行贴敷可减轻畸形，同时减少硬膜外的肌肉组织。Tu 等人使用额颞切口，将颞肌分离成内外两层，将内层颞肌贴敷于大脑表面，外层颞肌置于骨瓣之上。这种方法减轻了颅内的占位效应，有利于美观和咀嚼。所有可取的肌肉组织来源，包括背阔肌和前锯肌游离皮瓣，均可用于血运重建手术。使用上述肌肉组织可减轻外观上的畸形。但是，应用这些肌肉组织在技术上更具有挑战性，因为需吻合动脉和静脉以保证移植瓣的血流灌注。

三、脑 – 硬脑膜动脉血管连通术

这项技术已被很多外科医生采用，尤其是用于烟雾病儿童患者的治疗。

与直接血运重建术相似，沿最粗大的 STA 分支（通常是顶支）做一皮肤切口。然后仔细分离 STA，将其从颞筋膜中游离出来。保留 STA 前支，因为它可能为下方的脑皮质提供侧支循环。资深作者（R.F.S.）建议将动脉分支全部附着的动脉外膜剔除，以免妨碍血管再生。两个钻孔位置：一个位于中颅窝底部，另一个位于颞浅线的正上方。孔径需足够大，以允许 STA 血管通过。如前所述，手术位置以大脑外侧裂为中心。

在硬膜上做一十字形切口以保护脑膜中动脉的分支。STA 分支直接置于脑皮质的上方。1980 年，Spetzler 等人首次描述了改良的 EDAS 手术方式，他们将皮质上方的蛛网膜打开，让 STA 供血支和皮层动脉直接接触。这种方法更常用于软脑膜血管连通术，用 10–0 号尼龙缝线将 STA 分支与切开的蛛网膜间断缝合数针，以使大脑皮质中沿 STA 分支分布的数支动脉与供血动脉相接近，完整保留 STA 分支以保证血流通畅，于颅骨之下翻转并折叠硬膜瓣，通常是 4 ~ 6 片。

一些外科医生主张紧密缝合硬膜与附着于 STA 分支的帽状腱膜瓣，在我们的经验中，尚无与脑脊液漏相关的并发症。硬膜翻转为皮质新生血管提供了额外的血流来源。谨慎吻合后，小心地将骨瓣倾斜放置，并用钛合金片和螺钉安全固定。照常关闭皮肤切口，注意不要损伤 STA。

四、后循环脑 – 硬脑膜动脉血管连通术

烟雾病后循环间接血运重建术，术中将枕动脉作为供血动脉。应用多普勒血管超声探测枕动脉走行，并沿着其走行在其上方做一乙状切口。将枕动脉与一条粘连的帽状腱膜从皮下脂肪、颅骨膜和肌肉上分离。于枕骨上钻取骨瓣，而后做 H 形切口。将硬膜向下折叠入颅骨切开术范围内的硬膜下。广泛打开蛛网膜，将枕动脉周围的帽状腱膜与硬膜边缘缝合。Hayashi 等人报道了 3 例反复缺血症状发作的烟雾病患者行枕动脉 EDAS 术后的成功治疗案例。韩国的一项囊括 410 例手术治疗的烟雾病患者的前瞻性研究中，10%的患者接受了后循环血运重建术。

五、脑 – 硬脑膜动脉颞肌血管连通术

EDAMS 联合了所有主要的间接血运重建术式。硬膜小叶在皮质、供血动脉（通常为 STA）和肌肉组织（通常为颞肌的一部

分）之上翻转。EDAMS 与之前所描述的其他间接旁路术操作相似。多采取传统翼点切口充分暴露颞肌。Nakashima 等人主张问号形切口，且切口须足够大以利于 STA 分支完整通过。STA 可保持与面肌肌袖连接，或如资深学者（R.F.S）的建议与外膜分离。开颅手术切口应足够大，为 STA 通过和颞肌占位提供足够的空间。

在硬膜做十字形切口。注意保护硬膜小叶间的脑膜中动脉，将硬膜在皮质上翻转，并用不可吸收缝线将其缝合。在大的皮层动脉分支上方打开蛛网膜，用 10-0 号尼龙缝线吻合软脑膜及 STA 分支。也可以将 STA 与面肌肌袖连接，并与翻转的硬膜小叶缝合。将颞肌置于剩余的已暴露的大脑表面，并尽量照原样固定。Ozgur 等人报道了一种变通的方法，将 STA 额支和顶支与颞肌边缘在内侧缝合，再与硬膜边缘外侧缝合。通过移除骨瓣下缘或将骨瓣固定在较高的位置以适应颞肌的形状。若 STA 与帽状腱膜瓣 - 同被取下，头皮皮瓣的边缘可能会比较薄弱，头皮缝合时需缝合足够的组织以利于头皮的愈合。

六、网膜移位术和移植术

颅内网膜移位术是取一较大的网膜组织，将胃网膜血管树与 STA 和颞浅静脉端端吻合。将网膜直接移植于大脑后，临床功能得到了改善。在此之前，网膜已被证实可在实验动物和人的手术过程中用作血流供应组织。网膜移植的优点在于供血组织的塑形性好，覆盖面积大。几个研究团队宣称，此种烟雾病间接治疗主要影响大脑后动脉和大脑前动脉（ACA）供血区域。潜在的缺点则是颅内占位效应和坏死网膜瓣可能导致伤口感染。

网膜可作为游离血管瓣进行移位或移植，为脑皮质提供血流。通过腹中线的切口获得大网膜瓣。分离并保留胃网膜血管，在病变侧行开颅手术。为移植网膜游离瓣，需识别并保留 STA 和颞浅静脉分支。沿胃网膜血管的走行分离足够长度的血管。用肝素化的生理盐水冲洗胃网膜动脉和静脉，为吻合术做准备。

用 10-0 号尼龙缝线将 STA 和胃网膜动脉直接行端端吻合或端侧吻合，而后吻合颞浅静脉和胃网膜静脉。先行动脉吻合术以确保充足的血液流经移植物流至静脉端。吲哚菁绿造影可用于显示动脉通畅性。若颞浅静脉不适用于吻合可选择皮层静脉作为替代。打开硬膜后将移植物直接置于大脑皮层之上。

网膜移位术可代替网膜移植术。获取的网膜保留其自身血液供应，并松解以增加其长度。网膜从皮下走行，移位至颅内，与大脑皮层直接接触。术后需注意避免移位网膜组织的收缩及腹疝形成。术后因胃血流分流可能会导致胃潴留，可留置胃管数天以预防。术后也可能会发生癫痫，应加以预防。

网膜移植术和移位术效果良好，尤其是对于直接或间接旁路术后症状复发的患者。

七、颅骨多点钻孔术

颅骨钻孔可作为单独的术式或联合其他直接或间接旁路术，用以促进血管再生。手术过程很简单，但术前应注意以下几点。钻孔的位置及数目应根据有梗死风险的皮质区域而定。通过术前灌注成像和（或）脑血管造影识别有梗死风险的区域，以及可能会在手术中破裂的侧支血管。颈外动脉和枕动脉分支为其下的脑组织提供重要的侧支血流供应，因此避免从此二支动脉上方切开头皮。可用手持多普勒仪器探测头皮下动脉，并避免手术造成其断裂。

通常做冠状位或正中矢状位切口。逆向“人字形”冠状位切口有利于美观。正中矢状位切口可避开颈外动脉分支，且有利于后循环的钻孔。于帽状腱膜下注射生理盐水有助于保留其下的颅骨膜。用高速钻头或 Hudson 手摇钻在颅骨上做钻孔，有利于将硬膜翻转于皮质上方。在一些情况下，为了利于硬膜暴露，可连接两个毗邻的钻孔。

在硬膜上做十字形切口硬膜并切开其下的蛛网膜。翻转硬膜小叶至颅骨下方以促进新生血管形成。三角形切开钻孔上方的骨膜，通过钻孔置于皮质表面，进一步增加血液供应。用一个钛合金板覆盖钻孔，避免头皮出现小凹，使血管再生的阻力最小。术后仅通过平扫 CT 检查是否存在血肿。术后至少 3 ~ 6 个月后复查影像，重新评估脑血流灌注。

钻孔的位置和数量变化很大。通常钻孔的位置应与患者的症状和（或）脑灌注成像结果相符合。颅骨多点钻孔可使 ACA、MCA 和 PCA 区域血管再生。

第五节 烟雾病直接血运重建术

烟雾病手术治疗的目的是通过增加脑血流量以降低卒中风险。直接和间接旁路术均可通过手术将颈外动脉系统的血分流至颈内动脉系统。本节主要讲述直接血运重建术的适应证、术式的差别及血运重建的优化方法。

一、患者的选择

目前尚没有指南为烟雾病患者如何选择行旁路术提供依据。通常，患者在发生脑出血或出现缺血性卒中症状后由神经外科医生接诊。尽管手术可以降低首次出血的风险，但能否影响已发生的脑出血的预后目前并不明确。缺血性烟雾病患者的脑梗死最常发生于分水岭区域，最理想的治疗时机是在脑梗死发生之前进行手术治疗。在无症状烟雾病患者中，患者出现缺血性症状之前进行预防性手术治疗能降低卒中风险。大多数医生认为不宜在缺血性卒中或脑出血的急性期进行手术。

二、手术方式的选择

对于已选择了手术的患者，在手术之前还需要考虑以下几方面。影像学检查以评估大脑灌注和可能发生脑梗死的区域，进而评价疾病的严重程度。CT 灌注成像普遍应用于大多数医学中心，磁共振成像也可用于烟雾病的诊断，单光子发射计算机断层扫描（SPECT）或 CTP 结合乙酰唑胺负荷试验可以为脑血管储备提供依据。

全脑动脉造影是烟雾病诊断的金标准，因为它可以同时检测颈内动脉和颈外动脉系统。全脑动脉造影可以评估可疑责任动脉的大小和侧支血管形成的程度，还可以通过检测皮层动脉评估疾病的进展程度。在烟雾病早期，病变血管的直径仍相对正常，皮层侧支循环尚不丰富。这些血管是直接血运重建术的理想受血血管。相比之下，皮层末梢小血管显著扩张、大血管管径缩小及慢性疾病所致侧支循环形成，均能降低直接血运重建的手术疗效，因为围术期新发脑梗死和高灌注症状的风险增高。同时个体的解剖结构在选择手术方式时也很重要。如在儿童患者中，供血血管和皮质桥接血管管径小是直接血运重建的排除标准。

三、直接血运重建术

直接血运重建较间接血运重建有以下优势。直接旁路术可以提供即刻血流灌注，从而避免间接旁路术的滞后效应，后者往往需要几个月的时间才能提供有效的重建血管。直接旁路术能更可靠地减少烟雾血管的血流动力学压力。烟雾病的手术方式是将颞浅动脉和大脑中动脉（MCA）进行端侧吻合；枕动脉和置入性静脉移植也可用于血管重建。

大量关于儿童与成人烟雾病的文献报道显示，无论是否进行间接血运重建术，直接吻合术后均能有效实现脑血管再血管化。尽管技术难度高，儿童患者仍能从直接吻合术获益。其他研究小组改良了传统的直接吻合术，在特定的患者中同时进行大脑前动脉分支吻合。日本进行了一项前瞻性研究，对烟雾病患者直接吻合术后的临床结局进行评估。

（一）麻醉

在围术期，为降低由治疗引起的缺血并发症的风险，应注意以下几个重要的因素：一个专业的神经麻醉团队是手术成功的关键；患者在术前和术后应使用阿司匹林或其他抗血小板药物；常规进行体感诱发电位和脑电图监测有助于避免术中可能发生的异常；手术过程中应将患者血压维持在基线范围内；避免过度通气导致脑血管收缩；在围术期，应用晶体扩容（通常为术后第一天维持量的 1.25 ~ 1.5 倍），尤其对于儿童患者。术后在 ICU 密切监测动脉血压，避免高血压和低血压事件，必要时可使用增压药维持血压。

（二）手术方法

值得一提的是，患者应在术前每日应用阿司匹林或其他抗血小板药物。患者取仰卧位，头部使用 Mayfield 头架固定。头向对侧偏转 60°，使颧骨位于最高点。用手持多普勒探头从颧骨根部开始尽可能地向远端描记 STA 及其额支和顶支（通常 9 ~ 10cm）。不进行局部麻醉，是因为局部注射可能会损伤 STA。

可在显微镜的协助之下用 15 号手术刀直接在 STA 上方的皮肤做切口。显微镜下分离 STA 可从颞浅动脉远心端开始向颧骨走行，也可反向走行，由远心端向近心端分离更加顺手，因此在技术上相对容易掌握。STA 走行弯曲，在颧骨附近更为表浅，因此分离时需要仔细。颞浅静脉位于 STA 表层组织内，走行于帽状腱膜内。颞浅静脉通常位于颞浅动脉的上后方。如果难以区分动脉，可用手持术中多普勒探头证实动脉搏动。血管需从颞浅筋膜分离，同时外膜应与供血动脉末梢部分分离。STA 分支应尽可能予以保留。在一些情况下，需要双重旁路提供充足的侧支血流。一旦分离，STA 需要保持湿润并处于最小的张力之下。在吻合之前可用罂粟碱浸泡的海绵浸泡使 STA 扩张。

术中用手术刀将颞肌线性切开，骨膜下分离颞肌，并用拉钩拉开，拉钩要避开STA。在中颅窝底部做一个钻孔，可让STA在手术时自由通过。

以大脑外侧裂为中心的开颅，暴露其下的额叶和颞叶。手术过程中需十分谨慎以避免损伤脑膜中动脉，其发出重要侧支血管可供应其下皮质。在显微镜的协助下十字形切开硬膜，暴露其下脑组织，过程中避免损伤脑膜中动脉。尽可能少地电凝硬膜止血，以优化侧支循环。脑－硬脑膜动脉血管连通术中将硬膜小叶翻转至骨下边缘以提供更多的侧支循环。

（三）颞浅动脉—大脑中动脉吻合术

经验证实，进行每一个步骤时绝对的专注可以最大限度地使连接更坚固，同时减少与短暂血管夹闭相关的缺血时间，我们机构很好地掌握了上述技术，其他有经验的中心同样有各自擅长的技术。

为确定合适的吻合动脉，需仔细检查手术部位，尤其是M4段分支。理想的吻合动脉管径与供血的STA分支相近，并且走行相对较直，位置较表浅。术野中心的吻合血管较边缘血管更好操作。如果在皮层表面没有合适的吻合动脉，可能需要分离外侧裂寻找一段合适的M3段分支。从技术上来说，这样的血管更难吻合。

一旦确定合适的吻合血管，需谨慎游离并移动其周围的蛛网膜以保留供应下方皮层的侧支血管。如果可以，需游离10mmMCA。这个长度可以为暂时的血管夹闭提供足够空间，且不会扭曲MCA。有时，须分离从MCA吻合点处直接发出进入皮层的穿支血管以维持一个无血流的区域。在吻合血管下方放置一小片乳胶或塑料以提供保护，同时提供一个不同颜色的背景。在彩色背景下或游离骨边缘放置一个5F号可塑性吸引导管，使吻合点处的区域保持清洁。

剥离10mm MCA外膜，同时保持MCA完整。斜面切割MCA可使之在吻合过程中更好地前后移动。使用临时动脉瘤夹阻断血流，用肝素化盐水冲洗血管。距STA末端10mm范围分离动脉外膜，并做一“鱼嘴样”切口用于吻合，切口长度为吻合血管的2～3倍（通常是2.5～4.0mm）。在吻合血管MCA节段任何一端放置小的临时动脉瘤夹（2mm或3mm）。M4段分支脆弱，理想情况下，应用临时动脉瘤夹，在阻断血流的同时使MCA内膜损伤最小化。在夹闭之前告知麻醉师，使收缩压维持或稍高于基线水平，以避免发生缺血性并发症。

用11号刀片或11号小孔刀片蛛网膜刀进行MCA吻合节段的动脉切开。也可用显微剪刀进行动脉切开，然后用钝的27号眼科导管使用纯肝素冲洗MCA。M4段通常直径为1mm，吻合口是其2～3倍，这可以使血流灌注最大化。将切开的STA和离断的MCA吻合可使血管弯曲最小。MCA离断处可用染料染色以便吻合过程中更好识别脆弱的动脉壁。用3.5～3.8mm长的弯曲针头及尼龙缝线（10–0）进行端侧吻合。

如果可以，吻合术应使STA的血流直接流入近端MCA，使MCA区域的血流最大化。将MCA与STA切口缝合，使其朝向术者。这种结构能使缝合更容易，能将STA和MCA之间的角度关闭。

当STA切口两端与MCA断端缝合后，可进行连续或间断吻合，通常先进行困难一侧。若进行连续缝合，做6～12圈直径为3～5mm的线圈。在每一线圈陆续收紧之前检查内腔，最后在另一缝线的尾端打结。另一侧用同样的方法连续缝合关闭，在每一线圈陆续收紧之前仔细检查内腔，确保吻合对侧壁没有被缝入。间断缝合是一种同样有效的方法，尤其是在不易到达的区域或练习时。理论上，间断缝合可以允许吻合口随时间扩大。如果采取连续缝合，吻合口应尽可能大（缝合血管管径的2.5 ~ 3.5倍），避免吻合本身成为一个限制因素。

一旦吻合完成，移除MCA远端动脉夹，评估出血程度以及确定任何出血部位。近侧动脉夹保留。在一些微出血点进行间断缝合，微小出血点通常用速及纱止血。移除MCA近侧动脉夹使血流通过旁路。为降低血栓或栓塞风险，应冲洗血管，从MCA到未手术的STA额支方向进行。如果STA近端分支被切除，此血管可发生延迟出血；此外，移除近端动脉夹时再次检查吻合处有无血肿。吲哚菁绿血管造影和（或）多普勒血管超声可用于评价吻合处的血流。吻合不理想通常存在以下几个问题：缝合不佳；挤压入小量血凝块；在间断缝合后，在毗邻的STA节段做一小切口并用纯肝素冲洗阻塞物。采用爆发抑制麻醉和M4分支远端回流给术者提供了充足的时间检查。技术因素和吻合动脉血流动力学因素降低可能会导致旁路手术失败。

在充分止血后，将骨瓣小心地放回，疏松缝合颞肌以免压迫旁路。用帽状腱膜针和缝合器缝合伤口。术后患者宜长期应用阿司匹林或其他抗血小板药物以避免旁路栓塞。

（四）颞浅动脉—大脑前动脉旁路术

尽管ACA的再血管化通常采用间接方式如钻孔或颅骨膜和（或）帽状腱膜瓣贴敷，有研究报道了一些对烟雾病患者应用STA-ACA直接旁路术的病例。STA-ACA吻合术因其供血血管和吻合血管小而致使血流增加有限而备受争议；然而仍有几名研究者报道了成功案例，但他们也认为这项技术并非适用于所有的大脑前动脉缺血患者。

这项技术有4个显著的特点：使用STA长分支（额支或顶支），取邻近前囟附近的ACA分支作为吻合血管，MCA和ACA手术过程分开单独进行，ACA吻合采用间断缝合。手术切口位于额颞部，从切口后部开始分离STA顶支。STA额支从帽状腱膜侧开始分离。STA两个分支中的一支，通常是额支，分离出10cm或更长。在额中部和额颞部分别做4cm的开颅术。STA长支在两个开颅术的骨桥下通过硬膜，直到ACA吻合支，ACA吻合支常位于冠状缝水平的脑沟里。ACA吻合术采用宽针距，每侧仅用10-0缝线间断缝合3针。在移除动脉夹后用速及纱轻压止血。

（五）其他直接旁路手术方法

除STA之外，另有几个颅外分支可用于烟雾病直接再血管化。枕动脉可用作MCA或大脑后动脉分支直接血运重建的供血血管。耳后动脉也可作为MCA角支（0.6mm）的供血动脉。Taniguchi等人在MCA与STA行近端吻合后，再利用STA远端血管进行吻合。在烟雾病治疗中，高流速静脉间位血管吻合术因其增加再灌注出血风险而被摒弃。

（六）直接旁路影像技术

脑部高分辨率CTA可有效地显示STA供血分支的位置和大小以及MCA吻合支。三维数字减影血管造影（DSA）亦可用于术前手术方案的确定，也是评估旁路是否通畅和烟雾病病程进展的金标准。CTA是评价术后旁路通畅与否的精确方法。

第六节　多种烟雾病颅内外旁路术

行血运重建术预防烟雾病患者卒中的神经外科医生必须了解此病的自然进展，尤其是儿童患者，并且此病临床表现多样，每一例患者都有其独特的临床表现。为了达到此目的，要求对每位患者进行细致且系统的术前评估，了解临床表现、造影分期、陈旧以及新发缺血灶，更重要的是患者脑灌注储备不足之间的联系。这些信息可以帮助外科医生制订个体化的手术策略以达到最佳的效果。

直接的 STA-MCA 旁路术是治疗烟雾病最常见且在全球普遍使用的手术技术。然而，烟雾病的病变范围并不仅限于 MCA。它通常会累及 ACA，较少累及单侧或双侧的大脑后动脉（PCA）。我们必须对这些缺血部位进行血运重建术，因为全脑灌注不仅依赖于有无典型的深部及穿支动脉，也依赖于 Willis 环的解剖改变。

本节详细阐述了多种旁路术的术前规划以及可以提高 MCA、ACA 以及 PCA 供血区域灌注的手术方案。当在技术上无法实现直接旁路手术时，多种间接血运重建术可以作为第二选择以增加受损的脑血流。

一、术前评估以及单一或联合直接旁路术的选择

术前评估包括临床、神经病学以及神经生理学评估；用于评估卒中的磁共振成像；全脑血管造影；以及最重要的血流动力学研究，用于评估患者局部区域的灌注储备不足。根据具体情况，

灌注缺失可以使用磁共振灌注成像、氙气 CT、六甲基丙烯胺肟单光子发射计算机断层成像术，以及乙酰唑胺 H215p- 正电子发射断层扫描（PET）进行评估。

血运重建手术的数量以及部位的选择主要基于疾病的严重性以及程度，包括患者的临床表现，既往缺血 / 梗死程度，存活脑组织，术前造影，以及乙酰唑胺试验显示的灌注下降或缺失。

手术根据 MCA、ACA 或 PCA 的灌注区域 [单侧和（或）双侧] 进行。其目的一般是在目标区域进行多种直接吻合术 [STA–MCA，STA–ACA，枕动脉（OA）–PCA]。当供体或受体血管管径太细时，血管太脆或者血管无法在理想部位使用，可行间接血运重建术。无论行直接或间接血运重建术，各种血运重建术对每位患者都十分重要。

二、手术技术：直接血运重建术

（一）颞浅动脉 – 大脑中动脉旁路术

沿颞浅动脉顶支做一线性直切口并分离颞浅动脉（分离 8 ~ 10cm 并且游离）。随后进行开颅手术。在确认合适的 MCA 分支后，行 STA 顶支与 MCA 分支的直接血管吻合术。术前颈外动脉造影以及术前即时多普勒超声可用于确认有无合适的供体血管（STA，额支及顶支，OA，耳后动脉）。当 STA 发育不全时，可以使用 OA 或者耳后动脉。侧裂上方或者下方的皮层支可以作为受体血管。角支，颞后支，顶后支，顶前支，外侧裂支以及前外侧裂支是常用的选择。如果因为以上分支无法获取或者血管管径太细而必须行扩大开颅时，骨瓣可向前扩大以定位岛额支以行直接血管吻合术。

切开硬膜时必须十分小心以防损伤已经存在的脑膜动脉吻

合。为达到此目标，应避免使用单一的大硬膜瓣，减少硬膜电凝，如果硬膜出血可使用硬膜夹。当想进行额顶区域的进一步血运重建时，可以行两支血管吻合。必须备好额顶皮瓣且 STA 的额支及顶支均须分离。这两个分支可分别用于额岛以及顶部区域的吻合术。

（二）颞浅动脉大脑前动脉旁路术

沿 STA 额支在发际线后方分离至中线。如果 STA 额支不够长且未同时行 STA–MCA 旁路术，只可行间接血运重建术，如脑 – 硬膜贴敷术以及脑 – 帽状腱膜 – 骨膜贴敷术。如果同时行 STA–MCA 旁路术，可做一弧形皮肤切口以同时显露 STA 的额支及顶支，然后分别行开颅及血管吻合。此外，也可以分别沿着 STA 的额支和顶支分别做两个线性切口。

当额支没有达到中线时会存在问题。对于这种情况，可以使用已经分离好的顶支行移植手术。骨瓣一般位于冠状缝之前，由中线向外延伸。一般可以在额桥静脉附近定位 ACA（额中内动脉）的远端皮层支。在这一区域，蛛网膜通常较厚。只有小心地打开蛛网膜才能看到皮层血管。

（三）枕动脉 – 大脑后动脉旁路术

采取此入路时需要患者采取坐位或者俯卧位。定位 OA 并对其进行分离。行小脑上经小脑幕入路的枕下开颅。也可行简单的枕部开颅，定位适合的皮质支以行直接吻合术。在小脑上经小脑幕入路，受体动脉通常位于海马旁回的拐角以及舌回，或者在普通枕部开颅入路中位于枕前切迹的前方。如果未能发现适合的皮层动脉，可以使用 OA 行脑硬脑膜 – 动脉贴敷术。

三、手术技术：间接血运重建术

脑－帽状腱膜－骨膜贴敷术、脑－硬脑膜贴敷术、脑－颞肌贴敷术以及脑－硬脑膜－动脉贴敷术。

打开更大的骨瓣，翻转数个血运丰富的帽状腱膜－骨膜瓣（EGPS）或者硬脑膜（EDS）贴敷在脑表面上。此技术可用于需要行血运重建手术的任何区域，包括额部、额颞部、额顶部、颞枕部以及枕部。

STA 的额支或者顶支或者 OA 可以分别通过较小的额部、颞部或者枕部开颅手术置于脑表面（EDAS），以刺激新生血管的形成。这些技术可以与经典的 STA–MCA 旁路术联合使用，用于运动区的血运重建，或者当缺乏直接旁路术所需要的供体或者受体血管时，用于额部（ACA）和（或）枕部（PCA）。

直接和间接联合血运重建术的应用逐渐增多（STA–MCA 旁路术联合 EGPS、EDS 以及 EMS）。也就是说，在行直接 STA–MCA 吻合术后，将硬膜翻转贴敷于脑表面。开颅前准备好的部分颞肌以及帽状腱膜－骨膜瓣，用于封闭硬膜缺口。对于采取这种术式的儿童，骨窗可以更大。在多个部位打开蛛网膜，使血供丰富的组织与下方的脑组织广泛接触以促进新生血管形成。

四、单一患者行多种血运重建术的手术时机及分期

一个新诊断的且有症状的患者可能会遇到以下情况：初次诊断，既往有单侧或者双侧的脑卒中；初次诊断，急性单侧脑卒中；双侧病变但仅有一侧有症状；双侧病变双侧均有症状；单侧病变且有症状。

通常在临床情况稳定的时期进行手术。对于急性缺血性脑卒中患者，从脑卒中发作到手术最少间隔 4 周。对于单侧病变且行

多种血运重建术的患者，一期手术容易完成。对于双侧 ACA、MCA 和（或）PCA 区域的多部位血运重建术，分期手术更有利。通常间隔 1 周比较实际。当儿童患者需要行 ACA、MCA 区域的血运重建术时，首先行一期的双侧 STA-MCA 旁路术。病变进展更严重以及有症状的一侧先行手术，然后再行症状较轻的一侧的手术。而后行双侧的 STA-ACA 旁路术。

如果在术前、围术期以及术后能够补充足够的液体且维持平均动脉压稳定，一期或者两期的手术可能不会增加麻醉及手术的风险。需要避免低血容量、低血压、高碳酸血症以及低碳酸血症。专业的麻醉团队和重症监护医师十分必要。应于术前、术中、术后使用阿司匹林。术后镇痛对于患者的舒适度十分重要，尤其是对于儿童患者（预防儿童哭闹引起的低碳酸血症 / 过度换气）。对于儿童患者，在儿科医院的基础设施中有一个专业团队（如儿科病房、手术室、麻醉团队以及重症监护室）十分关键。

对于无症状患者，如有明确且显著的灌注下降，基线受损且乙酰唑胺试验后加重，尤其是位于优势侧（右利手患者的左侧半球）也需要手术治疗。

第七章　耳内镜胆脂瘤手术

第一节　中耳胆脂瘤的耳内镜入路：分类和手术适应证

一、概述

中耳胆脂瘤根据其特点可分为三类。

（1）后天原发性中耳胆脂瘤。

（2）后天继发性中耳胆脂瘤。

（3）先天性中耳胆脂瘤。

胆脂瘤的一些组织学研究表明，无论是先天性、后天原发性还是后天继发性胆脂瘤都有相似的组织学基础。胆脂瘤是由包着角化上皮碎屑的角化鳞状上皮（基质）和皮下结缔组织所构成的囊性结构。胆脂瘤的发病机制至今仍未完全明确。近来基于内镜技术的一些研究提出了起源于上鼓室区域的后天原发性胆脂瘤的新的发病机制假说。

（一）后天原发性胆脂瘤

后天原发性胆脂瘤可以分为两个亚型。

1. 上鼓室胆脂瘤（最常见的类型）

上鼓室胆脂瘤源于松弛部的进行性内陷到对应的上鼓室区域，发生机制是局限性的上鼓室通气功能障碍，而中鼓室的通气功能和鼓膜紧张都是正常的。

2. 中鼓室胆脂瘤

中鼓室胆脂瘤源于鼓膜紧张部向中鼓室内陷，通常是由咽鼓管功能障碍导致（一些病例整个鼓膜紧张部内陷都非常明显，也可能同时合并有鼓膜松弛部的内陷）；它也可以由继发于中耳炎的瘢痕组织所引起（造成了黏膜皱襞）；这些皱襞阻碍了中鼓室正常通气通道。临床表现为局限性的鼓膜紧张部内陷，特别是在后鼓室和下鼓室区域。

（二）后天继发性胆脂瘤

后天继发性胆脂瘤是在早期中耳炎遗留的鼓膜穿孔的基础上形成的。鼓膜穿孔（多数）是边缘性的，有时可累及鼓环。这种情况使得皮肤更易移行至中耳，逐渐形成了胆脂瘤的基质。

（三）先天性胆脂瘤

先天性胆脂瘤的病因至今仍存在争议，但是上皮残留学说是最被广泛接受的。在完整鼓膜的内侧可见先天性的珍珠白色的肿块，鼓膜具有正常的紧张部和松弛部。患者没有耳漏、鼓膜穿孔或耳部手术史。

二、一般适应证

（一）适应证和禁忌证

1. 经耳道入路全内镜手术适应证

（1）侵及鼓室的后天原发性或继发性胆脂瘤（中鼓室及上鼓室区域），未累及鼓窦或乳突气房。

（2）上鼓室胆脂瘤未累及鼓窦或乳突气房。

（3）后鼓室胆脂瘤，和（或）前鼓室胆脂瘤，和（或）下鼓室胆脂瘤，未累及鼓窦或乳突气房。

（4）局限性和进行性的鼓膜上鼓室内陷。

（5）局限性的紧张部内陷。

（6）先天性胆脂瘤侵犯上鼓室和中鼓室，未累及鼓窦或乳突气房。

2. 禁忌证

（1）乳突胆脂瘤。

（2）外半规管瘘。

（3）硬脑膜瘘或裂隙。

（4）外耳道狭小。

内镜经耳道入路为整个鼓室腔和盲区提供了良好的视野（后鼓室、下鼓室和前鼓室），该技术受限于外耳道的解剖条件（外耳道应足够宽且无狭窄截面）。对于局限在鼓室腔的先天性胆脂瘤，合并局限性紧张部内陷的中鼓室后天原发性胆脂瘤，以及局限在中耳腔的后天继发性胆脂瘤的病例来说，经耳道内镜入路都可作为首选。这些适应证可以通过内镜下经耳道入路微创的操作彻底清除病灶，直达病灶，避免进行乳突切除。

由于咽鼓管通气障碍而造成的中鼓室后天原发性胆脂瘤是经耳道内镜入路的相对禁忌证。

（二）上鼓室胆脂瘤

对于这种类型的胆脂瘤要特别注意，这也是最常见的类型之一（占病例数的 14% ~ 25%）。上鼓室胆脂瘤是经耳道内镜入路手术最主要的适应证，因为经耳道入路可以彻底清除胆脂瘤的基质，同时还可还原中耳的生理解剖，从根本上预防了胆脂瘤的远期复发。

1. 内镜下经耳道入路的解剖和生理学考量

在病理生理学方面，中耳应该被看作是三个独立但又彼此连接的空间。

（1）中鼓室部：包括中鼓室、后鼓室、前鼓室和下鼓室。

（2）上鼓室部：包括上鼓室的前部和后部，及其外侧和内侧的空间

（3）乳突鼓窦部。

中鼓室部和上鼓室部之间是通过鼓峡连接的（位于前方的匙突和后方的砧骨后韧带之间）。鼓峡是一个独特的解剖空间，它保证了中鼓室部和上鼓室部之间的安全通气通道，使空气从位于前鼓室的咽鼓管可以输送到上鼓室－乳突部。另外，鼓室隔的存在使得上鼓室与中鼓室分开并保持独立的空间。鼓室隔由三个锤骨韧带组成（前、后、外侧），砧骨后皱襞、鼓膜张肌皱襞及连接砧骨和锤骨的砧锤外侧皱襞所组成。

在解剖上，上鼓室隔将上鼓室分为两个腔隙：一个是上部空间（上单位），大而宽，分为前上鼓室和后上鼓室，下界限是锤砧外侧韧带和锤骨外侧韧带；另一个是下部空间（下单位），小而窄，为 Prussak 间隙。Prussak 间隙的外侧是 Shrapnell 膜，其内侧下方是锤骨颈和锤骨短突；上方是锤骨外侧韧带（自锤骨颈部至盾板之间延续形成 Prussak 间隙的顶）；前方是锤前韧带，后方开口位于后下方的 vonTroltsch 间隙（主要的通气通道），同时提供了中鼓室与此间隙的交通。

vonTroltsch 间隙表现为一个缝隙样的形态，它的外侧是鼓膜的紧张部和松弛部，内侧是起源于锤骨颈后方和锤骨上方并向后连接于鼓室后棘的锤骨后韧带此间隙向后方和下方发展，开口于中鼓室的上部，因此 Prussak 间隙通过此与中鼓室引流交通。

上单位和下单位是分开的，上单位从上方的鼓室顶壁向下至锤砧外侧韧带，形成了临床上非常重要的上鼓室空间。在这个空间内有锤砧关节和上鼓室前、后间隙。锤骨外侧韧带和锤砧外侧韧带为后上鼓室的底部，鼓膜张肌皱襞为前上鼓室的底部。

鼓膜张肌皱襞位于锤骨的前方，多数情况下是一个完整的膜，其内侧附着在鼓膜张肌半管的半部并延续到齿突的前方。使得前上鼓室和位于下方的前鼓室间隙完全分开。

上单位的另一个通气连接通道是通过鼓窦入口和鼓窦，连通乳突气房。鼓窦入口位于砧骨窝的上方，鼓窦在外半规管的后方。

无论是从解剖上还是通气的生理功能上来看，上鼓室间隙（上单位）均是另外两个空间（后方的鼓窦和乳突，以及下方的中鼓室）连接的结构。

上单位是一个包含了听骨链，尤其是锤砧关节及其相关韧带和正常生理黏膜皱褶的一个解剖空间，是其发生通气不良的一个基础。

当上鼓室隔完整存在时，上单位的主要通气路径是由鼓峡提供的。当有良好的咽鼓管功能时，气体从咽鼓管进入，通过鼓峡到达上鼓室区域，继而从上鼓室区域通过鼓窦入口和鼓窦进入乳突气房。

这些中耳解剖生理规律说明了只有保留良好的鼓峡，才能保证准确有效的中上鼓室间的通气通道。

很多早期的研究，尤其是尸头解剖研究，已经关注了鼓峡的评估。内镜技术的出现为在病理状态下，尤其是上鼓室胆脂瘤中，研究上鼓室隔和鼓峡的形态学提供了可能。但由于观察角度和鼓峡位置的原因，在显微镜下很难实现对鼓峡的评估。

这些研究表明，上鼓室胆脂瘤的患者存在完整的上鼓室隔，同时伴有鼓峡完全阻塞；从中鼓室到上鼓室的通气途径被完全阻断，导致上鼓室和乳突区域的黏膜的缺氧。在正常生理情况下，这些区域的黏膜供氧在咽鼓管功能正常时是可以保证的。

通气不足导致上鼓室黏膜对空气的进一步吸收，引起上鼓室负压，这可能是鼓膜松弛部完全内陷到上鼓室外侧，逐渐形成上鼓室胆脂瘤的致病基础。

这些情况表明可能存在局限性上鼓室通气障碍综合征，它是在咽鼓管功能正常的患者中，由于上鼓室隔完整而鼓峡完全或部分的阻塞（先天性、炎症皱襞或肉芽组织），导致了在中鼓室通气正常时，上单位仍出现局限性通气障碍。

下单位的选择性通气障碍也可以解释继发于 von Trolhsch 间隙后方的完全阻塞，引起的下单位（Prussak 间隙）通气障碍，其仅局限在 Prussak 间隙，并不向上单位进展。只在少数的病例中，鼓膜松弛部的内陷会导致 Prussak 间隙胆脂瘤的形成。

另一个重要的生理概念是关于乳突的气压缓冲。根据鼓膜的顺应性原理，Cinamon 和 Sade 提出中耳和乳突腔可以提供一种调节（缓冲）中耳腔内所发生的生理性气压变化的机制。

乳突骨提供压力变化的缓冲是基于其体量及气化程度：在小乳突时，中耳更容易受到气压变化的影响，但是可以通过鼓膜内陷、鼓膜不张以及鼓室内积液衍生出一些缓冲能力。

一些作者研究了中耳气体调节缓冲机制和此区域胆脂瘤的形成（分泌性中耳炎和胆脂瘤）之间的相关性有关的跨黏膜的气体交换。

乳突骨的气化不良与咽鼓管功能障碍和由于中耳负压而导致的中耳慢性炎症疾病相关。乳突的黏膜（尤其是在鼓窦和鼓窦周围）是调节气体交换和维持中耳稳态的基础。可以看到，乳突切除术后取代鼓窦和乳突正常黏膜的再生肉芽组织，在功能上尚不足以维持乳突内的稳态。因此，可能的话应尽量保留乳突气房及其黏膜，以通过气体交换来维持中耳的稳态及通气。

三、经耳道入路上鼓室胆脂瘤切除的目标

内镜下经耳道入路手术的主要目标。

第一，直达病变，利于全切胆脂瘤（保留了乳突通道，而通过磨除乳突气房及其黏膜只是为了间接地暴露鼓室）。

第二，通过清除可能造成鼓峡这一重要解剖区域阻塞的病变组织和黏膜褶皱来恢复上单位的通气；通过去除张肌皱襞建立第二通气途径模式，该第二通气途径可以建立前上鼓室和前鼓室之间的直接交通。

第三，保留乳突黏膜和经黏膜的气体交换而不改变中耳的正常稳态。

完全经耳道入路手术的局限性：当胆脂瘤位于中耳的两个解剖区域（中鼓室和上鼓室）而不延伸到乳突和鼓窦的情况下，完全经耳道入路是可行的。鼓窦是此入路上的解剖界限。

通过完全经耳道入路处理延伸到鼓窦内的胆脂瘤是不可取的，应采用传统的显微镜入路。

有一种例外的情况，在乳突气化不良时完全经耳道入路进行开放的手术，通过去除外耳道后壁骨质可以暴露至鼓窦。

四、后天原发性胆脂瘤的全内镜下入路的手术适应证

后天原发性胆脂瘤的全内镜下入路的手术适应证包括：①上鼓室（上单位）胆脂瘤未侵犯乳突气房；② Prussak 间隙（下单位）胆脂瘤。③持续加重的局限性和进展性上鼓室内陷囊袋。④局限

性上鼓室通气不良综合征（任何阶段）。⑤上鼓室胆脂瘤侵犯鼓窦及其周围气房，伴乳突气化不良。⑥中鼓室胆脂瘤未侵及乳突。

（一）完全经耳道入路的禁忌证

1. 绝对禁忌证

（1）胆脂瘤侵犯至鼓窦及乳突。

（2）乳突区域的病变（迷路瘘、硬膜的瘘或裂缺）。

2. 相对禁忌证

（1）外耳道的闭锁、狭窄或骨疣。

（2）凝血异常；高龄或者患者全身状况差。

（二）胆脂瘤术前的分期

目前鼓窦－乳突胆脂瘤的手术治疗方式是有争议的。关于此类胆脂瘤的经典观念是基于使用显微镜，是否去除外耳道后壁来进行开放或闭合式鼓室成形术来分类的。

若干因素可能会影响手术结果，但最重要的是外科医师的经验和手术技巧，以及他们对每种手术入路的经验和信心。虽然有很多关于此问题的论著，但是所得出的结果并不具有科学性的意义，因为这些研究大多未涉及胆脂瘤的分类或分期。胆脂瘤的分类或分期是非常重要的，尤其是在上鼓室胆脂瘤中，胆脂瘤基质的类型、其病变范围以及患者的年龄是影响预后的重要因素，由此也影响所采用手术入路的类型和复发率。

因此，只有在对胆脂瘤进行详细分期后选择适当的手术入路，才能在某种特定的手术入路方面获得有统计学意义的结果。一些文献中涉及了胆脂瘤的术前分期，但目前这些分期系统并未被耳科医师采用。

由于这些原因，笔者建议使用上鼓室胆脂瘤的临床分期，此分期根据其病理状态选择规范化的处理方式。根据笔者常规使用内镜和显微镜（开放式和闭合式）6 年以上的经验，需要根据胆脂瘤的病变范围来建立分期系统以指导外科入路的分类。

（三）术前临床检查

术前临床和影像学检查是胆脂瘤分期和选择适当的手术治疗的基础。

1. 首先，要评估确定胆脂瘤的类型。

（1）先天性胆脂瘤。

（2）后天原发性胆脂瘤。

（3）后天继发性胆脂瘤。

2. 第二步要制订手术方案。通常进行以下术前检查。

（1）术前的耳内镜评估外耳道的状态、听骨链以及中耳胆脂瘤的病变范围。

（2）高分辨率 CT 以评估胆脂瘤在乳突中的侵犯情况、乳突的解剖（气化或硬化），上鼓室的大小、后鼓室的深度。

（3）在某些情况下，需要进行弥散加权 MRI 的检查，既可以明确侵及乳突的胆脂瘤分期，还可以将胆脂瘤组织和炎性组织进行鉴别诊断。

（4）听力学检查以评估患者听力情况，预测是否存在局限性通气障碍综合征，因此咽鼓管功能检查至关重要。

许多测试都可用于测量咽鼓管（ET）的通气功能。最常用的是压力反应试验、压力平衡试验、九步通气放气试验和咽鼓管声测法，其中前三个是压力测试，需使用鼓室导抗法进行。

压力反应试验测试了当中耳压力增加时咽鼓管被动开放的压力。

压力平衡试验测量了对中耳施加正压和负压时，咽鼓管开放以平衡鼓室压力的能力，该方法的前提是存在鼓膜（TM）穿孔，才可对中耳直接施加压力。

九步通气放气试验是使用鼓室压力计来测试中耳的静息压力。对外耳道施加 $-300mmH_2O$ 的负压以在中耳产生相对超压，鼓室压力计测量对此超压复位的能力。使用正压重复此过程。在生理功能正常的中耳和外耳道中，患者吞咽 3 次后，压力应可回到静息水平。

咽鼓管声测法使用声音来测量咽鼓管的功能，在鼻孔处放置一个持续的声源，同时利用麦克风在外耳道记录传出的声压级。

测试开始时，在鼻孔中给予持续的声音信号。嘱患者吞咽（喝水），当咽鼓管开放时，可以测试到增加的声音强度，这个过程测试了咽鼓管主动通气的功能。在术前应该进行以上测试中的任意一种，以评估咽鼓管的相关状态。当上鼓室局限性通气障碍综合征存在时，可表现为正常的咽鼓管功能合并上鼓室胆脂瘤。

（四）随访

全内镜下耳外科手术可能成为耳外科领域发展的新前沿。笔者所在中心，根据六年多来积累的初步和探索性的经验，以及病理分期和术中发现情况，随访方案按照以下两种不同的方式进行。

（1）术后一年进行二期手术。

（2）术后一年行 CT 或 MRI。

（3）在下列情况下，笔者建议在术后一年进行二期手术。①在这些怀疑局限性通气障碍综合征的上鼓室胆脂瘤病例中，以及在听骨链中断的情况下，笔者建议二期再行听骨链重建，因为一期手术使上鼓室和中鼓室融合，形成有效的鼓室含气腔，对术后一年再行的听力重建效果有益；②所有浸润性基质可能残留的胆脂瘤病例，需在一年后再次进行手术以去除复发病变；③儿童病例的复发率高；与成人相比，发生并发症的可能性也大。

（4）在以下的病例中，第一次手术后的 1 ~ 2 年需进行 CT 的影像学随访。①整块切除完整胆脂瘤基质的上鼓室胆脂瘤，伴或不伴听骨链中断；②先天性胆脂瘤；③后天继发性胆脂瘤。

第二节　耳内镜和显微镜下中耳胆脂瘤手术

一、概述

耳内镜具有众所周知的优点，如：微创直达中耳的入路，保留乳突骨质、上鼓室及乳突黏膜，可直视鼓膜、听骨链、鼓索神经、面神经、圆窗与前庭窗，可充分暴露后鼓室，包括内侧区域（鼓窦、鼓室下窦、锥下间隙）与外侧区域（面隐窝、外侧鼓室窦）等。但是全耳内镜手术仍存在一些禁忌证，例如，当胆脂瘤侵犯乳突腔，仅经耳道入路清除病灶是不可能的，需采用耳内镜联合显微镜的方法。此外，外耳道狭窄或外耳道畸形，对全耳内镜手术来说也是主要的解剖障碍。选择联合方法的手术适应证应该具体问题具体分析，很多病例是在术中探查到真实的病变范围，特别是乳突受侵时，才决定采用联合方法。即使一贯倾向使用耳内镜的医师，如果情况需要，也不能将显微镜排除在外。与单一使用显微镜相比，联合技术的应用优点突出：只有个别病例才需要后鼓室切开，而且听骨链保存率可能更高。本节将重点讲述笔者联合应用耳内镜与显微镜技术的经验。以下是两种联合方式。

（一）耳内镜与显微镜联合入路

手术开始由耳内镜经耳道入路清除鼓室及鼓窦的病变，接着在显微镜下行乳突切开术到达并清除鼓窦及乳突气房的病变。

（二）显微镜与耳内镜辅助入路

经典的显微镜手术（完壁式或开放式乳突根治术）进行时或

完成后，应用耳内镜检查术腔，来发现并清除残留病变。

（1）完壁式技术。

（2）开放式技术。

二、耳内镜与显微镜联合入路

（一）适应证

上鼓室胆脂瘤（C2a 型）向后延伸到乳突，外半规管瘘，乳突天盖的硬脑膜破损需要修补。

联合入路首先是经耳道的耳内镜入路，目的是追踪并去除中耳的病变，向前、上、下确定边界，然后将胆脂瘤推进鼓窦内。下一步是显微镜下经鼓窦磨开乳突，保留外耳道后壁，去除乳突腔病变直至与前面剥离的胆脂瘤囊袋相通。然后全面探查术腔以完整去除胆脂瘤（采用 0° 和 45° 内镜检查后鼓室、前鼓室和上鼓室）。

在去除胆脂瘤后，经乳突鼓窦的耳内镜探查为上鼓室前方及鼓膜张肌皱襞上方提供了绝佳视野。耳内镜下去除鼓膜张肌皱襞，可确保上鼓室和前鼓室的沟通。

（二）优点

（1）使用耳内镜可更好地控制病变，且更可能保持外耳道后壁的完整性。

（2）对胆脂瘤的病理生理学机制的研究更容易且理解更透彻。

（3）能尽量保留鼓窦及其周围的黏膜，从而较好地维持术后中耳腔的内环境稳定。

（三）耳内镜手术步骤

（1）消毒患者的乳突区及外耳，将患者的头转向对侧，下颌微伸。术者坐在患耳的前方。

（2）第一步是经耳道耳内镜入路：术者左手持耳内镜，右手持手术器械；座椅左边的扶手要升高至可以支撑左肘来保持术中内镜的稳定。手术器械在内镜的辅助下进入外耳道。后续所有步骤是在直径 3mm，长度 15cm 的 0° 内镜下完成。①用肾上腺素溶液浸润外耳道。注射外耳道后壁，然后将一些肾上腺素棉片放置在外耳道并保持 5 分钟；②使用大小合适的手术刀和（或）射频手术钩形刀，于外耳道距离鼓环 2.5cm 处，从 3 点钟至 9 点钟做皮肤切口。将肾上腺素棉片置于切口及骨壁之间，在棉片的保护下将耳道皮瓣轻轻掀起。皮瓣是用剥离子由两侧至中间，由上至下的顺序掀起。确认鼓环，将皮瓣分离至鼓环并用钩针将鼓环抬起。继续向前分离至鼓膜松弛部，仔细地将鼓膜松弛部从锤骨短突向下分离。将耳道皮瓣贴附于鼓膜脐部并向下推，暴露前鼓室。

（3）皮瓣掀开后，接下来是探查阶段，探查可能存在的峡部堵塞及鼓膜张肌皱襞。探查时使用长 15cm，直径 3mm 的 45° 内镜，确认鼓膜张肌皱襞及鼓峡的形态。通过探查后鼓室、前鼓室、上鼓室及下鼓室，可获得对病变范围的实时评估。然后探查听骨链的情况（例如，区分听骨链破坏还是连接中断）和听骨链与胆脂瘤的解剖关系。如果胆脂瘤侵及上鼓室前隐窝和上鼓室外侧，但未侵及上鼓室内侧及锤砧关节的内侧面，则有可能保留听骨链的正常连接，否则有必要在去除胆脂瘤之前去掉听小骨。磨除盾板，处理通常易被病变侵蚀的区域，分离锤骨和韧带。这些步骤可使术者用 45° 内镜进一步探查听骨链和上鼓室内侧。

（4）上鼓室胆脂瘤向内侵及听骨链的手术入路：上鼓室胆脂瘤向内侵及听骨链的手术入路，采用长15cm，直径3mm的0°内镜。当胆脂瘤侵及砧骨体及锤骨头内侧面时，必须去掉砧骨和锤骨头。取听骨时，内镜下一定要显示砧骨豆状突及中间间隙，用钩针确认砧镫关节，操作时一定要特别轻柔。一旦确认好砧镫关节，用钩针轻柔地将砧骨向一侧牵拉至与砧镫关节分离。之后，可用钩针轻松将锤砧关节分离并用镊子取出砧骨。此操作可使进入面神经区域的通道更宽敞，可暴露面神经鼓室段，耳内镜下可直视后自锥段前至膝状神经节的区域。外半规管亦可直视，其走行于面神经锥段的上方与后方，是从上鼓室至鼓窦清除胆脂瘤时重要的解剖标志。确认锤骨颈，剪掉锤骨头并用镊子取出。此操作使进入上鼓室的通道更宽敞，耳内镜可以从前到后探查到整个上鼓室。这种方式使胆脂瘤可在耳内镜下处理，使用弯头剥离子，可从上鼓室前隐窝的前壁清除胆脂瘤的前界，将胆脂瘤向后推入上鼓室后隐窝及鼓窦；上鼓室的前部有以下解剖标志：前下方的鼓膜张肌皱襞上表面和鼓膜张肌半管上前方的鼓室前隐窝前壁，上方的颅中窝与横嵴的脑膜平面。横嵴虽然会有解剖差异，但是在大多数病例中，它上起源于天盖，下降止于匙突，将上鼓室分为前后两部分。将胆脂瘤从前至后，由下至上清除，直至将胆脂瘤从上鼓室的前方推向后方。

这一阶段，解剖标志有面神经鼓室段（代表上鼓室后隐窝的下界）和外半规管（走行于面神经鼓室段的上方与后方）。外半规管的上方与后方是鼓窦。

胆脂瘤被推入鼓窦后，即开始显微镜步骤。

（5）上鼓室胆脂瘤向外侧侵及听骨链的手术入路：对于侵及上鼓室外侧的胆脂瘤，伴或不伴上鼓室前隐窝受侵，如果听骨链连接正常，清除时要考虑保留听骨链。这步需要暴露一个较大的上鼓室前隐窝，同时锤骨头与上鼓室前隐窝前壁之间的空间要宽敞。一些患者的上鼓室前隐窝狭窄，由于无法进行手术操作使保留听骨链非常困难。保留听骨链的操作要使用有角度的剥离器械。第一步是从上鼓室前隐窝前壁剥离胆脂瘤，然后轻柔操作，从听骨链外面剥离病变（锤骨头和砧骨体）。操作时的技巧是从前至后。

（四）显微镜下的手术步骤

与传统的乳突根治术类似，术者先行耳后切口，做一颞肌瓣并确认好颞筋膜，然后暴露乳突骨皮质，撑开器固定外耳；用电钻磨开乳突，确认典型的解剖标志；轮廓化颅中窝硬脑膜和乙状窦，暴露窦脑膜角；磨薄并保留外耳道后壁，直至鼓窦周围气房、外半规管及砧骨窝能被确认，使胆脂瘤所在的鼓窦得以暴露；仔细清除之前被剥离开的胆脂瘤，避免磨除鼓窦区并尝试保留黏膜的完整性。

第一，将胆脂瘤清除后，用 45° 内镜探查乳突及整个鼓室是否有胆脂瘤残留，如发现即予以清除。

第二，此外，用 45° 内镜经乳突入路，鼓膜张肌皱襞的上表面可以直视，并可用钩针将其去除，以开放前鼓室与上鼓室前方的沟通。

第三，必要时，从耳甲腔取软骨加固盾板，用可吸收线缝合耳后切口。

第四，重建阶段是在耳内镜下经外耳道完成。之后评估是否需要进行听骨链重建，确定是一期完成或是 12 个月后二次探查时实施。

三、耳内镜辅助显微镜入路下的完壁术式

（一）适应证

胆脂瘤侵犯上鼓室（C2a 型）和鼓室，并向后侵及乳突，但外耳道后壁完整且盾板无破坏。

根据一些术者经验，以及先前章节所描述的解剖及生理基础，乳突根治可能会影响盾板重建的可能性，特别是在破坏范围大的情况下。而且，乳突根治术需要去除乳突及鼓窦的黏膜，而黏膜是用于气体交换的，对保持中耳良好的功能平衡状态极为重要。乳突根治术后这种平衡状态将不可避免地改变，由于缺乏空气供给及缓冲效果，从而延缓了术后康复。因此，对于盾板破坏范围大的患者和因病变蔓延需行乳突根治术的患者，笔者建议行开放式乳突根治术。

大多数术者仍按标准步骤在显微镜下行鼓室成形术。耳内镜辅助下的显微镜入路包括：首先保留外耳道后壁的经乳突 / 经耳道的显微镜入路，再者是耳内镜手术步骤，探查显微镜下无法直接到达的后鼓室、上鼓室前方和下鼓室。如果内镜下发现胆脂瘤残留则予以清除。显微镜下保留外耳道后壁使术者无法探查后鼓室外侧及内侧隐窝和上鼓室前隐窝，特别是没有取出听骨时，增加了探查上鼓室前方的难度。基于这些原因，耳内镜的辅助非常有帮助。经乳突入路使用 0° 和 45° 内镜，术者能够探查上鼓室前方并保留听骨链完整。

（二）优点

常规显微镜下保留外耳道后壁的手术方式中，经耳道入路使用耳内镜，使所有的后鼓室隐窝可直接显露，不会有伤及面神经与迷路的风险。这种入路不需要行显微镜下后鼓室切开，显微镜

下后鼓室切开仅能探查后鼓室（面隐窝）外侧区域，不能真正评估内侧区域（鼓室窦、后鼓室窦、下鼓室间隙和锥下间隙）。

耳内镜下能直视鼓膜张肌皱襞的上面并将其去除。使用45°内镜，将内镜置于乳突并向下倾斜，让术者能探查峡部并评估是否存在潜在的堵塞。

（三）完壁术式中的耳内镜技术

术者坐在患耳的后方，椅子左侧扶手上升以支撑术者的左臂。术者左手持内镜，右手持手术器械。患者体位实质上与传统手术体位相同，患者的头轻微向对侧旋转并拉伸。使用耳内镜前，建议先用生理盐水冲洗乳突腔。建议使用直径4mm，长15cm的内镜。耳内镜必须进入乳突腔，使术者可以评估鼓窦、上鼓室前方及后方的情况。

如果经外耳道置入耳内镜，可探查前鼓室，术者将识别以下结构：咽鼓管口，鼓膜张肌半管，咽鼓管上隐窝（形状与深度会有差异），鼓膜张肌皱襞下面。耳内镜下亦可直视面神经和外半规管，以找出可能残留的病变。用45°内镜亦可评估咽鼓管口是开放或关闭。耳内镜向上有可能确认鼓膜张肌半管、鼓膜张肌半管上方的咽鼓管上隐窝及鼓膜张肌皱襞的下面。这些结构应仔细探查以发现有无残余病变。

虽然有可能在显微镜下行后鼓室切开，但是因光线所限，术者无法探查被面神经垂直段所遮盖的后鼓室内侧的情况。因此，笔者推荐经耳道入路耳内镜方式进行全面探查。

1. 耳内镜下探查后鼓室间隙

在显微镜耳内镜联合方法中，耳内镜的使用是必要的，特别是当胆脂瘤侵及后鼓室时。当胆脂瘤到达此区域时，笔者推荐使用45° 内镜，术者的位置如前所述：为了探查后鼓室内侧隐窝，术者必须站在患耳的对侧以直视这些隐窝，此位置可直接显露鼓室窦和下鼓室窦的内侧面，以及完整显露锥隆起。显示器放在患耳的前方，手术台旋转至术者可以良好显露乳突及鼓室的位置；患者的头稍转向健侧，这是到达后鼓室的直接方法。笔者使用直径3mm或4mm，长15cm的45°耳内镜，沿外耳道前壁将耳内镜滑入。术者将会在显示屏左侧发现面神经鼓室段和匙突。

2. 手术技巧

使用45°内镜并置入外耳道。首先识别锥隆起，它代表整个后鼓室区域的中心；然后识别面神经鼓室段（在左耳，它将出现在显示器的左侧）和茎突区域（在左耳，它将出现在显示器的右上方）。一旦看到这些解剖标志，就可以定位圆窗龛，茎突隆起－岬下脚（起自茎突，走向圆窗龛后弓）和岬小桥（起自锥隆起，走向鼓岬，靠近镫骨）－后鼓室内侧部分：鼓室窦，在岬下脚上方和岬小桥下方之间。后鼓室窦位于岬小桥的上方。下鼓室窦，位于岬下脚的下方和茎突复合体的内侧。面隐窝位于锥隆起与面神经鼓室段的外侧。

根据胆脂瘤侵及窦底及后鼓室其他区域的范围，以及可能存在的解剖变异，后鼓室胆脂瘤的清除可能充满挑战。

3. 侵及面隐窝和后鼓室外侧的胆脂瘤

当胆脂瘤基质位于面神经和锥隆起外侧，侵及后鼓室外侧部分时，这一区域胆脂瘤的清除非常适合在耳内镜下进行。用45°内镜，右手持弯头器械清除胆脂瘤。

当术者调整位置以获得后鼓室外侧的良好视野时，要定位锥隆起与面神经鼓室段，因为面隐窝就位于这些结构的外侧。当镫骨上结构完整及未受累时，必须特别注意镫骨的定位，以避免内镜和器械对听骨链的损伤。将弯头吸引器置入面隐窝，轻柔地从隐窝骨缘去除胆脂瘤基质。当在此平面上清除基质时，移动方向必须从下向上及从内向外。大多数病例中，在此平面上的胆脂瘤清除较容易，无须进一步磨除骨质。

4. 侵及后鼓室内侧的胆脂瘤

胆脂瘤基质侵及后鼓室内侧时，由于此区域解剖复杂，胆脂瘤基质可能侵及显微镜下无法看到的深在区域，因此对于术者来说一直存在挑战。

5. 仅侵及鼓室窦的胆脂瘤

这些患者的胆脂瘤基质侵及鼓室窦，其通常位于上方的岬小桥和下方的岬下脚之间。鼓室窦的深度与宽度是有差异的，最重要的是，主要的解剖关系是在鼓室窦内侧面与面神经鼓室段及乳突段之间。显而易见，鼓室窦越深，清除胆脂瘤越困难。

采用直接入路进入鼓室窦，术者必须确认锥隆起，这是鉴别此区域解剖关系的重要标志；术者还要确认面神经鼓室段（左耳是患耳时，其位于屏幕的左侧）；此外，还要探查镫骨及可能存在的解剖变异。

将有角度的吸引器置入鼓室窦，从下至上，由内向外，清除鼓室窦内的胆脂瘤基质。进行此操作时，特别要留意镫骨以避免脱位和骨折。相反，面神经的乳突段有一层厚厚的骨管，将神经与窦本身分隔开；胆脂瘤清除后，接下来是对可能存在病变残留的后鼓室进行探查。

6. 侵及后鼓室深上部的胆脂瘤（鼓室窦、后鼓室窦和锥下间隙）

内镜下探查必须关注后鼓室和岬小桥的特点，因为在这一平面，岬小桥可遮挡住胆脂瘤基质。实际上，胆脂瘤基质可侵及岬小桥下方，向上蔓延至鼓室窦再到后鼓室窦，如果存在锥下间隙，此结构也会受累。以上情况，术者有必要采用直接进入后鼓室的方法，使术者从锥下间隙最深的区域清除胆脂瘤基质。如果存在镫骨上结构，必须考虑保留，可通过下列手术步骤完成：

（1）用显微剪剪断镫骨肌腱。

（2）用显微刮匙去掉锥隆起，以保留位于内侧的镫骨肌。此步骤可显露椎下间隙、鼓室窦底和后鼓室窦。

重点：镫骨肌的轻微损伤会产生干扰操作的出血，通常只要用棉片压迫镫骨区域即可止血，否则，有必要用双极电凝止血。需要注意有可能存在面神经骨管裂开的情况。去除锥隆起后，侵及鼓室窦最深区域的胆脂瘤基质，可用弯头剥离子和吸引器清除，清除时要从下到上由内向外，以避免对听骨链的损伤。如果没有镫骨上结构，手术步骤会更简单，采用的方法与上述方法类似。

7. 侵及前鼓室和咽鼓管区域的胆脂瘤

前鼓室是有必要进行耳内镜探查是否存在胆脂瘤的另一区域，在进行显微镜步骤时，它的部分区域是看不到的。这些患者中，术者站在标准位置，将 0° 或 45° 内镜置入外耳道。术者必须显露匙突并评估鼓膜张肌半管的位置，匙突相当于耳内镜定向的支点。由于鼓膜张肌半管周气房的解剖变异，如果在此水平发现胆脂瘤上皮，术者将继续使用有角度的剥离子，从上至下清除病变。用显微刮匙或微型钻去除鼓膜张肌半管周气房时，要特别小心，因为此区域与颈内动脉关系密切。另外耳内镜探查咽鼓管上隐窝时要注意，有时候会有残留病变。实际上，咽鼓管上隐窝很深，位于鼓膜张肌半管的上方。

8. 显微镜下采用完壁式技术到达鼓膜张肌皱襞区域的方法

在联合显微镜下闭合的鼓室成形术中使用耳内镜的优点之

一，是能够显露上鼓室前方和鼓膜张肌皱襞区域。去除鼓膜张肌皱襞的重要性是创建了充足的通气路径，使前鼓室和上鼓室前方相通，这点已多次强调。因此，在采用显微镜手术方式的文献中，一些病例描述了到达鼓膜张肌皱襞区域的方法：所描述的病例中，需要去除大范围骨质以充分暴露此区域。

文献中描述了两种不同的显微镜下去除鼓膜张肌皱襞的方法。第一种在显微镜下经耳道进行咽鼓管上方的上鼓室切开术，并延伸至鼓膜张肌皱襞区域，这种手术径路可显露鼓膜张肌皱襞。

第二种是经乳突入路的方法，行宽大的窦造口以显露锤砧关节，以及行鼓膜前切开术去除骨质延至颧区。这一操作要特别精细，特别是在需要保留听骨链完整时。

因为它需要磨除颅中窝与锤砧关节之间的骨质电钻一直磨到上鼓室前方。有必要暴露锤骨头以显示上鼓室前隐窝。此后，可暴露鼓膜张肌皱襞的上面，用钩针从上面去除鼓膜张肌皱襞。当颅中窝硬脑膜与锤砧关节之间的解剖间隙非常宽大时，前鼓室切开术依然可行。但是当解剖条件不理想时，如锤砧关节离颅中窝脑膜很近，电钻磨除非常困难，很容易损伤听骨链。最后暴露上鼓室前隐窝不充分，不利于显露鼓膜张肌皱襞。

乳突切开术后，将 45° 内镜置入鼓窦能帮助术者看到鼓膜张肌皱襞的上面，因此可使用合适的钩针将其去除。这一步简化了显微镜下电钻磨骨的操作，否则有必要显露上鼓室前方，同时这一步也降低了听骨链损伤的风险。

四、耳内镜辅助显微镜入路下的开放术式

（一）适应证

（1）上鼓室 C2a 型的胆脂瘤，向后侵及乳突气房。

（2）胆脂瘤合并外耳道后壁破坏、外半规管瘘。

（3）胆脂瘤侵犯上鼓室和乳突，合并盾板广泛破坏，可能无法进行重建手术。

（4）胆脂瘤合并咽鼓管功能障碍。

（二）优点

显微镜下开放式技术将外耳道后壁及整个相关乳突气房一并去除，轮廓化颅中窝和乙状窦。

因为上鼓室融合到乳突腔，最后剩下了小鼓室腔，其中包括整个中鼓室。这种手术是公认的一种“根治疗法”，因为去除了大部分中耳内组织且解剖结构彻底改变。

开放式技术中，耳内镜的应用能帮助术者确认隐匿区域的胆脂瘤基质，如很深的鼓室窦，以及让术者理解胆脂瘤可能的病理生理（例如完整的鼓膜张肌皱襞或峡部堵塞）。

非完壁式技术中亦推荐应用耳内镜，探查前鼓室前方大部分区域。如果发现胆脂瘤残留，用有角度内镜和合适的弯头器械可帮助术者清除病变。某些病例显示了内镜直接入路与术者术中的位置，如上文所述的后鼓室耳内镜手术。

使用 45° 内镜可让术者观察到整个后鼓室，而显微镜下无法直视。

与面神经锥段和乳突段相关的鼓室窦及后鼓室窦，其解剖的特殊性阻碍了在显微镜下对后鼓室内侧的探查。这与后鼓室窦的气化程度密切相关。后鼓室窦或深或浅，病变可越过面神经乳突段向后蔓延。耳内镜方法可单纯用于探查，或者当胆脂瘤基质在后鼓室间隙水平时，亦可进行清除胆脂瘤的操作。

在保留听骨链的病例中，用 45° 内镜探查上鼓室是非常重要的，因为在显微镜下很难实现。

显微镜技术的缺点在于破坏了乳突和上鼓室，并使这些解剖结构连通外耳道向外敞开。这需要耳道形成术，形成宽大的外耳道，不仅影响美观，还造成了功能障碍，使患者生活质量受限，因为这些患者需要定期清理术腔并且不能进行水上运动。

第三节　全耳内镜下治疗上鼓室严重内陷和胆脂瘤

一、外科解剖和生理

后天性上鼓室胆脂瘤发病机制尚不清楚。迄今为止，有许多假说，最主流的学说有：内陷学说、增殖学说、移行学说、化生学说。国际上有大量文献详述并试图去证实这些假说。2000 年，Sudhoff 和 Tosm 进一步结合内陷和增殖学说来解释上鼓室胆脂瘤的发病机制。他们首次描述了上鼓室内陷的分型（0 型没有内陷）。

1 型：轻微内陷，Shrapnell 膜（鼓膜松弛部）和锤骨颈之间仍有空隙。

2 型：内陷至锤骨颈并可能粘连。

3 型：内陷至盾板内侧并伴部分骨质破坏。

4 型：内陷至盾板内侧并伴严重的骨质破坏，可见锤骨头和砧骨体。

同时，他们还依据临床表现和免疫组织化学检查结果，提出了上鼓室胆脂瘤的可能发病机制，并将胆脂瘤的病理过程分为 4 个阶段。

（1）内陷袋阶段。

（2）内陷袋增殖阶段，此阶段又被细分为锥形成和锥融合阶段。

（3）上鼓室胆脂瘤扩张阶段。

（4）骨质破坏阶段。

内陷学说是以中耳长期慢性的通气障碍和炎症为基础。中耳通气功能与中耳解剖结构和生理过程密切相关。虽然咽鼓管是影响气体交换和压力动态平衡的关键结构，但另外一些因素的作用也不容忽视。Sade 和 Ar 报道，乳突含气腔容积可能充当气体“储蓄”或“缓冲”的作用，乳突内的气体容积越大，补偿中耳压力变化的能力越大。另外，已证实乳突黏膜对中耳气体交换的作用，黏膜气体交换与乳突气化程度有关。已明确了传统的显微镜下闭合式乳突切除术能影响到中耳生理性气体交换。

上鼓室通气通道在上鼓室内陷袋形成中起根本作用。上鼓室各腔隙通过砧骨后韧带内侧部分和鼓膜张肌腱之间构成的大鼓峡进行通气。Palva 等发现通气通道从咽鼓管直接通向中鼓室和下鼓室间隙，上鼓室反而是在上述直接通气通道之外，仅通过鼓峡通气。

上鼓室的下单元的小腔隙，称 Prussak 间隙，其顶部为锤外侧韧带皱襞，将其与上鼓室上单元从解剖学和生理学上隔开。在大多数情况下，上鼓室下单元与中鼓室通过后袋通气。因此，上鼓室的两个气体交换通道互相独立。创建一个大的鼓峡和一个辅助的鼓膜张肌皱襞通道，恢复上、下两个单元的联合通气通道是手术基本原则，以期确保上鼓室各部分通气。

鼓膜张肌皱襞至关重要，它阻断了咽鼓管上隐窝、中鼓室区域以及上鼓室前部顶部间的通气。当鼓膜张肌皱襞完整的，鼓峡是上鼓室前间隙唯一的通气通道。鼓膜张肌皱襞解剖变异非常大：绝大多数患者的鼓膜张肌皱襞呈上凹状，从鼓膜张肌半管向外延伸至前鼓室外侧，后方附着于匙突和鼓膜张肌腱，向前延伸至颧骨根，成为上鼓室的底。当鼓膜张肌皱襞附于横嵴时，其方向几乎是垂直的。然而，如果皱襞附着在鼓膜张肌半管管壁上，则其方向接近水平。

上鼓室通气可因各种解剖变异和鼓峡阻塞而受阻。笔者将引起上鼓室通气阻塞的鼓膜张肌皱襞和鼓峡解剖变异分成3个类型。

A型：鼓膜张肌皱襞完整伴鼓峡阻塞。

B型：上鼓室垂直阻塞伴鼓峡阻塞，垂直方向组成的黏膜皱襞分隔了上鼓室前间隙和上鼓室后间隙，伴或不伴有完整的鼓膜张肌皱襞。

C型：上鼓室间隙完全上皮化致鼓峡阻塞、鼓窦完全阻塞、鼓膜张肌皱襞区域上皮化，将中鼓室与上鼓室和乳突腔分隔开来。依据病理组织、鼓膜张肌皱襞、鼓峡和听骨的情况选择不同类型的鼓室成形术。

鼓峡是保留上鼓室通气通道的基础。鼓膜张肌皱襞是鼓峡的辅助通气通路，这有助于上鼓室上部间隙通气。如果手术恢复鼓峡功能失败时，内镜手术中需开放鼓膜张肌皱襞，尽管这样处理可能仍然不足以弥补上鼓室通气。

笔者以前的文章中将上鼓室内陷袋划分成4个解剖－生理学类型。

孤立性Prussak间隙内陷袋：因孤立性vonTrdhsch囊通气障碍导致，伴有正常的鼓峡。此内陷袋有自限性，通常不会通过上鼓室间隙扩展。

上鼓室前部内陷袋：上鼓室前部进行性局限性通气障碍，与完整的鼓膜张肌皱襞和鼓峡－上鼓室前部通气通道异常有关（例如，存在垂直皱襞；上鼓室前部腔发育不良，引起听骨链和上鼓室壁间通气障碍）。

上鼓室后部内陷袋：非常罕见。因伴有垂直皱襞的鼓峡阻塞致局限性和进行性的上鼓室后部通气障碍（B型通气阻塞）。鼓膜张肌皱襞通常不完整。

完全的上鼓室内陷袋：此为常见的类型，特点是因伴有完整的鼓膜张肌皱襞的鼓峡阻塞，即 A 型通气阻塞，导致上鼓室前部和上鼓室后部各腔隙的进行性内陷。这种类型的上鼓室腔完全与中鼓室腔分隔。

此种内陷袋的分类，有助于术者依据通气障碍类型制订正确手术方案。

二、历史

上鼓室前间隙一直是胆脂瘤外科手术中的关键点，上鼓室前间隙不容易进入，因术者的视觉盲区可致病变残留。闭合式技术使术者难以观察上鼓室前间隙，使胆脂瘤残留概率更高。完全去除病变需直接显露上鼓室前间隙。

上鼓室间隙的手术，不管使用何种技术，有两个基本目标：切除病变和恢复通气通路。基于此点，就容易理解切除鼓膜张肌皱襞同时恢复鼓峡的重要性。显微镜下切除鼓膜张肌皱襞非常困难，因为经耳道的操作轴和残留的鼓膜张肌襞隐藏在锤骨颈后，所以闭合式技术难以观察鼓膜张肌皱襞。因此，Morimitsu 等推荐“前鼓室切除术”，这些学者切除从上鼓室外侧壁到颧弓的骨质，这种方法的操作轴在前面与外耳道轴平行。骨质切除后，使削磨锤骨头前方和去除鼓膜张肌皱襞成为可能。Palva 等建议胆脂瘤手术中，上鼓室切除延伸至咽鼓管上隐窝，切除鼓膜张肌皱襞形成一个大的新的上鼓室通气通道。当听骨链完整时，建议切除锤骨颈向外翻起锤骨柄，这种入路可显露和切除鼓膜张肌皱襞。

笔者的经验是耳内镜下经耳道入路是容易到达鼓膜张肌皱襞的。可用直径 3mm 的 45° 内镜置入前鼓室区域检查鼓膜张肌皱襞区域，该位置可良好地探查鼓膜张肌皱襞前缘。然后在内镜显示下用带角度的器械切除鼓膜张肌皱襞。在某些情况中，上鼓室前部切除后，内镜置入上鼓室前部区域并向下旋转，可显露鼓膜张肌皱襞上面。

三、常规手术评估

（一）适应证和禁忌证

1. 适应证

（1）耳内镜下见自净性上鼓室内陷袋，反复间歇性恶化（Tos2、3 型）。

（2）45° 耳内镜下无法观察的非自净性上鼓室内陷袋（Tos4 型）。

（3）胆脂瘤累及上鼓室间隙，伴或不伴有侵犯中鼓室、下鼓室和后鼓室间隙，但未累及鼓窦或乳突腔。

2. 禁忌证

（1）身体状况差。

（2）外耳畸形。

（3）外耳道狭窄。

（4）胆脂瘤累及鼓窦和乳突腔。

（5）鼓室天盖缺损。

（6）外半规管瘘（相对禁忌证）。

（二）优越性

（1）更好地观察上鼓室前间隙，如果病变累及上鼓室前部时可保留听骨链。

（2）可评估上鼓室隔和鼓峡。

（3）通过鼓峡和开放的鼓膜张肌皱襞，恢复前鼓室间隙到上鼓室和乳突腔的生理性通气通路。

（4）无耳后切口的微创入路。保留乳突腔和黏膜对中耳的动态平衡是非常重要的。

（三）并发症

和显微镜入路并发症相似，和病变累及的解剖结构有关。

（四）术前评估

耳内镜下经耳道入路的目标是保留乳突骨和乳突黏膜（对中耳气压的动态平衡重要），切除鼓室和上鼓室胆脂瘤，通过开放鼓峡和鼓膜张肌皱襞恢复上鼓室和乳突的通气。

病变累及范围是决定手术计划的基础：如果胆脂瘤累及鼓窦或乳突腔，是全耳内镜下手术禁忌证。术前分期是这类手术的基础。中耳 CT 扫描有利于评估胆脂瘤侵犯范围，但有时胆脂瘤和炎症组织在乳突腔无法分辨。因此，弥散加权 MRI 有利于胆脂瘤的准确分期。

笔者认为胆脂瘤的准确分期对随访评估和长期疗效也很重要。可应用于每一种方式的胆脂瘤手术入路：内镜下、显微镜下或联合模式下。

四、上鼓室胆脂瘤分期

上鼓室胆脂瘤分期见表 7-1。在本节仅讨论胆脂瘤分期 C1a 和 C1b 的外科手术步骤。胆脂瘤分期 C2a 和 C2b 是全耳内镜手术的禁忌证。

表 7-1　上鼓室胆脂瘤分期

类别	分期 / 分类
主要部位	上鼓室外侧（伴上鼓室前部）
	上鼓室内侧
	中鼓室
	前鼓室
毗邻部位	下鼓室后鼓室
	鼓窦
	乳突
侵犯范围	C1 ：上鼓室局限性胆脂瘤
	C1a：仅累及上鼓室外侧的胆脂瘤
	C1b：累及上鼓室内侧的胆脂瘤
	C2：侵犯一个或多个亚部位的胆脂瘤
	C2a：侵犯至后方鼓窦和乳突的胆脂瘤
	C2b：侵犯至下方中鼓室、前鼓室和下鼓室区域的胆脂瘤
	C2c：侵犯至后方及下方的胆脂瘤
	C3：累及后鼓室间隙的胆脂瘤（鼓室窦 / 下鼓室窦；锥下间隙）和（或）侵犯面神经
	C4：累及内耳或岩尖的胆脂瘤
	C4a：以上任一分期胆脂瘤，伴累及颅中窝硬脑膜
	C4b：浸润性破坏耳囊和（或）迷路和（或）前庭和（或）耳蜗
	C4c：浸润性破坏岩尖，伴或不伴累及颈内动脉和（或）内耳侵犯
病变特性	S1 ：囊袋样的胆脂瘤
	S2：浸润性基质的胆脂瘤
患者特征	A：成人
	B：小儿（＜ 14 岁）

五、手术步骤

（一）切口和翻起耳道鼓膜瓣

1. 从 3 点钟至 9 点钟沿顺时针方向做切口，距鼓环 1.5 ~ 2cm 使用分子共振显微刀。

关键点：控制性低血压和使用朝向患侧的仰卧垂头体位在这类手术中是非常重要的。

2. 可用浸有肾上腺素溶液的棉片剥离。用显微剥离器械掀起皮瓣，用棉片在外耳道骨面剥离，向前翻起皮瓣直到识别鼓环。

第一步在耳内镜下经耳道手术是非常重要的，因为外耳道皮肤出血会影响耳内镜的操作。

3. 在鼓环内侧剥离，从锤骨后侧皱襞分离皮瓣。精确地从上到下剥离松弛部内陷袋或胆脂瘤。

关键点：推荐用锐利的剥离器械，如显微刀或显微针。

4. 向前剥离到锤骨短突，可见前方鼓环，剥离鼓膜瓣并移至下方，显露前鼓室间隙。从锤骨剥离耳道鼓膜瓣到脐部。如有必要可用显微剪从脐部离断鼓膜瓣，将整个鼓膜瓣移至下方。此时可见前鼓室间隙和咽鼓管，显露中鼓室黏膜。

（二）中耳黏膜和评估通通路

此时可评估鼓峡和鼓膜张肌皱襞情况。在病变局限于上鼓室的病例，通过耳内镜容易评估上鼓室隔的情况。

在到达中耳的手术入路中，笔者将介绍置入中耳腔的内镜。需要用直径 3mm，长度 15cm 的内镜评估上鼓室隔，如此可以检查鼓峡和鼓膜张肌皱襞区域，观察上鼓室隔上单元。这种经耳道外侧入路可良好地显露鼓峡，内镜检查鼓峡可用直径 3mm 的 0° 和 45° 内镜，进入鼓室腔，如此可以向后显露砧骨后韧带内侧部分和向前显露鼓膜张肌之间大鼓峡的全貌。0° 内镜可放大观察砧镫关节和附着有鼓膜张肌的匙突间的间隙（Proctor 前鼓峡）；辅助用 45° 内镜可放大观察上鼓室后部切除术后的锥隆起和砧骨短突之间间隙（Proctor 后鼓峡）。使用直径 3tmn 的 45° 内镜有两种入路检查鼓膜张肌皱襞区域。

下入路：内镜置入前鼓室区域，识别咽鼓管和咽鼓管上隐窝，此位置可以良好显露鼓膜张肌皱襞下缘。

上入路：为了良好地观察鼓膜张肌皱襞上缘，需广泛切开上鼓室前部，显露上鼓室前间隙。这样可以良好地观察鼓膜张肌皱襞上缘。

（三）局限性上鼓室内陷袋

用 45° 内镜评估内陷袋的深度。用弯剥离器械从盾板上分离内陷袋上缘，使用显微钻经耳道行上鼓室切除直到内镜下见到上鼓室各腔隙。此时将内陷袋的顶和内侧部分从骨面分离，内陷袋向下剥离，这样可显露听骨链和锤砧关节。此时内陷袋附着在锤骨短突，尽可能“整体”切除。

关键点：笔者推荐削磨盾板时由外向内方向削薄骨壁。当盾板足够薄时，便于用刮匙从底向上刮除骨质，这样不会因用钻损伤听骨链。当从上鼓室内侧剥离内陷袋时，特别注意锤砧关节，这里通常有内陷袋黏附。使用锐利的弯剥离器械有利于操作。

（四）胆脂瘤仅侵犯上鼓室（C1 期）

将松弛部和紧张部向下剥离时需注意，此步骤中，从鼓膜分离胆脂瘤囊袋，并向下剥离到锤骨柄上。此时评估听骨链，并特别注意观察是否有破坏。如病变未累及听骨链，细致地进行常规外科操作，切勿损伤听骨链。

关键点：笔者推荐首次用此入路和操作不熟练时，先分离砧镫关节，可防止镫骨意外损伤。如砧骨在手术中保留，在此步骤后需将砧骨复位在镫骨上。

关键点：削磨盾板时也可用超声骨刀，它可减少组织周围热损伤，更好地保护组织的特性。

由外向内方向磨薄盾板骨壁，当盾板足够薄时，用刮匙刮除，避免手术钻损伤听骨链。

1. 仅累及上鼓室外侧的胆脂瘤（C1a）

胆脂瘤囊袋邻近锤砧关节外侧部分，胆脂瘤累及上鼓室前部但未累及听骨链内侧。如果听骨链完整，可以保留。在削磨盾板后，从上鼓室前部仔细剥离胆脂瘤囊袋。用 45° 内镜从鼓室天盖剥离胆脂瘤最顶部。用弯剥离器械向下剥离胆脂瘤囊袋的最顶部和后部，然后完整切除胆脂瘤囊袋。必须用 45° 内镜检查以确保胆脂瘤组织被彻底切除。

关键点：胆脂瘤基质的特性非常重要。笔者推荐在胆脂瘤囊袋病例中用 Hartman 钳，非常轻柔地操作避免破坏胆脂瘤囊袋，这样才可完整切除胆脂瘤囊袋。对于一些浸润性胆脂瘤（S2），分子共振刀有利于从锤砧关节上分离胆脂瘤。使用 Vesalius 刀，易于将胆脂瘤上皮从听骨链骨质表面剥离。

2. 累及上鼓室内侧的胆脂瘤（C1b）

向内侧侵犯附着在听骨链内侧的胆脂瘤的处理。在这些病例中，由于被病变侵犯，即使听骨链完整仍必须切除砧骨。去除锤骨头后，显露上鼓室内侧面和鼓膜张肌皱襞上侧面，向外和向下移位残余锤骨后，可评估上鼓室情况。从面神经区域（鼓室段）、外半规管（鼓室段面神经之上可识别）、上鼓室后部剥离胆脂瘤后部。从上到下和从前向后方向剥离，这样尽可能完整切除胆脂瘤囊袋。最后需用 45° 内镜检查，确保所有的胆脂瘤组织被彻底切除。

（五）耳内镜下恢复通气功能和鼓室成形术

在手术切除鼓室腔的病变组织后，需要尽可能恢复中耳的生理功能和通气引流途径。在胆脂瘤切除术后，术者应谨记以下的问题：鼓峡是否开放？咽鼓管到上鼓室的通气情况如何？这些问题将引导术者决策是否应保留听骨链，以及最终选择的鼓室成形术的术式。

1.1 型鼓室成形术

1 型鼓室成形术病例中听骨链连接正常。当有鼓峡阻塞伴听骨链正常，在砧镫关节和匙突剥离病变组织，从鼓峡处仔细地切除病变，在不破坏听骨链情况下恢复鼓峡的通气。当鼓膜张肌皱襞完整时，将其切除可形成一个从前鼓室到上鼓室前间隙的直接通气通道。在罕见病例中可见垂直皱襞延伸到听骨链内侧，这时用长钩针切除该皱襞，恢复上鼓室前部和上鼓室后部之间的通气。

在 1 型鼓室成形术中，当内陷袋易于从上鼓室间隙内剥离时，不必进行广泛的上鼓室切开，可保留残余的盾板。在这些病例中，可用软骨片移植物重建盾板。当内陷袋嵌入上鼓室上部腔隙，无法在内镜下完全直视，则需要用显微钻切除部分盾板骨质，即广泛的上鼓室切除，直到内陷袋可以完全切除。依盾板缺损情况重建：小的缺损用耳屏软骨移植物重建，大的缺损用乳突骨皮质骨片重建。

2.2 型鼓室成形术

2 型鼓室成形术适用于 A 型上鼓室通气障碍伴听骨链破坏的患者，或 B 型上鼓室通气障碍不伴有听骨链破坏，或 B 型上鼓室通气障碍伴砧骨破坏，砧镫关节中断且阻塞鼓峡的患者。在这些病例中将病变组织从鼓峡区域内切除。如鼓膜张肌皱襞完整和垂直皱襞存在时均需要切除。通过切除砧骨，进行加高镫骨的听骨链成形术（重塑砧骨置于镫骨头上重建听骨链），以及切除锤骨头后形成一个新的鼓峡，以创建一个宽敞的通气良好的上鼓室腔隙。B 型上鼓室通气障碍伴听骨链连接正常的病例中，可行 2 型鼓室成形术，切除砧骨可更好地显露垂直皱襞，这样术者就能切除垂直皱襞，恢复上鼓室通气。盾板重建在2型鼓室成形术中和1型相同。

3.3型鼓室成形术

3型鼓室成形术适用于上鼓室各腔隙和鼓窦内广泛的上皮化，伴乳突腔气化不良的病例。在这些病例中，完全隔断上鼓室和其他鼓室腔的联系，可在鼓窦填塞颞肌筋膜。这种手术方式可使中耳建立良好的通气，但不含乳突和上鼓室。上鼓室和鼓窦被磨除，并向外耳道开放。在3型鼓室成形术中，颞肌筋膜刚好置于鼓膜张肌皱襞上，因此不必切除鼓膜张肌皱襞。

4. 二期的鼓室成形术

当胆脂瘤范围非常广泛，胆脂瘤基质是浸润性，或累及前庭窗和（或）后鼓室各腔隙，或者在手术操作中鼓室黏膜损伤严重时，笔者推荐在术后1年时进行二期探查的鼓室成形术及听骨链重建术。在这些病例中，鼓室腔内没有听骨链，可以保持良好通气，有助于鼓室黏膜恢复健康的功能状态。

（六）鼓峡手术

切除内陷袋后，用45°内镜观察鼓峡。在有听骨链存在的鼓峡阻塞病例中，需要清除该处的炎症组织。在45°内镜和带角度的显微器械（如显微针、弯剥离器械、Zini显微器械）配合使用下，清除鼓峡的病变是可行的。为了避免内陷袋复发和盾板重建失败，上述的操作是手术中的基本步骤。

1. 炎症组织

通常是肉芽肿组织。在这些病例中，吸引管有助于切除鼓峡上部的黏液囊肿，这些黏液囊肿通常局限在上鼓室后内侧。有时肉芽组织可附于砧骨体和锤骨头的内侧，这种情况下分子共振刀

（Vesalius）常常有助于将病变组织从听骨链表面剥除。

2. 黏膜皱襞

可能是先天性的，通常透明伴有血管分支，无炎症表现。通常呈网状位于砧镫关节、锤骨或匙突间，从而引起鼓峡的阻塞。用显微钩针可以很容易打开这些黏膜皱襞。

3. 鼓峡异常情况

锤骨和砧镫关节的位置可缩减鼓峡的空间，限制通气功能。研究发现常见的异常情况包括锤骨向砧镫关节内移和听骨链间疤痕组织。在这些病例中，截除部分锤骨柄或移除砧骨，随后行听骨链重建术，一个宽敞的、新的鼓峡可以恢复良好的鼓峡通气。

（七）鼓膜张肌皱襞手术

如前所述，内镜下入路可观察和评估鼓膜张肌皱襞。目前已发现有几种鼓膜张肌皱襞变异。

1. 水平的鼓膜张肌皱襞

通常起源于咽鼓管顶盖从前向后走行到匙突和鼓膜张肌腱：内侧嵌入鼓膜张肌半管顶内侧。在这些病例中咽鼓管上隐窝缺如，上鼓室前部较宽敞，锤骨头和上鼓室前壁间距离较大。耳镜下用45° 内镜经前鼓室间隙入路容易到达水平的鼓膜张肌皱襞，用弯针可以很容易地打开鼓膜张肌皱襞。

2. 倾斜的鼓膜张肌皱襞

咽鼓管上隐窝将倾斜的鼓膜张肌皱襞从鼓膜张肌半管分隔出，鼓膜张肌皱襞的角度决定咽鼓管上隐窝的大小。在这些病例中鼓膜张肌皱襞从匙突和鼓膜张肌肌腱到齿突，上鼓室前部通常较小，如同锤骨头到上鼓室前壁的距离。在这种情况下通过下入路到达鼓膜张肌皱襞较困难，而上入路更容易些。上入路意味着广泛磨除盾板直到良好地显露上鼓室前部和锤骨头。当鼓膜张肌皱襞上部可见时，可用带角度的针划开。

3. 垂直的皱襞

较罕见，可能和“前囊”异常的胚胎学发育有关。在这种情况下，垂直皱襞向下附着在匙突和鼓膜张肌腱；向上止于鼓室天盖，走行在锤骨内侧。垂直皱襞分隔上鼓室前部和上鼓室后部；上鼓室前部直接从前鼓室和咽鼓管通气。在听骨链完整的情况下手术切除垂直皱襞很困难，需将锤砧关节脱位，前移锤骨，切除皱襞后在砧骨体上复位锤骨。

（八）上鼓室解剖特点

在上鼓室通气中，上鼓室的形状是一个重要特征。如果上鼓室发育不良，鼓室天盖和锤砧关节距离小，即使有良好功能的鼓峡也可能通气困难。即使切除了鼓膜张肌皱襞，在锤骨头和上鼓室前壁距离减小的病例中仍可出现上鼓室前部通气困难。在所有上述情况中，为了形成一个较大的、能通过鼓峡通气的上鼓室腔隙，推荐切除锤骨头和砧骨（鼓室成形术 2 型）。

（九）二期探查的鼓室成形

术中已行 1 型或 2 型鼓室成形术的患者，最好在术后 1 年接受二期探查手术。在浸润性基质（S2）的胆脂瘤和儿童病例中，由于这些病例中胆脂瘤更具有侵袭性，二期探查手术是必需的。

在保留听骨链病例的二期探查手术中，评估鼓峡和切除疤痕组织对改善通气功能十分重要。在鼓峡功能不良的病例中，通过鼓膜张肌皱襞这个辅助通道可能不足以弥补通气功能。

第四节　全耳内镜下后鼓室胆脂瘤的处理

一、手术解剖

后鼓室位于中耳后部，含有许多重要的解剖结构。其中鼓室窦最为重要，是一个呈向后气化的腔隙样结构，其内侧为中耳内侧壁，外侧为锥隆起，其后外侧为神经面神经锥段及乳突段；前方为鼓岬的上部；上界为岬小桥，岬小桥将鼓室窦与后鼓室窦；后鼓室窦是后鼓室上部的一个骨龛，其是否存在取决于岬小桥存在与否以及鼓室窦的气化程度及前庭窗隔开；下界为岬下脚，岬下脚将鼓室窦与下后鼓室及圆窗隔开。根据鼓室窦的深度，同时考虑其向后方延伸程度及与面神经乳突段的位置关系，可以将鼓室窦分为三种类型。

面神经锥段和乳突段的外后方是两个解剖上的骨龛：面隐窝与外侧鼓室窦：这两者起自锥隆起后方，被鼓索嵴分隔开，其位于面神经走行切面的外侧，解剖位置恒定，因而比鼓室窦与后鼓室窦更容易探及。

锥隆起是一个呈底部在后，顶部在前的三角形骨质结构，内含镫骨肌腱，水平走向，位于面神经锥段前外侧。在后鼓室中部锥隆起下方可见看到锥下间隙，其外界为锥隆起内侧面，内界为后鼓室内侧骨壁，后界为面神经乳突段。锥下间隙存在多种形态，主要不同在于其深度，最浅可以因锥隆起内侧与后鼓室内侧壁完全骨化而完全缺如，最深可达面神经下方。根据岬小桥的位置与走向，锥下间隙可被鼓室窦或外侧鼓室窦所包含。

下后鼓室是一个后方的腔隙，其含有下鼓室窦，后界为茎突复合体与面神经乳突段，前界为圆窗及其前柱、后柱和窗龛，鼓岬下后部，上界为岬下脚，下界为颈静脉球与岬末脚。岬末脚是一个具有多种形态的骨嵴，起自茎突隆起下方，与圆窗前缘下方相连。

下鼓室窦识别起来很困难，其后界为莲突部和乳突段面神经，内界为耳囊。在有些个体中，下鼓室窦后方的气房在茎突复合体内侧非常明显，形成一个深的腔隙，残余胆脂瘤可存在于此。

二、优点

直接且微创的手术入路，避免去除乳突骨质和黏膜；能够直视后鼓室及听骨链、鼓索神经、面神经、圆窗、前庭窗等周围结构；充分显露后鼓室内侧（鼓室窦、下鼓室窦、锥下间隙）及外侧（面隐窝、外侧鼓室窦）区域。

三、适应证与禁忌证

（一）适应证

中耳胆脂瘤或鼓膜紧张部内陷累及后鼓室区域。

（二）禁忌证

1. 外耳道狭窄。

2. 外耳道畸形。

四、手术步骤

第一，术前使用 0° 耳内镜用 2% 甲哌卡因与肾上腺素的混合液局部浸润外耳道 3 分钟。外耳道切口距纤维鼓环外侧 0.5 ~ lcm（4 点钟至 1 点钟方向），可以借助分子共振刀（Vesalius）、可调节的二氧化碳激光或手术刀。

第二，用肾上腺素（混合 50% 生理盐水）小棉球将耳道鼓膜皮瓣从骨壁上剥离下来。将皮瓣向内侧剥离，环绕着切口将皮肤前推直到看见纤维鼓环。用弯头剥离器剥离皮瓣，小心使用器械在外耳道骨壁上剥离。

关键点：切开外耳道皮肤后可能会有大量出血，用肾上腺素小棉球置于出血点 1min 可控制出血。

第三，使用显微镊挑起纤维鼓环，能够很好地暴露中耳腔。剥离鼓膜松弛部时，要非常小心以避免损伤鼓膜。从锤骨外侧突与锤骨前韧带上分离鼓膜时，手术操作一定要非常轻柔。使用显微镊能够很好地从下端翻起鼓膜瓣，从而暴露前鼓室区域。皮瓣固定于鼓膜脐部，从前向下翻起，可以很好地暴露中鼓室及后鼓室区域。

关键点：在胆脂瘤累及下鼓室窦、部分累及下鼓室的情况下，切断鼓膜脐部韧带，耳道鼓膜皮瓣可以整体移动。这样处理可以更大范围地暴露整个鼓室，从而更容易进入后鼓室。

第四，在 0° 耳内镜下暴露鼓室，辨识砧镫关节（以及听骨链连接的解剖情况）、面神经锥段、锥隆起，从而正确估计胆脂瘤范围及其与周围结构的关系。

第五，评估胆脂瘤的整个范围及累及区域（鼓室窦、后鼓室窦、锥下间隙、下鼓室窦），耳内镜入路有两种方法。

经典入路：如同显微镜手术入路一样，术者整个手术过程中站或坐于患耳侧。因耳内镜下小范围的操作难以探查后鼓室深在区域，故该入路适用于 A 型鼓室窦（累及后方的范围较局限）胆脂瘤的清除。

②后鼓室直接入路：该入路下能够直视鼓室窦内侧壁及其向

后方延伸范围、下鼓室窦和后鼓室窦，能够更充分地暴露岬小桥、锥下间隙、岬下脚与岬末脚。该入路适用于有深在后鼓室腔隙（B或C型鼓室窦、深在下鼓室窦、锥下间隙、岬小桥上间隙）时胆脂瘤的清除，与外侧区域的探查。为了达到这种暴露，术者需站在患耳对侧使用45°耳内镜；病床需向术者倾斜30°便于光线及手术器械进入外耳道。该位置能够提供中耳后方腔隙解剖结构的正面视角，整个中耳解剖结构的水平反转图像（镜像）该入路操作刚开始非常困难，难以直观地实现。笔者建议术者须经充分训练后再采用该位置。清除鼓室窦底部胆脂瘤基质应使用弯头剥离器，从内向外自下而上进行。

关键点如下：A. 进行该步骤时，要特别注意评估岬小桥的形态，注意辨别可能存在的岬小桥下间隙，因为其中可能有侵入的胆脂瘤基质。在耳内镜下使用弯头吸引器进行剥离。辨认岬小桥的解剖标志是锥隆起：用吸引器去除锥隆起上面的胆脂瘤基质，直到能够识别出岬小桥这个骨嵴。鼓室窦存在胆脂瘤时，应当用显微刮匙或钻去除岬小桥桥状结构。

去除岬小桥时，要特别小心以避免损伤镫骨，在有些病例中岬小桥与镫骨关系密切。使用耳内镜时，术者要维持正确的解剖距离。该步骤能够充分地暴露岬小桥下间隙，恰当地去除胆脂瘤基质。

B. 在此类手术中，很可能会发现一个深在的下鼓室窦间隙，其部分被茎突隆起覆盖使用显微刮匙或显微钻能够清除茎突隆起水平的骨质，很好地暴露下鼓室窦后方及其内侧面。刮除部分茎突隆起时需要特别小心，避免损伤位于茎突隆起后内侧的面神经乳突段。

C. 探查圆窗龛与岬末脚时要特别小心，在有些病例中可能会发现一个气化良好的腔隙，涉及岬末脚下方的耳蜗下通道，胆脂瘤会侵入此腔隙。要探查该部位的胆脂瘤，需要去除岬末脚，显露耳蜗下通道，精确识别胆脂瘤基质。在有些病例中，鼓室下动脉进入岬末脚与其走向平行，去除岬末脚骨质会损伤鼓室下动脉导致大量出血。建议用刮匙暴露，如果可能尽量保留血管结构或将其电凝灼烧。这种情况非常罕见，大多数情况下岬末脚中不会出现重要的血管结构。

D. 鼓室窦与后鼓室窦可能会有很大的含气腔隙延伸至锥隆起下面，进入锥下间隙，胆脂瘤常能侵入其深部。即便使用耳内镜，去除此处胆脂瘤依然非常困难，需要切开镫骨肌腱及去除部分锥隆起骨质，特别要注意保护面神经锥段。弯头吸引器在去除胆脂瘤时非常有效。

第六，直接入路进入鼓室窦去除胆脂瘤，需要使用特殊角度剥离器械，从下向上，由后向前进行操作。如果听骨链正常，要特别小心以避免意外操作损伤听骨链。当胆脂瘤呈分页状时，用镊子轻柔地操作可以不破坏胆脂瘤囊袋而轻易将其去除。鼓室间隙中最深处隐蔽的胆脂瘤可采用弯头吸引器处理。当胆脂瘤累及镫骨肌腱及镫骨时，用分子共振刀能够有效去除胆脂瘤基质而保留周围骨质。

第七，当胆脂瘤累及面隐窝并进入后鼓室外侧时，在 45° 耳内镜下很容易直接观察到。在有些病例中，为了获得最佳视野，必须用刮匙刮除外耳道后壁骨质。用弯头剥离器从面隐窝中去除胆脂瘤很有效，具体手术技术在前文已详细描述。

第八，手术操作完成后，在耳内镜下探查整个后鼓室间隙、下鼓室、咽鼓管、上鼓室间隙、鼓窦入口，以排除远处胆脂瘤的存在。

第九，如果听骨链不连续，在同样手术步骤过程中，将砧骨重塑置入锤骨与镫骨之间，重建连续的听骨链。

第十，鼓膜成形术有两种不同的方法。采用颞肌筋膜移植物或采用软骨移植物。

采用颞肌筋膜移植物从耳后做一长 1.5cm 切口，暴露颞肌筋膜，获取小块筋膜，适当修剪压薄，行内置法鼓膜形成术。

采用软骨移植物从耳屏后方做一小切口，暴露软骨及软骨膜，获取小块软骨，适当修剪压薄，修复鼓膜。软骨移植物内置于纤维鼓环下。

第十一，鼓膜成形术完成后，用可吸收材料填塞外耳道，外部辅料覆盖耳廓。

第五节 耳内镜下累及鼓窦的胆脂瘤切除术

传统入路的显微镜下开放式鼓室成形术，是一种公认的上鼓室乳突胆脂瘤的根治方法，但这种入路开放的术腔将影响患者术后生活质量，给患者带来不便或不适。接受开放术式的患者需避免风和水进入外耳道，因此不能参与水上运动等；除非同时行外耳道成形术，否则术腔会因通风换气功能差而常伴持续性分泌物产生；此外，为避免感染，需定期清理术腔。造成这样的原因在于，在开放式鼓室成形术中，术者须将上鼓室、鼓室腔和乳突融合成一个大的术腔。

一、经耳道内镜下“开放”术式

此术式，术者旨在能经耳道入路，以胆脂瘤病变为中心，由鼓室腔向鼓窦扩展切净胆脂瘤。术者可通过磨削鼓窦区和骨性外耳道后壁，暴露乳突鼓窦。经耳道入路的优势在于，仅磨除能满足彻底切除胆脂瘤所需空间的骨质，形成一个能自净的、空间不大的鼓窦 - 上鼓室 - 鼓室腔，避免外耳道成形手术。

当需要重建外耳道后壁时，仅需磨除鼓窦和鼓窦周围区域的外侧骨壁，而保留鼓窦内侧壁的黏膜。否则，为避免鼓窦黏膜对外耳道皮肤完成术腔上皮化的影响，这些黏膜通常需被切除。

二、适应证

硬化型乳突的患者，上鼓室胆脂瘤向后侵及鼓窦和（或）鼓窦周围气房，伴或不伴颅中窝低垂。

三、禁忌证

胆脂瘤侵及气化良好的乳突气房。

四、手术步骤

（一）具体操作步骤

（1）建议使用长 3mm 的 0° 耳内镜，如外耳道宽敞，使用 4mm 耳内镜可获得更明亮的术野。

（2）肾上腺素溶液棉片置于鼓膜和外耳道 5 分钟，局麻药联合肾上腺素注射外耳道后上区。

（3）圆刀或分子共振射频手术刀或激光刀，于外耳道 2 点钟至 7 点钟方向，距纤维鼓环处行切口。

（4）向下掀起耳道鼓膜瓣，从锤骨柄剥离，棉片置于皮瓣和骨性外耳道下方之间，保持术野清洁无血，便于外耳道皮肤分离。

（5）在后份确定纤维鼓环，用显微耳钩将鼓环和鼓膜黏膜的粘连切开进入鼓室腔。

（6）分离锤后韧带，皮瓣由后向前，由上向下从锤骨短突和锤骨柄上分离。

（7）皮瓣按此法从听小骨和锤前韧带上分离，下翻置于外耳道。这样能广泛暴露前鼓室、咽鼓管、上鼓室和鼓膜张肌区域。

（8）一旦耳道鼓膜瓣准备就绪，就需要仔细评估听骨链的完整性和胆脂瘤所累及的隐蔽隐窝和听骨链的范围。

（9）如胆脂瘤在上鼓室外侧，向内向后侵及鼓窦区，需尝试保留听骨链。如胆脂瘤在听骨链内侧，累及锤砧关节内侧面，就必须移除听骨链以便能彻底清除胆脂瘤基质。

（10）听骨链被破坏，去除砧骨，以便内镜达到重要的解剖标志（面神经锥段和外半规管），有助于术者进行经耳道入路开放手术的操作。

（11）去除砧骨后，切除锤骨头，以达到整个上鼓室内侧部分。

（12）去除听骨链后，术者须注意镫骨板上结构：用弯剥离子清除面神经表面的胆脂瘤，直至暴露面神经锥段，向前达匙突，向后达外半规管。

（二）关键点

胆脂瘤深面的面神经骨管可能有裂隙，笔者建议使用带弯斜角的剥离子，避免使用尖锐工具造成面神经损伤。

（1）去除面神经表面的胆脂瘤可用生理盐水棉片在面神经表面轻拭，去除下方面神经表面的胆脂瘤。

（2）明确定位面神经锥段和外半规管后，就可广泛磨除上鼓室和外耳道后壁。

（3）用锐利的切割钻由前向后，由下向上，磨除骨质。此操作需在持续冲水的状态下完成。

（4）术者左手握内镜，右手持钻磨骨，需要注意的解剖标志是作为上界的鼓室天盖和鼓窦。

（5）此区域紧邻外半规管后上，在磨骨初始可用45°镜探及。磨钻过程中，面神经鼓室段和外半规管隆突位于术者前方，可于内镜下安全可控地磨骨。

（6）外半规管隆突暴露内镜下，磨除盾板和外耳道骨性后壁，形成鼓窦鼓室的融合腔。

（7）最后，鼓窦胆脂瘤在弯器械和45°镜下，可行根治性切除。

（8）去除胆脂瘤后，再次检查术腔以避免残留病变，并评估所形成的术腔情况。

五、重建要点

内镜入路下，根据切除胆脂瘤后术腔状况，可有两种重建方式。

（一）内镜下开放术腔

重建的目的是建立两个独立的腔隙，一个是上鼓室鼓窦腔，通向外耳道。另一个为小腔，在鼓膜上方，上鼓室鼓窦腔外，被耳屏软骨或颞筋膜从上鼓室隔离出来的中鼓室腔隙。

这种重建方法对这种术式的大多数病例都适用。此外，也适用于咽鼓管功能差或有鼓室炎症的病例，或上鼓室鼓窦有浸润性胆脂瘤基质生长的，或所有新形成上鼓室鼓窦腔，不适合做上鼓室外侧壁重建的病例采用。这些病例中，鼓窦和上鼓室黏膜需要去除，以避免黏膜在愈合过程中对术腔上皮化的干扰。

（二）内镜下开放重建术腔

对一些病例，需重建骨性外耳道后壁和被磨除的盾板，以恢复其生理性解剖结构（中鼓室腔下份和上鼓室鼓窦腔上份融合，与外耳道隔开）。

此过程需要重建一个连接上鼓室鼓窦腔和中鼓室腔的通气通路。此外，在鼓膜张肌皱襞层面，还需要在前鼓室和前上鼓室间形成一个通道，以及需要形成一个新的峡部，使中鼓室和后上鼓室之间能有宽敞的交通。

重建上鼓室外侧壁和外耳道外侧壁，适用于如下的患者：通过中鼓室黏膜状态正常评估咽鼓管功能良好的；或者胆脂瘤伴局限性通气障碍综合征的；或广泛的上鼓室胆脂瘤，胆脂瘤包裹在囊袋内易于摘除的；或者形成的上鼓室鼓窦腔非过于宽大而难以重建的病例。

重建外耳道外侧骨质缺损和盾板的材料，使用乳突皮质骨或耳屏软骨瓣。

行耳后小切口，切开皮肤及皮下组织，暴露乳突，用微钻获取一块乳突皮质骨。加工取下的骨块，使之和重建的缺损部位大小相匹配。

取下的骨块可有两种放置方法。单块式骨瓣重建。骨块加工后，盖住缺损部位，鼓窦内用吸收性明胶海绵支撑骨瓣，运用纤维蛋白胶黏合骨瓣和周围骨结构。

栅栏式骨瓣重建。两个或更多骨瓣加工后，以拼图的形式盖住缺损部位。鼓窦和后上鼓室用颞肌填塞支撑骨瓣，将颞筋膜覆盖于重建骨瓣上，并置于鼓膜深面。

参考文献

[1](美)约翰·E.韦尼伯,瑞士纳迪亚·卡恩,(美)约瑟夫·M.扎布拉姆斯基,(美)罗伯特·F.斯佩茨勒主编；张东译.烟雾病诊断与治疗[M].天津:天津科技翻译出版公司,2019.

[2]毛之奇.外科急危重症救治手册[M].郑州:河南科学技术出版社,2019.

[3]许铁,张劲松,燕宪亮.急救医学[M].南京:东南大学出版社,2019.

[4]李勇.神经外科常见病诊治进展[M].昆明:云南科学技术出版社,2020.

[5]姬云翔,叶小帆,钟伟健.神经外科治疗精要与微创技术应用[M].开封:河南大学出版社,2020.

[6]潘继明.神经外科临床理论与实践[M].北京:科学技术文献出版社,2020.

[7]冯伟,孙妍,张卫丽.冠心病中西医结合诊疗与典型病例荟萃[M].北京:科学技术文献出版社,2017.

[8]万以叶.胃癌患者指南[M].南昌:江西科学技术出版社,2019.

[9]邵志敏.实用肿瘤外科学[M].上海:复旦大学出版社,2018.

[10]任晓斌.实用普外科疾病诊疗学[M].北京:中国纺织出版社,2019.

[11]于海涛.普外科临床精要[M].武汉:湖北科学技术出版社,2018.

[12]狄金明,游志勇,梁志强.现代前列腺疾病的治疗与预防[M].延吉:延边大学出版社,2018.

[13]姜永光.实用前列腺临床[M].北京:科学技术文献出版社,2019.

[14]邵强.实用泌尿外科腔镜术治疗学[M].北京:科学技术文献出版社,2017.

[15]郭孙颖浩.机器人泌尿外科手术学[M].北京:人民卫生出版社,2015.

[16]夏寅,林昶.耳鼻咽喉头颈外科学[M].北京:中国医药科技出版社,2016.

[17]张建国,阮标.耳鼻咽喉头颈外科学[M].北京:科学出版社,2016.

[18]江燕.新编临床耳鼻咽喉常见病诊疗学[M].西安:西安交通大学出版社,2015.

[19]孔维仁,周梁.耳鼻咽喉头颈外科学[M].北京:人民卫生出版社,2015.